国家卫生和计划生育委员会"十二五"规划教材

全国中医药高职高专院校教材

全国高等医药教材建设研究会规划教材

供中医学、针灸推拿、中医骨伤、护理等专业用

免疫学与病原生物学

—— 第3版 ——

主　编　刘文辉　刘维庆

副主编　田维珍　郭积燕　龚宗跃　张丹丹

编　委　（按姓氏笔画为序）

王金凤（山东中医药高等专科学校）

田维珍（湖北中医药高等专科学校）

吕向阳（安徽中医药高等专科学校）

刘文辉（山东中医药高等专科学校）

刘维庆（南阳医学高等专科学校）

阳　莉（四川中医药高等专科学校）

李　丹（成都医学院）

杨琬芳（山西中医学院）

张丹丹（黑龙江中医药大学佳木斯学院）

张亚光（河南医学高等专科学校）

陈瑞玲（沧州医学高等专科学校）

郭积燕（北京卫生职业学院）

唐翔宇（江西中医药高等专科学校）

龚宗跃（湖南中医药高等专科学校）

人民卫生出版社

图书在版编目（CIP）数据

免疫学与病原生物学/刘文辉，刘维庆主编．—3 版．
—北京：人民卫生出版社，2014
ISBN 978－7－117－19103－6

Ⅰ.①免…　Ⅱ.①刘…②刘…　Ⅲ.①医药学-免疫学-
高等职业教育-教材②病原微生物-高等职业教育-教材
Ⅳ.①R392②R37

中国版本图书馆 CIP 数据核字（2014）第 132513 号

人卫社官网	www. pmph. com	出版物查询，在线购书	
人卫医学网	www. ipmph. com	医学考试辅导，医学数据库服务，医学教育资源，大众健康资讯	

免疫学与病原生物学
第 3 版

主　　编：刘文辉　刘维庆
出版发行：人民卫生出版社（中继线 010-59780011）
地　　址：北京市朝阳区潘家园南里 19 号
邮　　编：100021
E － mail：pmph @ pmph. com
购书热线：010-59787592　010-59787584　010-65264830
印　　刷：北京人卫印刷厂
经　　销：新华书店
开　　本：787×1092　1/16　　印张：19　　插页：2
字　　数：474 千字
版　　次：2005 年 6 月第 1 版　　2014 年 8 月第 3 版
　　　　　2017 年 10 月第 3 版第 5 次印刷（总第 16 次印刷）
标准书号：ISBN 978-7-117-19103-6/R · 19104
定　　价：35. 00 元

打击盗版举报电话：010-59787491　E-mail：WQ @ pmph. com
　　（凡属印装质量问题请与本社市场营销中心联系退换）

全国中医药高职高专国家卫生和计划生育委员会规划教材
第三轮修订说明

全国中医药高职高专卫生部规划教材第 1 版（6 个专业 63 种教材）2005 年 6 月正式出版发行，是以安徽、湖北、山东、湖南、江西、重庆、黑龙江等 7 个省市的中医药高等专科学校为主体，全国 20 余所中医药院校专家教授共同编写。该套教材首版以来及时缓解了中医药高职高专教材缺乏的状况，适应了中医药高职高专教学需求，对中医药高职高专教育的发展起到了重要的促进作用。

为了进一步适应中医药高等职业教育的快速发展，第 2 版教材于 2010 年 7 月正式出版发行，新版教材整合了中医学、中药、针灸推拿、中医骨伤、护理等 5 个专业，其中将中医护理学专业名称改为护理；新增了医疗美容技术、康复治疗技术 2 个新专业的教材。全套教材共 86 种，其中 38 种教材被教育部确定为普通高等教育"十一五"国家级规划教材。第 2 版教材由全国 30 余所中医药院校专家教授共同参与编写，整个教材编写工作彰显了中医药特色，突出了职业教育的特点，为我国中医药高等职业教育的人才培养作出了重要贡献。

在国家大力推进医药卫生体制改革，发展中医药事业和高等中医药职业教育教学改革的新形势下，为了更好地贯彻落实《国家中长期教育改革和发展规划纲要（2010-2020）》和《医药卫生中长期人才发展规划（2011-2020）》，推动中医药高职高专教育的发展，2013 年 6 月，全国高等医药教材建设研究会、人民卫生出版社在教育部、国家卫生和计划生育委员会、国家中医药管理局的领导下，全面组织和规划了全国中医药高职高专第三轮规划教材（国家卫生和计划生育委员会"十二五"规划教材）的编写和修订工作。

为做好本轮教材的出版工作，成立了第三届中医药高职高专教育教材建设指导委员会和各专业教材评审委员会，以指导和组织教材的编写和评审工作，确保教材编写质量；在充分调研的基础上，广泛听取了一线教师对前两版教材的使用意见，汲取前两版教材建设的成功经验，分析教材中存在的问题，力求在新版教材中有所创新，有所突破。新版教材仍设置中医学、中药、针灸推拿、中医骨伤、护理、医疗美容技术、康复治疗技术 7 个专业，并将中医药领域成熟的新理论、新知识、新技术、新成果根据需要吸收到教材中来，新增 5 种新教材，共 91 种教材。

新版教材具有以下特色：

1. **定位准确，特色鲜明** 本套教材遵循各专业培养目标的要求，力求体现"专科特色、技能特点、时代特征"，既体现职业性，又体现其高等教育性，注意与本科教材、中专教材的区别，同时体现了明显的中医药特色。

2. **谨守大纲，重点突出** 坚持"教材编写以教学计划为基本依据"的原则，本次教材修订的编写大纲，符合高职高专相关专业的培养目标与要求，以培养目标为导向、职业岗位能力需求为前提、综合职业能力培养为根本，注重基本理论、基本知识和基本技能的培养和全面素质的提高。体现职业教育对人才的要求,突出教学重点、知识点明确,有与之匹配的教学大纲。

3. 整体优化,有机衔接 本套教材编写从人才培养目标着眼,各门教材是为整个专业培养目标所设定的课程服务,淡化了各自学科的独立完整性和系统性意识。基础课教材内容服务于专业课教材,以"必需,够用"为度,强调基本技能的培养;专业课教材紧密围绕专业培养目标的需要进行选材。全套教材有机衔接,使之成为完成专业培养目标服务的有机整体。

4. 淡化理论,强化实用 本套教材的编写结合职业岗位的任职要求,编写内容对接岗位要求,以适应职业教育快速发展。严格把握教材内容的深度、广度和侧重点,突出应用型、技能型教育内容。避免理论与实际脱节,教育与实践脱节,人才培养与社会需求脱节的倾向。

5. 内容形式,服务学生 本套教材的编写体现以学生为中心的编写理念。教材内容的增减、结构的设置、编写风格等都有助于实现和满足学生的发展需求。为了解决调研过程中教材编写形式存在的问题,本套教材设有"学习要点"、"知识链接"、"知识拓展"、"病案分析(案例分析)"、"课堂讨论"、"操作要点"、"复习思考题"等模块,以增强学生学习的目的性和主动性及教材的可读性,强化知识的应用和实践技能的培养,提高学生分析问题、解决问题的能力。

6. 针对岗位,学考结合 本套教材编写要按照职业教育培养目标,将国家职业技能的相关标准和要求融入教材中。充分考虑学生考取相关职业资格证书、岗位证书的需要,与职业岗位证书相关的教材,其内容和实训项目的选取涵盖相关的考试内容,做到学考结合,体现了职业教育的特点。

7. 增值服务,丰富资源 新版教材最大的亮点之一就是建设集纸质教材和网络增值服务的立体化教材服务体系。以本套教材编写指导思想和整体规划为核心,并结合网络增值服务特点进行本套教材网络增值服务内容规划。本套教材的网络增值服务内容以精品化、多媒体化、立体化为特点,实现与教学要求匹配、与岗位需求对接、与执业考试接轨,打造优质、生动、立体的网络学习内容,为向读者和作者提供优质的教育服务、紧跟教育信息化发展趋势并提升教材的核心竞争力。

新版教材的编写,得到全国40余家中医药高职高专院校、本科院校及部分西医院校的专家和教师的积极支持和参与,他们从事高职高专教育工作多年,具有丰富的教学经验,并对编写本学科教材提出很多独到的见解。新版教材的编写,在中医药高职高专教育教材建设指导委员会和各专业教材评审委员会指导下,经过调研会议、论证会议、主编人会议、各专业编写会议、审定稿会议,确保了教材的科学性、先进性和实用性。在此,谨向有关单位和个人表示衷心的感谢!

希望本套教材能够对全国中医药高职高专人才的培养和教育教学改革产生积极的推动作用,同时希望各位专家、学者及读者朋友提出宝贵意见或建议,以便不断完善和提高。

全国高等医药教材建设研究会
第三届全国中医药高职高专教育教材建设指导委员会
人民卫生出版社
2014 年 4 月

全国中医药高职高专第三轮规划教材书目

中医学专业

中医骨伤专业

中 药 专 业

46	人体解剖生理学（第3版）	刘春波	48	中药储存与养护技术	沈 力
47	分析化学（第3版）	潘国石			
		陈哲洪			

针灸推拿专业

49	针灸治疗（第3版）	刘宝林	52	推拿治疗（第3版）	梅利民
50	针法灸法（第3版）★	刘 茜	53	推拿手法（第3版）	那继文
51	小儿推拿（第3版）	佘建华	54	经络与腧穴（第3版）★	王德敬

医疗美容技术专业

55	医学美学（第2版）	沙 涛	61	美容实用技术（第2版）	张丽宏
56	美容辨证调护技术（第2版）	陈美仁	62	美容皮肤科学（第2版）	陈丽娟
57	美容中药方剂学（第2版）★	黄丽萍	63	美容礼仪（第2版）	位汶军
58	美容业经营管理学（第2版）	梁 娟	64	美容解剖学与组织学（第2版）	杨海旺
59	美容心理学（第2版）★	陈 敏	65	美容保健技术（第2版）	陈景华
		汪启荣	66	化妆品与调配技术（第2版）	谷建梅
60	美容手术概论（第2版）	李全兴			

康复治疗技术专业

67	康复评定（第2版）	孙 权	72	临床康复学（第2版）	邓 倩
68	物理治疗技术（第2版）	林成杰	73	临床医学概要（第2版）	周建军
69	作业治疗技术（第2版）	吴淑娥			符逢春
70	言语治疗技术（第2版）	田 莉	74	康复医学导论（第2版）	谭 工
71	中医养生康复技术（第2版）	王德瑜			
		邓 沂			

护 理 专 业

75	中医护理（第2版）★	杨 洪	83	精神科护理（第2版）	井霖源
76	内科护理（第2版）	刘 杰	84	健康评估（第2版）	刘惠莲
		吕云玲	85	眼耳鼻咽喉口腔科护理（第2版）	肖跃群
77	外科护理（第2版）	江跃华	86	基础护理技术（第2版）	张少羽
		刘伟道	87	护士人文修养（第2版）	胡爱明
78	妇产科护理（第2版）	林 萍	88	护理药理学（第2版）★	姜国贤
79	儿科护理（第2版）	艾学云	89	护理学导论（第2版）	陈香娟
80	社区护理（第2版）	张先庚			曾晓英
81	急救护理（第2版）	李延玲	90	传染病护理（第2版）	王美芝
82	老年护理（第2版）	唐凤平	91	康复护理	黄学英

★为"十二五"职业教育国家规划教材。

第三届全国中医药高职高专教育教材建设指导委员会名单

顾　问

刘德培　于文明　王　晨　洪　净　文历阳　沈　彬　周　杰
王永炎　石学敏　张伯礼　邓铁涛　吴恒亚

主任委员

赵国胜　方家选

副主任委员（按姓氏笔画为序）

王义祁　王之虹　吕文亮　李　丽　李　铭　李建民　何文彬
何正显　张立祥　张同君　金鲁明　周建军　胡志方　侯再金
郭争鸣

委　员（按姓氏笔画为序）

王文政　王书林　王秀兰　王洪全　刘福昌　李灿东　李治田
李榆梅　杨思进　宋立华　张宏伟　张俊龙　张美林　张登山
陈文松　金玉忠　金安娜　周英信　周忠民　屈玉明　徐家正
董维春　董辉光　潘年松

秘　书

汪荣斌　王春成　马光宇

第三届全国中医药高职高专院校中医学专业教材评审委员会名单

主任委员

王义祁　郭争鸣

副主任委员

吕文亮　高晓勤

委　员（按姓氏笔画为序）

刘　冰　汪　欣　宋传荣　陈卫平　陈建章　陈景华　范俊德

为了更好地贯彻落实《国家中长期教育改革和发展规划纲要》和《医药卫生中长期人才发展规划(2011~2020年)》,推动中医药高职高专教育的发展,培养中医药类高级技能型人才,在总结汲取前两版教材成功经验的基础上,在全国高等医药教材建设研究会、全国中医药高职高专教材建设指导委员会的组织规划下,按照全国中医药高职高专院校各专业的培养目标,确立本课程的教学内容并编写了本教材。

本教材紧绕中医各专业培养目标,针对高职高专教育的特点,强调基本理论、基本知识、基本技能。注重教材的思想性、科学性、先进性、启发性及适应性。教材重点突出,深入浅出,简明扼要,文理通畅。教材各部分尽量体现中医药院校特点,介绍本学科研究新动向。在保持学科特色的基础上,增加了一些中医学对本学科的认识及应用。

本教材共分上、中、下三篇。上篇为医学免疫学,中篇为医学微生物学,下篇为人体寄生虫学,并将实验指导及教学大纲附于教材之后。

为帮助学生对学科系统性、连贯性及实用性的掌握,对某些章节进行了调整和处理。如将免疫球蛋白单独列为一章,免疫应答分为固有性免疫应答和适应性免疫应答两章,免疫预防中加入计划免疫内容。根据专业特点缩减一些内容。教材在医学微生物学及人体寄生虫学部分,尽量紧扣临床传染病疫情,重点介绍流感病毒、乙型肝炎病毒、人类免疫缺陷病毒、狂犬病毒、血吸虫、弓形虫等。

本教材可供3年制及5年制高职高专中医学专业、中药专业、护理学专业、骨伤专业、针灸推拿专业、中医美容专业、康复专业教学使用。各专业可根据教学目标和实际情况选用。建议教学时数安排为54~72学时。

本教材编写过程中,参编的各校同仁付出了艰辛劳动,在此一并致谢。对第一版、第二版参加编写的老师特别是主编金路老师表示深深的谢意!教材可能存在一定缺陷和不足,望各校在使用过程中总结经验,提出宝贵意见,以便今后修订更趋完善。

《免疫学与病原生物学》编委会
2014年5月

目　　录

中篇 医学微生物学

下篇 人体寄生虫学

上篇　医学免疫学

第一章　免疫学概论

学习要点

1. 免疫的概念。
2. 免疫的功能及表现。
3. 免疫学的发展简史。

免疫(immunity)是人们与传染病斗争过程中逐渐建立起来的,所以传统的免疫概念是指机体抗传染病的一种能力,即抗感染免疫。随着对免疫机制的深入研究,人们发现了许多与感染无关的现象,如血型不符引起的输血反应、器官移植后的排斥现象等都属于免疫现象,因此人类对免疫的认识也发生了改变,20 世纪六七十年代以后出现了现代免疫的概念。近几十年来免疫学发展迅速,成为一门重要的独立学科,并在医学及生命科学领域中得到广泛应用。

第一节　免疫的概念及功能

一、免疫及医学免疫学的概念

免疫的现代概念是指机体识别"自己"与"非己",并排除"非己"抗原性异物,以维持机体生理平衡和稳定的功能。免疫概念的变化使免疫学研究和应用范畴大大拓宽。机体免疫系统不仅担负着抗感染和抗肿瘤等正常免疫功能,当机体免疫功能失调时也会造成免疫病理损伤。此外,运用免疫学方法诊断及防治疾病也是现代免疫学研究的重要内容。

医学免疫学是研究机体免疫系统组成、结构及功能,免疫应答发生机制以及在疾病诊断与防治中应用的一门学科。随着医学免疫学的迅猛发展,已形成的分支学科有基础免疫学、临床免疫学、免疫病理学、免疫遗传学、移植免疫学、肿瘤免疫学和分子免疫学等。医学免疫学既是一门医学基础学科,又是一门应用学科,是医药学工作者必修的一门重要科学。

知识链接

　　我国早在宋朝(公元11世纪)已有吸入天花痂粉预防天花的传说,到明代17世纪70年代已有接种"人痘"预防天花的正式记载,18世纪传至朝鲜、俄国、日本、东南亚、欧洲,在英国得到了应用和发展,为Jenner发明牛痘苗提供了经验。18世纪后叶,英国医生Jenner观察到挤牛奶工人手臂感染牛痘,却不得天花,为此他将牛痘接种于男孩手臂,2个月后再接种天花病人的痘液,只引起手臂局部疱疹,不引起全身天花。这一实验确认用牛痘可以预防天花,且比人痘更为安全、可靠。

二、免疫功能及表现

免疫的功能主要表现如下(表1-1):

表1-1　免疫功能及表现

免疫功能	正常表现	异常表现
免疫防御	对病原体等非己抗原识别、清除	超敏反应(高);免疫缺陷病(低)
免疫稳定	对自身衰老及损伤细胞识别、清除	自身免疫病(失调)
免疫监视	对突变细胞识别、清除	易被病毒感染及患肿瘤(低)

第二节　免疫学发展简史

　　早在16世纪,我国古代民间医家就开始使用人痘接种预防天花,开启了原始免疫学的先例。18世纪末,英国乡村医生琴纳(Jenner)在人痘预防天花提示下,发明了牛痘预防天花,为免疫预防开辟了新途径。18世纪末,德国Behring用经动物免疫得到的白喉抗毒素成功治愈了一位患白喉女孩,引起科学家们从血清中寻找杀菌物质的极大兴趣,促进了血清学的发展。抗原及抗体概念逐步形成,并出现了探讨免疫机制的两大学派:以梅契尼可夫为代表的细胞免疫学派和以欧立希为代表的体液免疫学派。由于两派的不停争论,各自进行多种实验,最后得到统一。当时,人们对免疫的认识仅局限于抗感染免疫,免疫结果都对人体有利。到20世纪中期,由于分子生物学及遗传学等的进展,使免疫学飞速发展到现代免疫学阶段。对免疫过程中的多种机制的认识得以在基因、分子、细胞等层次上深入理解,如抗原识别受体多样性的产生、信号转导途径的发现、细胞程序性死亡途径的发现及应用免疫学的发展等。现代免疫学的进展,推动着生命科学不断向纵深发展,造福于人类。

(刘文辉)

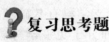复习思考题

如何从免疫的功能来理解免疫的二重性?

第二章 抗 原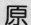

学习要点

1. 抗原的概念、特性和分类。
2. 抗原的性质。
3. 影响抗原免疫原性的因素。
4. 医学上重要的抗原。

第一节 抗原的概念与分类

一、抗原的概念

抗原(antigen,Ag)指能与T、B淋巴细胞表面特异性抗原受体结合,促使其活化、增殖、分化,产生免疫效应物质(特异性淋巴细胞或抗体)并能与相应的免疫效应物质特异性结合,进而发挥适应性免疫应答效应的物质。

抗原通常具备两种基本特性:①免疫原性:指抗原刺激机体产生特异性淋巴细胞或抗体等免疫效应物质的能力;②免疫反应性:指抗原能与相应免疫效应物质特异性结合的能力。

二、抗原的分类

(一)根据抗原基本特性分类

1. 完全抗原　既具有免疫原性又具有免疫反应性的物质称完全抗原。细菌、病毒、动物血清等异种蛋白质均为完全抗原。

2. 半抗原　只有免疫反应性而无免疫原性(分子量<4kD)的物质叫半抗原,又称不完全抗原。半抗原不能单独刺激机体产生相应免疫效应物质,但能与相应的免疫效应物质特异性结合发生免疫反应,大多数多糖、类脂、小分子药物等均属半抗原。半抗原与蛋白质载体结合后可获得免疫原性成为完全抗原。

(二)根据诱导机体产生抗体时是否需Th细胞参与分类

1. 胸腺依赖性抗原(thymus dependent antigen,TD-Ag)　绝大多数天然抗原如微生物、血细胞、血清蛋白等刺激B细胞产生抗体时,必须依赖T细胞的辅助,称TD-Ag。T细胞功能缺陷的个体,TD-Ag诱导机体产生抗体的能力明显低下。

2. 非胸腺依赖性抗原(thymus independent antigen,TI-Ag)　细菌的脂多糖、荚膜多糖等抗原可直接刺激B细胞产生抗体,不需要T细胞的辅助,称TI-Ag。

(三)根据抗原与机体亲缘关系分类

1. 异嗜性抗原　指存在于人、动物及微生物等不同种属之间的共同抗原。Forssman在

1911 年发现豚鼠组织中含有与绵羊红细胞相同的抗原成分,这种抗原后来又被称为 Forss-man 抗原。

2. 异种抗原 指来自另一物种的抗原物质。如病原微生物及其产物、异种动物血清等。

3. 同种异型抗原 指同一种属不同个体间的抗原物质,也称同种异体抗原。常见的有人类红细胞血型抗原和人类主要组织相容性抗原。

4. 自身抗原 能诱导机体发生免疫应答的自身物质称为自身抗原。正常情况下机体免疫系统对自身正常组织不发生免疫应答,即免疫耐受。但某些情况可致免疫耐受消失,使自身组织成为抗原,引起自身免疫病。

(四)根据抗原是否在抗原提呈细胞内合成分类

1. 内源性抗原 指在抗原提呈细胞内合成的抗原,如病毒感染细胞合成的病毒蛋白、肿瘤细胞内合成的肿瘤抗原等。此类抗原在细胞内加工处理为抗原肽,与 MHC-Ⅰ类分子结合形成复合物,被 CD8$^+$T 细胞的 TCR 识别。

2. 外源性抗原 指来源于抗原提呈细胞外的抗原物质,不在抗原提呈细胞内合成。抗原提呈细胞摄取外源性抗原后,经过加工处理,形成抗原肽,与 MHC-Ⅱ类分子结合形成复合物,被 CD4$^+$T 细胞的 TCR 识别。

(五)其他分类

根据抗原产生方式不同,可将抗原分为天然抗原和人工抗原;根据物理性状不同,分为颗粒性抗原和可溶性抗原;根据抗原的化学性质不同,分为蛋白质抗原、多糖抗原及多肽抗原等。

第二节 抗原的性质与交叉反应

一、抗原的性质

(一)异物性

异物性是抗原的重要性质。凡是在胚胎时期未与免疫活性细胞接触过的物质,均为异物。一般来说,抗原与机体的亲缘关系越远,组织结构差异越大,异物性越强,其免疫原性也就越强。

(二)特异性

抗原与淋巴细胞或免疫效应物质结合具有高度特异性,特异性是免疫应答最重要的特征,也是将免疫学理论用于临床诊断及防治的重要依据。抗原特异性即是针对性、专一性,表现在免疫原性及免疫反应性两方面,即某一抗原只能刺激机体产生针对自己的免疫效应物质;也只能与针对自己的免疫效应物质结合,产生免疫应答。决定抗原特异性的物质基础是抗原表位。

1. 抗原表位的概念(antigenic epitope) 指存在于抗原分子中决定抗原特异性的特殊化学基团,又称抗原决定基(antigenic determinant, AD)。表位通常由 5～15 个氨基酸或 5～7 个多糖残基或核苷酸组成。

2. 抗原表位的类型 根据抗原表位中氨基酸的空间结构特点,分顺序表位和构象表位(图 2-1)。由不连续排列、但在空间上彼此接近的若干氨基酸构成构象表位;由呈线性或连续性的氨基酸构成顺序表位。T 细胞仅识别顺序表位,而 B 细胞则可识别顺序或构象表位。

因此,根据 T、B 细胞识别的抗原表位的不同,将其分为 T 细胞表位和 B 细胞表位。位于抗原分子内部一般不能引起免疫应答的表位,称为隐蔽性表位;位于抗原分子表面易被相应淋巴细胞识别,启动免疫应答的表位,称为功能性表位。功能性表位的总数,称为抗原的结合价。天然抗原物质大多为多价,能与多种淋巴细胞克隆及多种免疫效应物质结合。但一种抗原表位只能与一种淋巴细胞克隆表面抗原受体(一种淋巴细胞克隆表面只有一种抗原受体)特异性结合。抗原表位对抗原特异性的影响与其组成的化学性质、数量、空间排列及构型存在的差异有关。

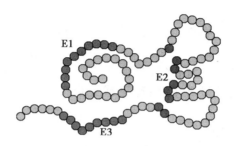

图 2-1　抗原分子中的顺序表位(E1、E3)和构象表位(E2)

二、共同抗原与交叉反应

天然抗原分子表面结构复杂,表位种类繁多,各具特异性。有时,不同抗原分子表面也会出现相同或相似的表位,带有相同或相似表位的抗原称为共同抗原。存在于同一种属或近缘种属物质间的共同抗原称类属抗原;存在于不同种属生物体间的共同抗原又称为异嗜性抗原。共同抗原刺激机体产生的抗体,可与共同抗原中的另一抗原上的相同表位结合发生反应,称交叉反应。

交叉反应的意义具有二重性,主要见于:某些微生物结构与人体组织细胞间有共同抗原,当人被这些微生物感染时,因交叉反应而诱发病理性免疫,造成疾病;在免疫诊断中,因交叉反应造成结果判断的混乱;有时也可利用不同微生物间的异嗜性抗原,用一种微生物代替另一种微生物进行传染病诊断,如外斐反应中用变形杆菌某些菌株代替立克次体做立克次体病的诊断。

三、影响抗原免疫原性的因素

(一)抗原分子方面的因素

1. 异物性　异物性是免疫原性的核心,具有异物性的物质主要包括:①异种物质;②同种异体物质;③异常或隐蔽的自身成分。

2. 化学性质　大分子有机物具有免疫原性,无机物没有免疫原性。蛋白质、脂蛋白、糖蛋白都具有良好的免疫原性,多肽和多糖也具有一定的免疫原性,核酸和脂类免疫原性一般较弱。

3. 分子量　抗原物质分子量通常应在 10kD 以上。抗原分子量越大,含有抗原表位越多,结构越复杂,则免疫原性越强。

4. 分子结构复杂性　分子量大小不是决定免疫原性的绝对因素,分子结构的复杂性同样重要。明胶的分子量为 100kD,由直链氨基酸组成,稳定性差,免疫原性弱。胰岛素分子量虽仅为 5.7kD,但因其结构中含复杂的芳香族氨基酸,免疫原性仍较强。

5. 分子结构的易接近性　指抗原表位在空间上被淋巴细胞抗原受体接近的程度。

6. 分子构象　抗原表位的分子构象很大程度上影响抗原的免疫原性。表位的性质、数目、位置和空间构象均可影响抗原的免疫原性和免疫反应性。

7. 物理性状　聚合状态的蛋白质较单体蛋白质免疫原性强,颗粒性抗原较可溶性抗原免疫原性强。通常在免疫实验中将免疫原性弱的抗原吸附于某些大颗粒表面,以增强其免疫原性。

（二）宿主方面因素

1. 遗传因素　机体对抗原的免疫应答是受遗传基因控制的。个体遗传基因不同,对同一抗原免疫应答的程度也不一样。

2. 年龄、性别及健康状况　青壮年比老人和幼儿对抗原的免疫应答强;雌性比雄性抗体水平高,但怀孕后应答能力显著下降;感染或免疫抑制剂都会影响免疫系统对抗原的应答。

（三）抗原进入机体的方式

抗原进入机体的剂量、途径、免疫间隔时间、免疫次数及免疫佐剂的应用和佐剂类型等都影响机体对抗原的应答。一般说抗原剂量要适中,太低或太高容易诱导免疫耐受;免疫途径以皮内注射最佳,皮下注射次之,腹腔和静脉注射效果差,口服易诱导耐受;注射间隔时间要适当,次数不要太频;要选择适当的免疫佐剂,弗氏佐剂主要诱导产生 IgG 类抗体,明矾佐剂主要诱导产生 IgE 类抗体。

第三节　医学上重要的抗原物质

一、病原生物及其代谢产物

细菌、病毒、寄生虫等的表面抗原组成很复杂,有较强免疫原性,如细菌有菌体抗原、荚膜抗原、鞭毛抗原等。某些细菌产生的外毒素毒性及免疫原性均很强,人体感染后,既可致严重疾病,也可刺激机体产生相应抗体（抗毒素）。外毒素经 0.3% ~0.4% 甲醛处理后,使其失去毒性,保留免疫原性成为类毒素,可接种人体,用于预防由外毒素引起的疾病。

二、动物免疫血清

是由类毒素免疫马后,再取马血清制成。可紧急预防和治疗细菌外毒素引起的疾病。它对人体有双重作用:一方面,作为特异性抗体中和外毒素毒性,用于紧急预防和治疗疾病;另一方面,作为异种动物血清蛋白,对人有较强免疫原性,可导致少数人发生超敏反应。

三、人类红细胞血型抗原

包括 ABO 血型抗原和 Rh 血型抗原。血型不同的个体之间,由于血清中天然 ABO 血型抗体的存在或 Rh 血型阴性者反复接受 Rh 阳性者血液及母胎间 Rh 血型不合,可发生病理性免疫,引起溶血反应。

四、主要组织相容性抗原

又称人类白细胞抗原(human leukocyte antigen,HLA)。该抗原型别极多,不同个体间差异较大,是人体内最复杂的同种异型抗原系统。HLA参与机体免疫应答及调节,也是导致异体器官移植失败的主要原因,同时也与强直性脊柱炎等疾病的发生有关。

五、自身抗原

1. 隐蔽的自身组织暴露　凡与血流隔绝及胚胎期与机体免疫系统未接触过的自身组织均有免疫原性,如晶状体蛋白、甲状腺蛋白、脑组织、男性精子等。因各种原因使它们进入血流,可成为自身抗原,引起自身免疫病。

2. 改变结构的自身组织　机体在各种因素(感染、电离辐射、药物等)作用下,使自身正常组织结构发生改变,致隐蔽的抗原表位暴露或形成新的功能性表位,成为自身抗原,引起自身免疫性疾病。

六、异嗜性抗原

指存在于不同种属生物体间的共同抗原。如A族溶血性链球菌与人体肾小球基底膜及心肌组织间存在异嗜性抗原。故链球菌感染后,因交叉反应可引起肾小球肾炎、风湿热等疾病。

七、肿瘤抗原

泛指在肿瘤发生、发展过程中新出现或过度表达的抗原物质。

1. 肿瘤特异性抗原　正常组织或其他肿瘤细胞不表达,只在某种肿瘤细胞表面表达的特异性抗原,如结肠癌、乳腺癌、黑色素瘤等肿瘤细胞表面出现的特异性抗原。

2. 肿瘤相关抗原　不是肿瘤细胞所特有,正常细胞表面也可微量表达,当细胞恶变时会明显增高的抗原。此类抗原只表现出量的变化,无严格肿瘤特异性。

八、超抗原及免疫佐剂

超抗原是由细菌外毒素及逆转录病毒蛋白构成的抗原物质。此类抗原免疫原性极强,微量便可活化多个克隆T细胞,作用不受MHC限制,无严格抗原特异性。它们与T细胞的活化、免疫耐受产生及某些自身免疫性疾病和毒素性疾病发生的关系密切。

免疫佐剂指预先或与抗原一起注入人体,可增强机体对抗原的免疫应答或改变免疫应答类型的物质。常见有细菌脂多糖、氢氧化铝、植物油、矿物油及分枝杆菌等。

(王金凤)

复习思考题

1. 简述抗原的基本特性和分类。
2. 试述抗原的特异性及其物质基础。
3. 试述影响抗原免疫原性的因素。
4. 简述医学上重要的抗原。

第三章　免疫球蛋白与抗体

 学习要点

1. 免疫球蛋白和抗体的概念。
2. 免疫球蛋白的基本结构和水解片段。
3. 免疫球蛋白的功能。
4. 各类免疫球蛋白的特点和功能。
5. 人工制备抗体的类型。

抗体(antibody,Ab)是 B 细胞接受抗原刺激,增殖分化为浆细胞后所分泌的能与相应抗原特异性结合的球蛋白。抗体是生物学功能性概念,主要存在于血清、组织液等体液中。

免疫球蛋白(immunoglobulin,Ig)是指具有抗体活性或化学结构与抗体相似的球蛋白。是化学结构性概念,包括抗体及结构与抗体相似但无抗体活性的球蛋白,如骨髓瘤、巨球蛋白血症等患者血清中的球蛋白。免疫球蛋白分为分泌型和膜结合型两类,前者主要存在于血液、组织液和各种体液中,后者主要存在于细胞膜上。

第一节　免疫球蛋白的结构与功能

一、免疫球蛋白的基本结构

(一)重链和轻链

免疫球蛋白单体由 4 条对称的多肽链组成,2 条长链称为重链;2 条短链称为轻链。4 条肽链间均由二硫键连接,分氨基端和羧基端(图 3-1)。

1. 重链(heavy chain,H 链)　分子量 50～75kD,含 450～550 个氨基酸。根据重链抗原性不同,将免疫球蛋白分为 5 类,即 IgG、IgA、IgM、IgD、IgE,其相应的重链分别为 γ 链、α 链、μ 链、δ 链、ε 链。

不同类的免疫球蛋白具有不同的特征,即使同一类 Ig,其铰链区氨基酸组成和重链二硫键的数目、位置也不同,据此又可将同类 Ig 分为不同的亚类。如人 IgG 可分为 IgG1～IgG4,IgA 可分为 IgA1 和 IgA2。

2. 轻链(light chain,L 链)　分子量 25kD,约含 214 个氨基酸。有 κ 和 λ 两种类型。正常人血清中轻链 κ 与 λ 之比约为 2:1。人体中各类 Ig 的两条重链或两条轻链总是同型的。

(二)分区

1. 可变区(variable region,V 区)　免疫球蛋白轻链近 N 端 1/2,重链近 N 端 1/4(γ、α、δ)或 1/5(μ、ε)的区域氨基酸序列变化较大,称为可变区。重链和轻链的 V 区分别称为 VH

和 VL。其中某些特定区域氨基酸的组成和排列顺序高度可变,称为高变区(Hypervariable region,HVR)或互补决定区(Complementarity determining region,CDR)。V 区中 CDR 之外的区域氨基酸的组成和排列变化不大,称为骨架区(framework region,FR)(图 3-1)。

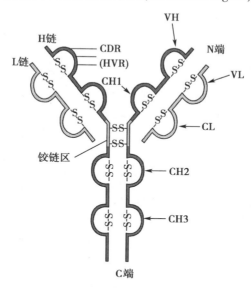

图 3-1 免疫球蛋白的基本结构和功能区示意图

2. 恒定区(constant region,C 区) 由 Ig 分子轻链近 C 端 1/2,重链近 C 端 3/4 或 4/5 共同组成,其氨基酸组成和排列顺序较恒定不变,称为恒定区。重链和轻链的 C 区分别称为 CH 和 CL。不同种类的 Ig 的 CH 长短不一,IgG、IgA 及 IgE 重链 C 区分 CH1~CH3 三部分,IgM、IgD 重链 C 区分 CH1~CH4 四部分。C 区具有多种生物学功能,如结合补体、通过胎盘、与细胞表面 Fc 受体结合等。

3. 铰链区 位于 CH1 与 CH2 之间富含脯氨酸的区域。该区可自由折叠,有利于补体结合部位暴露及 V 区抗原结合部位与不同距离抗原表位结合。该区对多种蛋白水解酶敏感,是 Ig 分子被水解后断裂的部位。

4. 免疫球蛋白的功能区 在免疫球蛋白重链或轻链内,由一个链内二硫键将大约 110 个氨基酸连接而成的肽环结构,称为 1 个功能区。轻链有 VL 和 CL 两个功能区;重链有 VH、CH1、CH2 和 CH3 共 4 个功能区。μ 及 ε 重链(IgM 及 IgD)还有 CH4,共 5 个功能区。

二、免疫球蛋白的其他结构

(一) J 链

是由浆细胞产生的一种糖蛋白,它能连接多个 Ig 单体形成二聚体或多聚体。如 SIgA 是 2 个 Ig 单体经 J 链连接形成二聚体,IgM 是 5 个单体由 J 链连接形成五聚体。

(二) 分泌片

是由黏膜上皮细胞合成的一种多肽,与 J 链一起连接 2 个 IgA 分子,组成 SIgA(分泌型)。分泌片能抵抗蛋白水解酶对 SIgA 的消化作用,并运送 IgA 至黏膜表面发挥作用。

三、免疫球蛋白的水解片段

木瓜蛋白酶和胃蛋白酶是最常用的两种 Ig 水解酶,借此研究 Ig 的结构和功能,分离和纯化特定的 Ig 多肽片段(图3-2)。

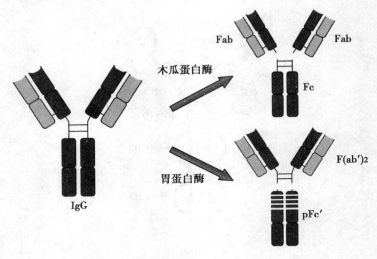

图 3-2　免疫球蛋白的水解片段示意图

(一) 木瓜蛋白酶水解片段

木瓜蛋白酶可从铰链区近 N 端将 Ig 裂解为 2 个完全相同的抗原结合片段(fragment antigen binding,Fab)和 1 个可结晶片段(fragment crystallizable,Fc)。1 个 Fab 段由 VL、CL、VH 和 CH1 区组成,只结合 1 个抗原表位,为单价。Fc 段包括 CH2、CH3 及 CH4 区(IgM 与 IgE),是 Ig 与补体或某些细胞结合的部位。

(二) 胃蛋白酶水解片段

胃蛋白酶可将 Ig 重链间二硫键的近 C 端水解,形成一个 F(ab')₂ 片段和若干个小片段 pFc'。F(ab')₂ 片段为双价,可同时结合两个抗原表位,而且,由于 F(ab')₂ 片段既保留了结合抗原的生物学活性,又避免了因 Fc 段免疫原性可能引起的副作用和超敏反应,被广泛用作生物制品。

四、免疫球蛋白的功能

(一) 可变区(V 区)的功能

特异性结合抗原是免疫球蛋白最重要的功能之一。可变区的 CDR 部位在识别并特异性结合抗原中起决定性作用。单体、二聚体、五聚体结合抗原表位的能力不同。一个单体 Ig 分子可结合 2 个抗原表位,为双价;SIgA 可结合 4 个抗原表位,为 4 价;五聚体 IgM 理论上可结合 10 个抗原表位,但由于空间位阻,通常只能结合 5 个,为 5 价。

可变区与抗原特异性结合后可发挥多种生物学效应,如中和外毒素、阻止病毒穿入宿主细胞、阻止病原菌在细胞表面吸附等。

(二) 恒定区(C 区)的功能

1. 激活补体　IgG1、IgG2、IgG3 及 IgM 可从经典途径激活补体,发挥免疫效应。IgA、

IgE、IgG4 本身难于激活补体,但形成聚合物后可通过旁路途径激活补体。

2. 与某些细胞表面 Fc 受体结合后发挥免疫效应

(1)调理吞噬作用:抗体的调理吞噬是指抗体与抗原结合后再由其 Fc 段与吞噬细胞表面的 Fc 受体结合,调理抗原与吞噬细胞位置,增强其吞噬作用(图 3-3)。

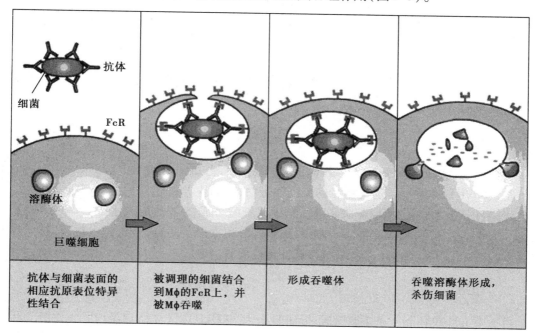

图 3-3 抗体的调理吞噬作用示意图

(2)抗体依赖性细胞介导的细胞毒作用(antibody-dependent cell-mediated cytotoxicity,ADCC):指 IgG 的 Fab 段结合病毒感染的细胞或肿瘤细胞表面的抗原表位,其 Fc 段与杀伤细胞(NK 细胞、单核巨噬细胞、中性粒细胞等)表面的 Fc 受体结合,介导杀伤细胞直接杀伤抗原细胞(图 3-4)。

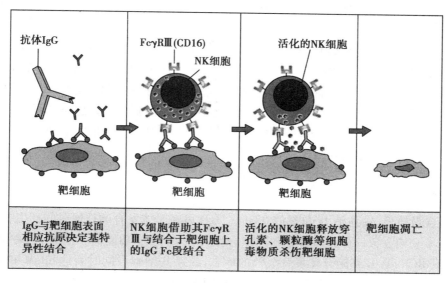

图 3-4 抗体依赖性细胞介导的细胞毒作用示意图

（3）介导Ⅰ型超敏反应：IgE Fc段可与肥大细胞及嗜碱性粒细胞表面IgE Fc受体结合，使其释放多种生物活性物质，导致Ⅰ型超敏反应（见第七章）。

（4）穿过黏膜及胎盘：在黏膜下固有层合成的分泌型IgA（SIgA），靠Fc段被转运到呼吸道和消化道黏膜表面发挥黏膜局部抗感染作用。IgG是唯一能通过胎盘的免疫球蛋白，母体内的IgG靠Fc段与胎盘滋养层细胞表达的特异性输送蛋白结合，进入胎儿血循环中，对新生儿抗感染起到重要作用。

第二节　各类免疫球蛋白的特点与功能

一、IgG

单体，是血清和胞外液中含量最高的免疫球蛋白，占血清Ig总量的75%~80%。分子量最小（150kD），是唯一能通过胎盘的免疫球蛋白，在新生儿抗感染免疫中起重要作用。出生后3个月开始合成，主要由脾脏和淋巴结中浆细胞合成，5岁达成人水平。体内半衰期约23天。IgG能激活补体、介导调理吞噬及ADCC、中和毒素及病毒，是人体内抗菌、抗病毒及抗毒素的"主力军"。IgG还参与某些病理性免疫应答。

二、IgM

由5个IgM单体和1条J链组成，分子量最大（900kD），又称巨球蛋白。主要分布于血液中，占血清Ig总量5%~10%。IgM是个体发育中最早出现的免疫球蛋白，胚胎晚期即可合成，主要由脾脏及淋巴结内浆细胞合成，故胎血中IgM含量增高提示有宫内感染。IgM也是初次体液免疫应答中出现最早的抗体，是机体抗感染的"先头部队"，故检测IgM含量有助于感染的早期诊断。IgM可高效抗菌、抗病毒、抗毒素。天然的ABO血型抗体为IgM。单体IgM位于B细胞表面构成B细胞抗原受体（BCR）。

三、IgA

有血清型和分泌型（SIgA）两种形式。前者为单体，主要存在于血清中，参与抗菌、抗病毒、抗毒素作用；后者为二聚体，称为分泌型IgA（SIgA），由呼吸道、消化道、乳腺、泪腺、唾液腺合成，因此主要存在于支气管和胃肠道分泌液、初乳、泪液和唾液中。SIgA能阻止病原菌在黏膜表面吸附，发挥调理吞噬、中和病毒及毒素作用，是黏膜局部抗感染的重要因素，是机体抗感染的"边防军"。婴儿可经母亲乳汁（特别是初乳）中获得SIgA，增强呼吸道、消化道抵抗力，是重要的自然被动免疫。

四、IgD

单体，含量较低，占血清Ig总量的0.3%。IgD可在个体发育的任何时间产生，容易被蛋白酶水解，半衰期3天。分为血清型和膜结合型，前者生物学功能尚不清楚；后者位于B细胞表面构成BCR，是B细胞分化发育成熟的标志，成熟B细胞可同时表达mIgM和mIgD，称为初始B细胞，活化的B细胞或记忆B细胞其表面的mIgD逐渐消失。

五、IgE

单体,含量最低,占血清 Ig 总量的 0.02%,分子量 190kD。IgE 是一类亲细胞性抗体,其 Fc 段与肥大细胞及嗜碱性粒细胞表面 IgE Fc 受体(FcεR)结合,可使细胞活化并释放多种生物活性物质,引起 I 型超敏反应。此外,IgE 还参与抗寄生虫感染。

第三节　人工制备抗体的类型

抗体在疾病的诊断、免疫防治及医学研究中发挥着重要作用。人工制备抗体是获得大量抗体的有效途径。根据抗体制备的原理和方法不同,人工制备的抗体可分为三类,即多克隆抗体、单克隆抗体和基因工程抗体。

一、多克隆抗体

细胞克隆是指由抗原刺激一株细胞增殖成的单一的无性细胞群体。一种抗原表位可刺激一个 B 细胞克隆合成并分泌一种特异性抗体。天然抗原分子表面常同时具有多种抗原表位,以该抗原物质刺激机体免疫系统,可激活多个 B 细胞克隆,合成并分泌针对多个抗原表位的特异性抗体的混合物,称多克隆抗体(polyclonal antibody,pAb),为第一代抗体。获得多克隆抗体的途径主要有动物免疫血清、恢复期病人血清或免疫接种人群。多克隆抗体的优点是:作用全面、来源广泛、制备容易。其缺点是:特异性不高、易发生交叉反应,在实际应用中受到限制。

二、单克隆抗体

指针对单一抗原表位,由一个 B 细胞克隆合成并分泌的特异性抗体叫单克隆抗体(monoclonal antibody,McAb),为第二代抗体。20 世纪 70 年代,由 Kohler 和 Milstein 用细胞融合技术,将小鼠脾脏 B 细胞与小鼠骨髓瘤细胞在体外进行融合,得到了保留骨髓瘤细胞和 B 细胞主要特性的杂交瘤细胞。该细胞既有骨髓瘤细胞无限制增生的特性,又具有免疫 B 细胞合成和分泌特异性抗体的能力。

单克隆抗体具有特异性强、结构均一、高效价、高纯度、少或无交叉反应等优点,现已广泛用于医学及生物学各领域。单抗在免疫学诊断中常用于检测各种抗原、受体、激素、细胞因子、神经递质等;也用于治疗同种异体排斥反应及自身免疫病。将单抗与抗癌药、放射性核素、毒素等耦联再制成生物导弹可用于治疗肿瘤。其缺点是其鼠源性对人具有较强的免疫原性,反复使用可以诱导机体产生免疫应答甚至诱发病理损伤。

三、基因工程抗体

目前利用基因工程方法及 DNA 重组技术已获得了几种可用于人体的重要基因工程抗体,如人-鼠嵌合抗体、双特异性抗体、人源化抗体等,为第三代抗体。基因工程抗体的优点是克服单克隆抗体鼠源性弊端,抗体人源化或完全人源化,均一性强,可工业化生产;缺点是亲和力弱,效价不高。

(王金凤)

复习思考题

1. 解释抗体与免疫球蛋白的概念。
2. 试述免疫球蛋白的基本结构和功能。
3. 比较各类免疫球蛋白的特点和功能。
4. 简述人工制备抗体的类型。

1. 免疫器官的组成和功能。
2. T、B 淋巴细胞的表面标志、亚群及功能。
3. NK 细胞及抗原提呈细胞的主要功能。
4. 补体的组成、主要激活途径的异同点及补体系统的主要生物学作用。
5. 细胞因子的概念、种类及主要生物学作用。
6. HLA – Ⅰ/Ⅱ分子的结构、分布与功能。

免疫系统由免疫器官、免疫细胞、免疫分子三部分构成,是机体对抗原刺激产生免疫应答、执行免疫功能的重要物质基础。

第一节 免疫器官

机体的免疫器官根据功能差异分为中枢免疫器官和外周免疫器官。

一、中枢免疫器官

中枢免疫器官包括胸腺、骨髓(禽类为腔上囊),它们是免疫细胞产生、增殖、分化和成熟的场所,对外周免疫器官发育及免疫功能调节也有重要作用。

1. 骨髓　是各种血细胞的发源地,也是人和哺乳动物的体液免疫中枢。骨髓内多能干细胞可发育为髓样干细胞和淋巴干细胞。前者增殖分化为红细胞、粒细胞、单核吞噬细胞等血细胞;后者分化发育为淋巴细胞。骨髓是人体 B 细胞分化、成熟的场所。骨髓功能障碍时,机体造血功能和体液免疫功能将受到严重损害。

2. 胸腺　是 T 细胞分化、成熟的重要场所。从胚胎第六周开始出现,青春期以后逐渐萎缩。淋巴干细胞随血流进入胸腺,在胸腺上皮细胞及其产生的激素、体液因子等胸腺微环境作用下,分化、成熟为有免疫活性的 T 细胞。胸腺还能调节机体免疫平衡、维持自身稳定。实验表明,动物新生期摘除胸腺,易出现细胞免疫功能及全身免疫功能缺陷。

二、外周免疫器官

外周免疫器官是成熟免疫细胞定居的场所,包括淋巴结、脾脏及黏膜相关淋巴组织。免疫应答也在此发生。

1. 淋巴结　为近似圆形的网状淋巴组织。人体内分布广泛,约 600 个左右。其基本结构分为被膜和实质,实质分为皮质和髓质两部分,皮质又分为深皮质区和浅皮质区。浅皮质区主要是 B 细胞定居的部位,故称为非胸腺依赖区,同时含有树突状细胞及少量 CD4$^+$T 细胞;深皮质区(副皮质区)内含大量 T 细胞,故称为胸腺依赖区,也含巨噬细胞和并指状树突细胞。髓质位于淋巴结中央,主要含 B 细胞、浆细胞和巨噬细胞。淋巴结是 T、B 细胞居住和接受抗原刺激后产生免疫应答的重要场所,其中 T 细胞约占 70%。淋巴结还有清除抗原、过滤及净化淋巴液的作用。

2. 脾脏　是人体中最大的外周免疫器官。胚胎期有造血功能,出生后停止。其结构类似淋巴结,分结缔组织被膜和实质,实质又分白髓和红髓。白髓中有胸腺依赖区和非胸腺依赖区,前者主要含 T 细胞,后者主要含 B 细胞;红髓由脾索和脾血窦组成,内有 B 细胞、巨噬细胞及树突状细胞。红白髓交界处为边缘区,内含 T 细胞、B 细胞和巨噬细胞。脾脏中无淋巴循环,病原体或抗原分子经血液被带到脾脏,经 Mφ 吞噬、加工,降解为抗原肽,由 T 细胞识别并引起免疫应答。脾脏中 B 细胞占 65%,当各种原因导致脾脏切除,可致机体抗感染能力下降。

3. 黏膜相关淋巴组织　包括扁桃体、咽后壁淋巴滤泡、肠系膜淋巴结、肠集合淋巴结、阑尾及黏膜下分散淋巴小结和弥散淋巴组织。这些组织中含有 T、B 淋巴细胞、抗原提呈细胞等,可吞噬及加工处理抗原。黏膜下 B 细胞产生的抗体 SIgA,是各种腔道黏膜表面抗感染的重要因素。

第二节　免疫细胞

免疫细胞是指参与固有性免疫应答及适应性免疫应答的各种细胞,包括淋巴细胞、抗原提呈细胞、各种粒细胞、肥大细胞、红细胞、上皮细胞等。

一、T 淋巴细胞

T 淋巴细胞是淋巴干细胞在胸腺微环境内经胸腺激素、细胞分化因子及 HLA 分子作用后分化、发育、成熟的,故又称为胸腺依赖性淋巴细胞,简称 T 淋巴细胞或 T 细胞。成熟 T 细胞随血流迁移、定居于外周免疫器官的胸腺依赖区,外周循环的淋巴细胞,约 70% 为 T 细胞。它们主要参与细胞免疫,在体液免疫和免疫调节中也起重要作用。

(一)T 细胞表面标志及功能

1. T 细胞抗原受体(T cell receptor,TCR)　是 T 细胞表面特异性识别和结合抗原肽的部位。多数 TCR 是由 α、β 两条肽链组成,少数 TCR 由 γ、δ 两条肽链组成,TCR 每条肽链的结构均类似 Ig 的结构,含有胞外区、跨膜区和胞内区。TCR 与 CD3 分子结合形成复合物(图 4-1),其中 TCR 识别 APC 表面 HLA 分子提呈的抗原肽,由 CD3 分子将刺激信息(T 细胞活化的第一信号)传入细胞内。

2. CD 分子　即白细胞分化抗原,是血细胞在不同的分化阶段、分化成熟为不同谱系以及活化过程中出现或消失的表面标志。①CD2:存在于外周血 T 细胞和胸腺细胞表面,其配体是 APC 表面的 CD58 分子,因 CD2 分子能与绵羊红细胞结合,也称为绵羊红细胞受体;②CD3:与 TCR 组成复合物传递第一活化信号;③CD4/CD8:成熟 T 细胞表面只表达 CD4/CD8 一种分子,分别是 MHC Ⅱ/Ⅰ 类分子的受体,它们的结合可加强和稳定 TCR 与抗原肽-MHC 分子复合物的结合,并有助于细胞活化信号的传递;④CD28:是 T 细胞表面重要的协同刺激分子受体,配体为 CD80/CD86,两者结合产生 T 细胞活化的第二信号(协同刺激信号);⑤CD40L(CD154):与 B 细胞表面 CD40 结合,产生 B 细胞活化的第二信号(协同刺激信号)。

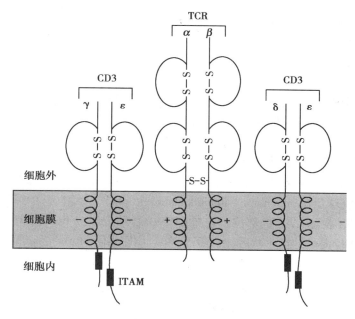

图 4-1 TCR-CD3 复合物模式图

3. 细胞因子受体(cytokine receptor, CKR) T 细胞活化过程中可表达多种 CKR,如白细胞介素受体 IL-1R、IL-2R 等。IL-2R 的出现是 T 细胞活化的重要标志。

4. 丝裂原受体(mitogen receptor, MR) 除抗原外,某些丝裂原也可刺激 T 细胞发生非特异性活化,转化为淋巴母细胞。能使 T 细胞活化的丝裂原主要有植物血凝素(PHA)、刀豆蛋白 A(conA)等。检测人体外周血 T 细胞转化率的百分比,可间接判断人体细胞免疫状态。

5. 主要组织相容性抗原(HLA) 所有 T 细胞表面都表达 HLA- Ⅰ 类抗原,活化后 T 细胞表面表达 HLA- Ⅱ 类抗原,后者是 T 细胞活化的标志。

(二) T 细胞亚群及功能

T 细胞并非均一群体,可分为不同亚群。

1. 依功能或表面标志差异分为

(1) CD4+T 细胞 又称为辅助性 T 细胞(helper T cell, Th),根据 CD4+T 细胞分泌的细胞因子和功能的不同,将其分为 CD4+Th1 细胞和 CD4+Th2 细胞。CD4+Th1 细胞主要分泌 IL-2、IFN-γ、TNF-β 和 IL-12 等细胞因子,引起炎症反应或迟发型超敏反应,发挥抗病毒和抗细胞内寄生菌的作用,又称为炎性 T 细胞。CD4+Th2 细胞主要分泌 IL-4、IL-5、IL-6、IL-10 和 IL-13 等细胞因子,诱导 B 细胞增殖分化,参与体液免疫应答。

(2) CD8+T 细胞 主要包括细胞毒 T 细胞(cytotoxic T lymphocyte, Tc 或 CTL)和抑制性 T 细胞(Ts)。Tc 细胞为细胞免疫的效应细胞,可特异性杀死携带相应抗原的靶细胞,在抗肿瘤免疫和抗病毒感染免疫中发挥重要作用。Ts 细胞合成并释放抑制性细胞因子,抑制和降低体液及细胞免疫应答,具有免疫抑制功能。

2. 依 T 细胞所处活化阶段不同分为

(1) 初始 T 细胞:未接受抗原刺激的 T 细胞。

(2) 效应 T 细胞:指受抗原刺激后,经克隆增殖及功能分化后的活化 T 细胞,包括 Th、Ts 和 Tc(CTL)亚群。

（3）记忆 T 细胞：具有记忆功能，当再次受相同抗原刺激时迅速分化、增殖成效应 T 细胞。

二、B 淋巴细胞

B 细胞在骨髓中分化、成熟，又称骨髓依赖性淋巴细胞。B 细胞主要定居在外周免疫器官的非胸腺依赖区，接受抗原肽及细胞因子作用后，活化、增殖为浆细胞，可分泌多种抗体进行体液免疫应答。在外周循环中 B 细胞占淋巴细胞总数 20% ~ 25%。

（一）B 细胞表面标志及功能

1. B 细胞抗原受体（B cell receptor，BCR） 是镶嵌于细胞膜类脂质分子中的单体 IgM 或 IgD，又称膜免疫球蛋白（membrane immunoglobulin，mIg）。BCR 是 B 细胞成熟的标志，也是 B 细胞与抗原肽（表位）结合的部位。它与 CD79α/β 结合组成 BCR-CD79 复合物。当 BCR 识别 APC 表面 MHC 提呈的抗原肽后，由 CD79 将其活化的第一信号传入细胞内（图4-2）。

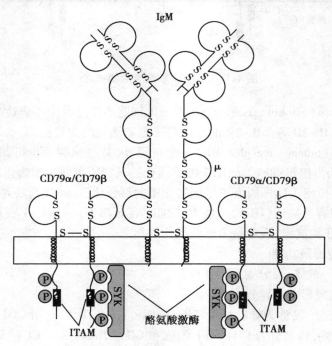

图 4-2 BCR-CD79 复合物模式图

2. CD 分子 ①CD79α/β：成熟 B 细胞表达 CD79α/β，与 BCR 结合成复合物，传递 B 细胞活化的第一信号；②CD40：为协同刺激分子受体，与 T 细胞表面 CD40L 配体结合，产生 B 细胞活化的第二信号；③CD80（B7-1）/CD86（B7-2）：是 B 细胞和吞噬细胞表面的协同刺激分子，与 T 细胞表面 CD28 配体结合产生 T 细胞活化的第二信号。

3. 细胞因子受体（CKR） B 细胞接受抗原或丝裂原刺激后，在活化、增殖、分化的不同阶段，可表达一系列 CKR。这些受体与相应的 CK 结合，对 B 细胞活化、增殖具有重要调节作用。

4. Fc 受体及补体受体（CR） B 细胞表面有与 Fc 段结合的受体、能与 C3b 结合的 CR1 及能结合 EB 病毒的 CR2。Fc 受体及 CR1 可促进 B 细胞的活化、增殖及免疫黏附；CR2 与

EB 病毒感染人体有关。

5. 丝裂原受体　B 细胞表面有细菌脂多糖受体（LPS-R）及葡萄球菌 A 蛋白受体（SPA-R）等。它们与丝裂原结合，可诱导多个 B 细胞克隆发生有丝分裂。

6. HLA 抗原　B 细胞表面高度表达 HLA-Ⅰ/Ⅱ类抗原，其中 HLA-Ⅱ类抗原在成熟 B 细胞表面明显增多，对 B 细胞活化、完成免疫应答等具有重要作用。

（二）B 细胞亚群及功能

依来源、功能状态、表面标志等差异可将 B 细胞分为不同亚群：

1. B1 细胞　产生于个体发育早期，此类 B 细胞识别抗原谱较窄，主要为 TI 抗原。受抗原刺激后不产生免疫记忆，不发生免疫球蛋白类别转换。B1 细胞主要存在于肠道固有层黏膜相关淋巴组织中。

2. B2 细胞　即为通常所指参与体液免疫应答的 B 细胞。受抗原刺激后可活化、增殖、分化成为浆细胞，合成抗体，介导体液免疫应答。同时也可分泌多种细胞因子参与免疫调节。

三、自然杀伤性淋巴细胞

自然杀伤性淋巴细胞是一群不具有 T、B 淋巴细胞表面标志和特征的淋巴细胞。它们主要来源于淋巴干细胞，在骨髓内发育成熟，包括自然杀伤细胞和淋巴因子活化的杀伤性淋巴细胞。

（一）自然杀伤细胞（natural killer，NK）

NK 细胞来源并成熟于骨髓，主要分布于血液和淋巴组织，其细胞浆中含有嗜天青颗粒。NK 细胞为原始杀伤细胞，表面表达 FcγR（CD16、CD56），通过 FcγR 介导可非特异性杀伤与 IgG 结合的各种抗原靶细胞，此作用称为抗体依赖性细胞介导的细胞毒作用（ADCC）。此作用不受 MHC 限制，不需特异性抗原致敏，主要杀伤某些肿瘤细胞和被病毒感染的靶细胞。NK 细胞在机体抗病毒和杀伤突变细胞的免疫监视过程中发挥重要作用。多种细胞因子如 IL-2、IFN-γ 等均可使 NK 细胞活化，并使其产生 IL-1、IFN-γ 和 TNF 等细胞因子，调节免疫应答。

（二）淋巴因子活化的杀伤性淋巴细胞（lymphokine activated killer，LAK）

LAK 是指在 IL-2 诱导下，才能发挥杀伤作用的淋巴细胞。LAK 细胞具有广泛的抗肿瘤作用，某些对 CTL 和 NK 细胞不敏感的肿瘤细胞是其杀伤对象。

四、抗原提呈细胞

抗原提呈细胞（antigen presenting cells，APC），是指能加工、处理抗原，并将抗原信息提呈给 T 淋巴细胞，启动免疫应答的细胞。主要包括单核-巨噬细胞、树突状细胞、B 细胞、并指细胞和朗格汉斯细胞等。广义的 APC 还包括能提呈内源性抗原的多种体细胞。

（一）单核－巨噬细胞

包括外周血液中单核细胞和组织内巨噬细胞（macrophage，Mφ）。它们具有极强吞噬能力，是机体内重要免疫细胞，具有抗感染、抗肿瘤和免疫调节等作用。

1. 单核－巨噬细胞表面标志

（1）IgG Fc 受体（FcγR）：通过与 IgG Fc 段结合而完成调理吞噬作用。

（2）补体受体（CRl）：为 C3b 受体，与补体 C3 结合完成调理吞噬及免疫黏附作用。

（3）HLA 抗原：同时表达 HLA- Ⅰ/Ⅱ类分子，以 HLA- Ⅱ类分子为主。

（4）黏附分子：即协同刺激分子受体 CD80/CD86，与 T 细胞表面 CD28 结合，可形成 T 细胞活化的第二信号，启动免疫应答。

2. 单核—巨噬细胞的主要功能　单核 – 巨噬细胞具有多种重要免疫功能，这些功能多数情况下对机体有利，但有时也可致组织损伤。

（1）吞噬并杀伤抗原作用：单核 – 巨噬细胞是机体免疫防御的重要细胞之一，吞噬杀伤抗原能力极强，能非特异性吞噬杀伤多种抗原异物，如 IgG- 抗原复合物或 C3b- 抗原抗体复合物与单核 – 巨噬细胞表面 FcγR 和补体 C3b 受体结合，可经调理吞噬作用及 ADCC 有效杀伤抗原。巨噬细胞还参与非特异性清除体内多种非己抗原和衰老自身细胞。

（2）提呈抗原及参与 T 细胞活化：单核 – 巨噬细胞是重要的抗原提呈细胞，TD- Ag 经其加工、处理后，以膜表面 MHC-抗原肽复合物形式提呈给具有相应 TCR 的 T 细胞识别；单核—巨噬细胞表面的多种黏附分子(协同刺激分子)与相应受体结合，产生 T 细胞活化第二信号，活化 T 细胞，启动免疫应答。

（3）抗肿瘤作用：单核巨噬细胞被 IFN-γ、TNF 活化后，杀伤肿瘤能力可增强，能有效杀伤肿瘤细胞，是机体免疫监视的重要细胞。

（4）调节免疫应答：巨噬细胞能分泌多种细胞因子，包括 IL-1、IL-12、IFN-γ、TNF、补体成分(B、D、P 因子)等，大多为分泌型免疫分子，它们可从不同角度调节免疫应答。

（二）树突状细胞（dendritic cells，DC）

树突状细胞是一类形态不规则细胞，因其成熟的细胞表面具有许多树突样突起而得名，可由朗格汉斯细胞转化而来，捕获及提呈抗原能力强，能主动搜寻 T 细胞提呈抗原，启动免疫应答。吞噬抗原能力弱，有一定运动能力。

（三）B 细胞

B 细胞既是参与机体免疫应答的重要细胞，也是重要的"专职"APC。B 细胞高度表达 MHC- Ⅱ类分子，可摄取、加工、处理抗原，并将抗原肽- MHC- Ⅱ类分子复合物表达于细胞表面，提呈给 Th 细胞。

五、其他免疫细胞

包括血液中的中性粒细胞、嗜酸性粒细胞、嗜碱性粒细胞和组织中的肥大细胞、上皮细胞等，它们在免疫应答的多个环节中各自发挥着重要作用。

第三节　补体系统

一、概念、组成与性质

（一）补体（complement，C）的概念

指存在于正常人和脊椎动物血清及组织液中的具有酶活性及免疫功能的一组球蛋白，因其能补充及协助抗体完成免疫作用，故名补体。

（二）补体的组成

补体系统按其功能不同分三部分。

1. 补体固有成分　按发现先后顺序命名为 C1、C2、C3……C9，其中 C1 含 3 个亚单位，分别称为 C1q、C1r、C1s;甘露聚糖结合凝聚素(MBL)及其相关的丝氨酸蛋白酶(MASP);B因子、D 因子、P 因子。

2. 补体调节蛋白:参与调节补体激活途径中的关键酶,如 C1 抑制物、C4 结合蛋白、I 因子、H 因子、膜辅助蛋白、促衰变因子、同种限制因子等。

3. 补体受体:是存在于某些细胞表面、可与补体裂解片段结合、介导补体活性片段或补体调节蛋白发挥生物学效应的受体。主要包括 CR1 ~ CR5,C3aR、C4aR、C5aR、C1qR 以及 H因子受体等。

(三)补体的性质

补体大多是 β 球蛋白,少数为 γ 及 α 球蛋白。补体性质很不稳定,多种理化因素均可使其破坏,如机械振荡、紫外线、强酸碱等。对热敏感,56℃ 30 分钟大部分可丧失活性。用加热去除血清中的补体,称为灭活血清。灭活补体后的血清,用于血清学试验时可减少因补体造成的干扰。

补体成分裂解后产生的片段,通常用 a、b 表示,如 C3a、C5a、C3b 等。在表示已被激活的补体成分或复合物时,可在数字及英文代号上方加上短横线表示,如 $\overline{C5b6789}$、$\overline{C4b2b}$、$\overline{C1}$等。

二、补体的激活

绝大多数补体固有成分以无活性的酶原形式存在于机体内,可在某些因素激活下,经一系列酶促反应转变为具有酶活性的成分,同时表现多种生物学作用。补体激活途径包括经典激活途径、MBL 激活途径及旁路激活途径。三条途径的启动机制不同,但具有共同的末端通路。

(一)经典激活途径

又称传统途径,是补体协助抗体实现体液免疫应答的主要途径。本途径激活物为 IgG1、IgG2、IgG3 或 IgM 与抗原结合形成的复合物。

激活过程分三个阶段,即识别阶段、活化阶段和膜攻击阶段(图 4-3)。

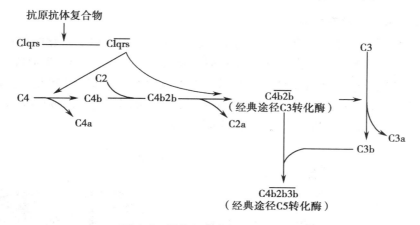

图 4-3 补体经典激活途径示意图

(二)MBL 途径

此途径与经典途径基本类似,但激活物是炎症早期产生的甘露聚糖结合凝集素(MBL),

与细菌的甘露醇残基结合后,再与丝氨酸蛋白酶形成复合物。此复合物具有 C1q 的生物学活性,可活化 C4 及 C2。以后激活过程与经典途径相同(图 4-4)。炎症早期肝细胞合成的 C 反应蛋白也有此作用。

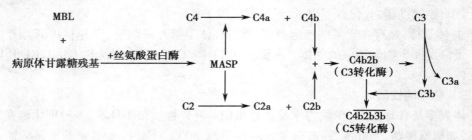

图 4-4　补体激活的 MBL 途径示意图

(三) 旁路激活途径

又称为替代途径,该途径激活物主要是细菌细胞壁脂多糖、肽聚糖、酵母多糖等。参与的主要成分有 C3、C5 ~ C9、B 因子、D 因子及 P 因子等。该途径起始过程跨过 C1、C2、C4,直接从 C3 开始。旁路途径的意义在于感染早期机体无特异性抗体出现,在经典途径无法启动的情况下发挥抗感染作用(图 4-5)。

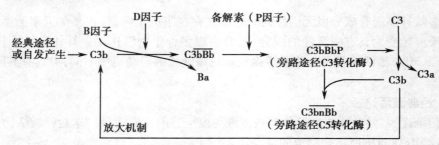

图 4-5　补体激活的旁路途径示意图

(四) 共同末端途径及效应

补体激活的以上三个途径有着共同的末端途径及效应:即在 C5 转化酶作用下裂解 C5 为 C5a 与 C5b,C5a 游离于液相,C5b 在抗原细胞膜表面依次结合 C6、C7 形成 C5b67 聚合物,再结合 C8、C9。一个 C8 可结合 12 ~ 15 个 C9,形成较大的 C5b6789 攻膜复合物(MAC)。MAC 具有磷脂酶活性,可插入靶细胞的脂质双层膜之中,分解细胞膜形成内径为 11nm 的小孔,使细胞内可溶性小分子和离子逸出,最终破坏细胞(图 4-6)。

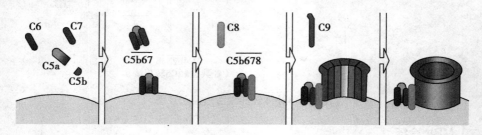

图 4-6　补体激活的共同末端途径示意图

三、补体激活过程的调节

补体系统激活过程是连续发生的酶被激活、蛋白质被分解的快速级联反应。其过程中产生多种生物学效应，有时也会造成机体损伤。人体内存在多种可调控补体激活过程的机制，包括自身衰变调节、人体各种体液及细胞膜表面存在的多种调节因子的调节，以防止补体激活后对正常人体造成伤害。

四、补体系统生物学作用

补体是机体发挥免疫防御和免疫稳定作用必不可少的免疫分子，被激活后可表现多种生物学作用。补体作用的后果对机体有二重性：如帮助抗体清除入侵体内的病原微生物等，对机体有利；如帮助破坏红细胞、白细胞等正常细胞，对机体则有害。主要作用有：

（一）溶解细胞作用

补体激活后形成的攻膜复合物（MAC）能导致抗原-抗体复合物中的抗原细胞溶解。补体对革兰阴性菌、支原体及有包膜的病毒、异体红细胞和血小板破坏作用强。革兰阳性菌细胞壁因含脂类少，补体的作用较弱。

（二）调理吞噬及免疫黏附作用

补体的调理作用是指抗原表面的 C3b 与吞噬细胞表面的 C3b 受体（CR1）结合，调理抗原与吞噬细胞位置，促进吞噬抗原作用。抗原表面的 C3b 和 C4b，能黏附表面具有补体受体（CR1）的红细胞或血小板，经血流将抗原带到肝脏被破坏，此为免疫黏附作用。

（三）炎症介质作用

C3a、C5a、C5b67 有趋化作用，可吸引吞噬细胞向抗原部位集中。C3a、C4a、C5a 又可促进肥大细胞、嗜碱性粒细胞等释放组胺等血管活性介质，增加毛细血管通透性，使平滑肌收缩，有利于吞噬细胞游出血管，清除抗原，同时也可引起局部水肿等炎症反应。

 知识链接

补体在免疫应答中的作用

补体天然存在于人体各种体液中，本身不会自行发挥免疫作用，但因有酶活性，一旦被抗体等物质激活后就可发挥重要的免疫活性。

当体内补体缺乏时，抗体只能与细菌等细胞抗原结合，较难对其破坏，此时如有补体参与，破坏细胞就容易了。补体对抗原的破坏本无特异性，但因抗体与抗原结合有特异性，故补体的作用也随之有了特异性。

第四节　免　疫　分　子

免疫分子指存在于细胞膜表面、与免疫有关的分子的总称。可分为膜免疫分子和分泌性免疫分子。膜免疫分子主要指存在于细胞膜表面的抗原或受体分子。分泌性免疫分子主要指由免疫细胞合成并分泌于体液中的相关分子。免疫分子包括很多种类，免疫球蛋白、补体前已赘述，本节主要介绍细胞因子、主要组织相容性抗原、白细胞分化抗原及黏附分子。

一、细胞因子

（一）概念及分类

细胞因子（cytokine，CK）是由多种细胞分泌的具有生物活性的小分子蛋白质，是不同于免疫球蛋白及补体的另一类分泌型免疫分子。依来源不同可分为：淋巴因子、单核因子；依结构和功能差异可分为：白细胞介素、干扰素、肿瘤坏死因子、集落刺激因子、生长因子及趋化因子等。

（二）细胞因子的共同特性

1. 产生特点　体内多种细胞都可合成细胞因子，如各种免疫细胞、基质细胞等。它们的产生方式具有多向性，即一种细胞可分泌多种细胞因子，还具有多源性，即几种不同类型细胞也可合成一种细胞因子。

2. 理化特性及作用特点　细胞因子多为小分子（15kD～30kD）分泌型糖蛋白。在生理条件下，多数可经自分泌、旁分泌或内分泌等方式产生后与靶细胞表面相应受体结合发挥作用，其作用特点是：无抗原特异性、不受MHC限制；一种细胞因子可产生多种不同生物效应，几种细胞因子又可产生相同或相似生物学效应。作用效果微量、高效，对人体既有利又有害。

（三）主要细胞因子种类

1. 白细胞介素（interleukin，IL）　是一组由淋巴细胞、单核巨噬细胞和其他非免疫细胞产生的能介导白细胞与其他细胞相互作用的细胞因子。现已报道的白细胞介素已有20余种，大多数能促进免疫细胞活化、增殖，有免疫调节和介导炎症反应的作用（表4-1）。

2. 干扰素（interferon，IFN）　是机体某些细胞被病毒及干扰素诱生剂刺激后产生的小分子糖蛋白。因有干扰病毒复制的能力，故称干扰素，包括IFN-α、IFN-β、IFN-γ等。前两种为Ⅰ型（普通）干扰素，IFN-γ为Ⅱ型（免疫）干扰素（表4-1）。

3. 肿瘤坏死因子（tumor necrosis factor，TNF）　是能引起肿瘤组织出血、坏死的细胞因子。TNF-α由活化的单核—巨噬细胞产生，又称恶液质素；TNF-β由活化的T细胞产生，又称淋巴毒素（表4-1）。

表4-1　重要细胞因子的来源及主要功能

名称	来源	主要生物学作用
IL-1	活化的单核-巨噬细胞	促进造血干细胞、T、B淋巴细胞增殖分化；刺激
	血管内皮细胞	下丘脑体温调节中枢引起发热；刺激肝细胞产
	成纤维细胞	生C反应蛋白介导炎症反应
IL-2	活化T细胞（Th1）	刺激T、B淋巴细胞活化增殖分化，产生细胞因子；
	NK细胞	增强CTL、NK和单核巨噬细胞杀伤活性
IL-3	活化T细胞	刺激多能造血干细胞增殖分化；促进肥大细胞增殖分化
IL-4	活化T细胞（Th2）	促进T、B细胞增殖分化；增强巨噬细胞提呈抗原及细胞毒作用
IL-8	单核-巨噬细胞	吸引中性粒细胞、嗜碱性粒细胞和T细胞定向趋化；促进中性粒细胞释放生物活性介质

续表

名称	来源	主要生物学作用
IL-10	T 细胞、B 细胞	抑制 Th1 细胞合成分泌 IFN-γ，降低细胞免疫单核细胞反应；抑制 T 细胞产生 IL-2，阻止 B 细胞合成抗体；抑制单核巨噬细胞提呈抗原的能力
IFN-α/β	白细胞/成纤维细胞	抗病毒，抗肿瘤（强），免疫调节（弱）
IFN-γ	活化淋巴细胞等	抗病毒，抗肿瘤（弱），免疫调节（强）
TNF-α	活化单核–巨噬细胞等	促进脂肪、蛋白质消耗分解等致恶病质作用
TNF-β	活化 T 细胞	杀伤、抑制肿瘤，抗病毒复制，参与免疫调节，促进局部炎症反应发生，刺激下丘脑致热

4. **集落刺激因子**（colony stimulating factor，CSF） 是由活化 T 细胞、单核吞噬细胞、血管内皮细胞和成纤维细胞等合成，可刺激造血干细胞和不同发育时期造血细胞增殖分化的细胞因子。

5. **生长因子**（growth factor，GF） 可刺激多种细胞生长的细胞因子。依功能及作用对象不同分为：转化生长因子、表皮生长因子、血管内皮生长因子、成纤维细胞生长因子、神经生长因子、血小板生长因子和肝细胞生长因子等。

6. **趋化因子**（chemokine factor，CF） 是由白细胞及基质细胞分泌的蛋白质家族。包括粒细胞趋化因子、单核细胞趋化因子、淋巴细胞趋化因子等。

（四）细胞因子的生物学作用

1. **介导非特异性抗感染及抗肿瘤** 细胞因子可通过参与非特异性免疫，发挥抗感染和抗肿瘤作用。如 IFN 可刺激正常细胞合成抗病毒蛋白质，干扰病毒在细胞内复制；IL-15、IL-12 是重要的抗病毒细胞因子；TNF 可直接抑制病毒及肿瘤细胞生长；有的细胞因子还可间接促进 NK 或 LAK 细胞抗感染及抗肿瘤作用。

2. **参与和调节特异性免疫应答** 多种细胞因子参与完成特异性免疫功能及对此功能的正负调节，如多种 IL、TNF、IFN 可增强 T、B 淋巴细胞活化及增殖、增强免疫细胞对抗原的清除能力；IL-4、IL-10 能抑制巨噬细胞活化，抑制 CTL 分化及 TNF-β、IFN-γ 产生，起负调节作用。

3. **刺激造血** 多种刺激造血的细胞因子，在免疫应答过程中不断刺激造血干细胞生长、分化以补充免疫过程中的消耗。

4. **调节炎症反应** 部分细胞因子可增强炎症作用。如 IL-1 可刺激下丘脑体温调节中枢引起发热，促使肝脏分泌 C 反应蛋白，引起急性炎症；IL-8、TNF-α 能诱导炎性细胞释放前列腺素、溶酶体酶等加重炎症反应；IFN-α/β、IFN-γ、IL-4 及 IL-10 等也有抑制炎症反应的作用。

5. **诱导细胞凋亡** 如 IL-2 可诱导抗原活化的 T 细胞凋亡，从而控制免疫应答的强度，避免过度免疫损伤的产生；TNF 可诱导肿瘤细胞的凋亡。

 **知识链接**

细胞因子与疾病的关系

细胞因子是参与免疫应答的重要免疫分子,但也与某些疾病的发生有关:当革兰阴性菌感染时,参与免疫的单核-巨噬细胞/中性粒细胞过度表达前炎性细胞因子,可致内毒素中毒性休克,甚至发生DIC;某些细胞因子及受体的异常表达与某些肿瘤发生密切相关;某些免疫缺陷病、Ⅰ型超敏反应、自身免疫病、移植排斥反应的发生也与细胞因子的参与有关。

二、主要组织相容性复合体及其编码分子

自体组织(器官)进行移植,可正常存活,异体组织(器官)移植则会因供体与受体间不相容而发生排斥反应。组织相容性是指供者与受者组织(器官)相互接受的程度,相容则不排斥,这是由个体细胞表面抗原的特异性差异所决定的。这种代表个体组织特异性的抗原,称为移植抗原或组织相容性抗原。其中能引起快速而强烈排斥反应的抗原称为主要组织相容性抗原,在排斥反应中起主要作用。编码主要组织相容性抗原的基因群体称为主要组织相容性复合体(major histocompatibility complex,MHC)。不同动物的MHC及编码的抗原命名不同,人的主要组织相容抗原因首先在外周血白细胞表面发现,故称为人类白细胞抗原(human leucocyte antigen,HLA)。编码HLA抗原的基因群体又称为HLA复合体。

 知识链接

几个容易混淆的概念

1. 组织相容性抗原(HA) 代表个体差异性,是引起移植排斥反应的同种异型抗原,也可叫移植抗原(TA)。
2. 主要组织相容性抗原系统(MHA) 能够引起强烈而迅速排斥反应的抗原系统。
3. 主要组织相容性复合体(MHC) 编码MHA的基因群体,MHC在哺乳动物中普遍存在,小鼠的MHC称H-2复合体,位于17号染色体上。人的MHC称HLA复合体,位于第6对染色体上。

(一)MHC复合体组成与遗传特点

1. **MHC复合体组成** MHC复合体紧密连锁在人类第6对染色体短臂上,结构十分复杂。该复合体共有224个基因座位,能表达产物的功能性基因有128个。依所编码抗原的结构、功能、分布及免疫原性不同,可分为三个基因区(图4-7)。

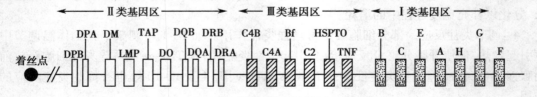

图4-7 HLA复合体基因简图

(1)MHC Ⅰ类基因区:远离着丝点,主要包括经典的B、C、A三个基因座。编码的产物为化学结构相似但免疫原性不同的HLA-B、HLA-C、HLA-A肽链,即HLAⅠ类分子的重链(α链)。编码轻链(β_2-m)微球蛋白的基因位于人体第5号染色体上。

（2）MHCⅡ类基因区：紧邻着丝点，结构较复杂，主要包括 DP、DQ、DR 三个亚区。分别编码 HLAⅡ类分子的 α 及 β 链，形成异二聚体，即Ⅱ类抗原。

2. MHC 复合体遗传特点

（1）单倍型遗传：单倍型是指编码 MHC 复合体在同条染色体上的特定组合，也是一组紧密连锁的基因群体。当生殖细胞进行减数分裂时，同源染色体之间的等位基因很少发生交换，故在遗传过程中总是以单倍型作为完整的遗传单位传给子代。人是二倍体生物，两条染色体中的一条单倍型 HLA 来自父亲，另一条来自母亲。因此，亲代与子代之间必有也只能有一条单倍型相同。除同卵双胎外，同胞间 HLA 单倍型型别只可能有：①一条单倍型相同几率占 50%；②两条单倍型完全相同或完全不同的几率各占 25%。此特点在器官移植选择供体及法医亲子鉴定时具有十分重要意义。

（2）多态性：MHC 复合体有高度多态性。MHC 复合体的多态性是群体概念。HLA 复合体的每个基因座位均为复等位基因，即一对同源染色体的某一基因座位上可以有多种类型的基因入座。但对于某一个体而言，只能有两种基因入座。HLA 复合体的基因表达为共显性，即一对等位基因在杂合状态下，两个基因的作用都得以表达。因此，MHC 复合体是人体多态性表现最丰富的基因系统。据统计，整个 HLA 复合体等位基因数目为 10^3 个。由于人体各基因座位的基因是随机组合的，使得人群中 HLA 基因型可达 10^8 之多。在无血缘关系的人群中寻找 MHC 型别完全相同的个体十分困难。

（二）HLA 分子的分布、结构与功能

1. HLA 分子的分布　HLA 复合体Ⅰ类基因编码Ⅰ类分子（抗原），主要分布在各组织有核细胞表面，包括血小板及网织红细胞表面；HLA 复合体Ⅱ类基因编码Ⅱ类分子（抗原），主要分布于单核-巨噬细胞、B 淋巴细胞、树突状细胞等各种抗原提呈细胞及活化 T 细胞表面。

2. HLA 分子的结构　HLA-Ⅰ类分子是由一条为Ⅰ类基因编码的重链（α 链）与另一条轻链（$β_2$-m）微球蛋白以非共价键形式组成的异二聚体。HLA-Ⅱ类分子是由两条基本相同的肽链（α、β 链）以非共价键连接成的二聚体。（图 4-8）

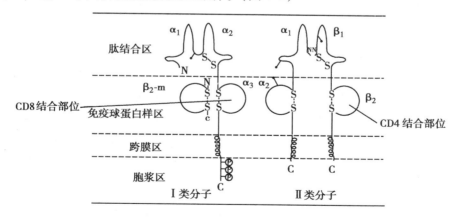

图 4-8　HLA 分子结构模式图

3. HLA 分子的功能

（1）提呈抗原及 MHC 限制性：引起免疫应答的抗原，都需经抗原提呈细胞加工、处理成抗原肽，MHC 分子作为抗原肽的载体完成抗原信息的呈递，外源性抗原在抗原提呈细胞

（APC）内被加工、降解为抗原性多肽，与HLA-Ⅱ类分子结合并表达在APC表面，供$CD4^+$Th细胞识别；大多数内源性抗原（病毒蛋白、肿瘤抗原）被分解后，与HLA-Ⅰ类分子结合形成复合物，表达在APC表面，供$CD8^+$Th细胞识别。

在免疫应答中，APC与T细胞间的相互作用受HLA-Ⅱ/HLA-Ⅰ类分子的限制：即Th细胞表面的TCR要先识别APC表面HLA-Ⅱ类分子结合的抗原肽，同时Th细胞表面的CD4分子还需识别HLA-Ⅱ类分子上的β2非多态性决定基，才能启动免疫应答；CTL细胞表面的TCR要先识别靶细胞表面的病毒抗原或肿瘤抗原，同时CTL表面的CD8分子还需识别HLA-Ⅰ类分子上的α3非多态性决定基，才能启动免疫应答。这就是MHC限制性。

（2）参与免疫调节及T细胞分化：控制免疫应答的Ir基因存在于HLA-Ⅱ类基因区内，其编码产物通过多态性来实现对免疫应答的调节；体内T细胞早期与胸腺上皮表达的HLA-Ⅰ类或Ⅱ类分子接触后，逐渐发育成熟为不同亚型T细胞。

（3）移植排斥作用：依单倍型遗传特点，当供体与受体器官HLA不吻合时，可发生移植排斥反应。有的器官（如肾脏或肝脏）移植时只需HLA某些位点相似，而骨髓移植则须受供者间两条单倍型完全相同才能成功。

（4）参与某些疾病的发生：现已发现某些HLA型别的出现与免疫性疾病的发生相关，当细胞表面HLAⅠ/HLAⅡ类分子出现异常增加或缺失时，常可致肿瘤或某些自身免疫性疾病发生。

HLA复合体是表示个体特异性的遗传特征标记，法医学上可利用其遗传特征，进行亲子鉴定和个体识别。

三、白细胞分化抗原及黏附分子

免疫细胞间的相互作用包括直接接触和经细胞因子或膜表面分子帮助下接触。在成熟的不同阶段，免疫细胞表面可表达不同种类、数量及功能的膜蛋白分子，分别又称膜受体或膜抗原。它们是免疫细胞间相互识别的物质基础，也是鉴定细胞种类、分化程度和功能状态的重要标志。

（一）白细胞分化抗原

白细胞分化抗原是指血细胞在不同分化成熟阶段及活化过程中，出现或消失的表面分子。它们也表达在体内多种细胞表面，参与机体的重要生理及病理过程，如免疫细胞间的相互识别，免疫细胞的活化、成熟，免疫效应功能的发挥及免疫调节等。近年来应用单克隆技术鉴定方法，将来自不同实验室的单克隆抗体所识别的同一类分化抗原，归为一个分化群，简称（cluster of differentiation，CD）。CD后的序号代表某一类分化抗原分子，如CD4、CD8等。

现有编号的CD共200多个分化群。重要的是与T细胞、B细胞功能有关的CD分子、补体C3受体、抗体Fc受体等（表4-2）。

（二）黏附分子

黏附分子是介导细胞间或细胞与细胞外基质相互接触与结合的分子，通常以受体-配体结合形式发挥作用，是免疫细胞间发生黏附、识别、活化、免疫应答及信号转导等一系列重要生理免疫和病理免疫过程的分子基础。黏附分子与CD分子是从不同角度的命名，黏附分子是以黏附功能来定义。CD分子中也包括部分黏附分子，所以大部分黏附分子已有CD编号，部分暂无CD编号。它们参与体内免疫应答、炎症反应等生理及病理过程。

表4-2 部分重要CD分子的分布及功能

CD 分子	分布	主要功能
CD2	T、NK 细胞	绵羊红细胞受体,与 LFA-3 结合,有黏附作用
CD3	所有 T 细胞	与 TCR 结合成复合物,传递抗原信息至 T 细胞内
CD4	Th 细胞	MHC Ⅱ类抗原受体,黏附、传导信号;人类免疫缺陷病毒受体
CD8	TC、TS 细胞	MHC Ⅰ类抗原受体,黏附、传导信号
CD28	T 细胞	T 细胞协同刺激分子,传导 T 细胞活化第二信号
CD152（CTLA-4）	活化 T 细胞	CD80/CD86 配体(对 CD8$^+$CTL 细胞负调节)
CD154	T 细胞	CD40 配体,传导 B 细胞活化第二信号
CD58	抗原提呈细胞	即 LFA-3,为 CD2 配体,有黏附作用
CD19	B 细胞	参与 B 细胞活化及发育的调节
CD20	B 细胞	参与 B 细胞活化、增殖、分化
CD40	B 细胞	B 细胞协同刺激分子,传导 B 细胞活化第二信号
CD45	B 细胞	调节 B 细胞活化
CD79a	B 细胞	构成 BCR 复合体的 Igα 链
CD79β	B 细胞	构成 BCR 复合体的 Igβ 链
CD80/86	B 细胞、单核细胞	即 B7-1/B7-2,为 CD28 配体,传导 T 细胞活化第二信号
CD35	B 细胞、吞噬细胞	补体受体-1(CR1),即 C3b 受体
CD21	B 细胞、吞噬细胞	补体受体-2(CR2),即 EB 病毒(EBV)受体
CD64	抗原提呈细胞	高亲和性 IgG Fc(FcγR$_1$)受体
CD32	抗原提呈细胞	中亲和性 IgG Fc(FcγR$_2$)受体
CD16	NK 及 Mφ	低亲和性 IgG Fc(FcγR$_3$)受体
CD23	肥大细胞	参与 IgE 生成的调节;介导 Ⅰ型超敏反应

(郭积燕)

复习思考题

1. 机体免疫系统由哪几方面组成?
2. T、B 淋巴细胞表面有哪些重要标志及分类?
3. 简述抗原提呈细胞的概念和组成。
4. 比较补体三条激活途径的主要异同点? 补体系统的生物学活性有哪几方面?
5. 何谓 HLA? 在人体内有何作用及意义?

第五章 固有免疫应答

学习要点

1. 固有免疫应答的特点。
2. 参与固有免疫应答的成分。
3. 固有免疫应答的作用时相及与适应性免疫应答的关系。

免疫应答(immune response,Ir)是指机体针对抗原性异物所发生的一系列排异反应的过程。免疫应答有两种类型,即固有(非特异性)免疫应答及适应性(特异性)免疫应答。机体一旦遭受病原微生物的侵袭或抗原的刺激,首先由固有免疫应答迅速发挥防御及清除作用,通常不能完全清除病原体或抗原。之后,机体则启动适应性免疫应答,从而更有效地彻底清除病原体或抗原。

固有免疫应答是机体在长期种系发育及进化过程中逐步建立起的一系列防御功能,是由遗传而得到的生理防御功能,亦称天然免疫。其特点是:①人人生来就有,受遗传基因控制,能遗传给后代,故又称先天性免疫;②其强弱有个体差异,有种属特异性;③无特殊针对性,对大多数病原体均有不同程度的防御作用,故又称非特异性免疫;④无记忆性。固有性免疫主要在感染早期发挥重要作用,主要通过组织屏障、固有免疫细胞及固有免疫分子来实现。

第一节 参与固有免疫应答的成分

一、组织屏障

(一)皮肤黏膜屏障

人体体表被覆的皮肤及腔道表面被覆的黏膜共同构成皮肤黏膜屏障,是人体阻止外源性抗原入侵的第一道防线。其作用可通过以下方面得以实现:

1. 物理屏障 如皮肤的多层扁平细胞、黏膜的单层柱状细胞、鼻黏膜的鼻毛能阻挡微生物的入侵;肠蠕动、呼吸道黏膜细胞表面的纤毛定向摆动、某些分泌液与尿液的冲洗作用均有助于排除黏膜表面的病原体。

2. 化学屏障 皮肤汗腺与皮脂腺分泌的乳酸及脂肪酸,不同部位的黏膜腺体分泌的溶菌酶、胃酸、蛋白酶等对多种病原体均有不同程度的抑制及杀伤作用。

3. 微生物屏障 在皮肤和黏膜寄居的正常菌群,正常时非致病菌生长占优势,对致病菌有很强的制约作用。而滥用抗生素则可能抑制或杀死大部分正常菌群,破坏对致病菌的制约作用,从而引发菌群失调症。

（二）血脑屏障

指存在于血液与脑组织之间,主要由软脑膜、脉络丛的脑毛细血管内皮细胞层的致密结构及血管外神经胶质细胞构成的天然屏障。该屏障能阻挡病原体及其毒性代谢产物从血液进入脑组织或脑脊液,以保证人体中枢神经系统正常发育和功能。婴幼儿血脑屏障发育尚未完善,故易发生中枢神经系统感染。

（三）胎盘屏障

由胎儿绒毛膜与母亲子宫内膜的基蜕膜共同组成,也称血胎屏障。此屏障可阻止母体内病原体及有害物质进入胎儿体内,防止胚胎期感染。在妊娠的前 3 个月内,因胎盘屏障发育尚不完善,母体血液中的病原体(如风疹病毒、巨细胞病毒等)可经胎盘侵犯胎儿,干扰其正常发育,造成胎儿畸形甚至流产或死胎。

二、固有免疫细胞

（一）吞噬细胞

吞噬细胞主要包括中性粒细胞和单核吞噬细胞两类。

1. 中性粒细胞　中性粒细胞占血液白细胞总数的 60%～70%,具有很强趋化作用和吞噬功能,当病原体突破皮肤黏膜屏障侵入组织引发局部感染时,它们可迅速穿越血管内皮细胞进入感染部位,对入侵的病原体发挥吞噬杀伤作用。中性粒细胞表面表达有 IgG Fc 受体和补体 C3b 受体,也可通过调理作用增强中性粒细胞的吞噬、杀菌作用。

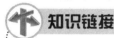 **知识链接**

完全吞噬与不完全吞噬

完全吞噬是指吞噬细胞将吞噬的病原体彻底杀死、破坏。如化脓性球菌被吞噬后,一般于 5～10 分钟死亡,30～60 分钟被破坏。不完全吞噬指病原体被吞噬细胞吞噬后,没能被杀死破坏。吞噬细胞使病原体受到保护,有的甚至能在吞噬细胞内生长繁殖,免受体液中的多种抗微生物物质及药物的破坏,有时还可导致吞噬细胞死亡;或通过游走的吞噬细胞经血液或淋巴液将病原体扩散到其他部位,引起病变播散。另外,吞噬细胞的溶酶体释放的多种酶也可造成周围正常组织损伤。

2. 单核吞噬细胞　单核吞噬细胞包括血液中的单核细胞和组织中的巨噬细胞。单核细胞约占血液中白细胞总数的 3%～8%。其体积较淋巴细胞略大,胞质中富含溶酶体。单核细胞在血液中仅停留 12～24 小时,其进入表皮棘层,可分化为朗格汉斯细胞;进入结缔组织或器官,可分化为巨噬细胞。巨噬细胞胞质内含有丰富的溶酶体及线粒体,具有强大的吞噬、杀菌、清除凋亡细胞的能力。巨噬细胞可通过氧依赖和氧非依赖杀菌途径杀伤病原体,并具有促进炎症、杀伤靶细胞、加工与提呈抗原以及免疫调节等多种生物学功能,不仅执行固有免疫的效应功能,也在适应性免疫应答的各阶段发挥作用。

（二）NK 细胞

NK 细胞具有非特异性抗肿瘤和抗病毒感染作用。

1. 细胞毒作用　NK 细胞的细胞毒作用的机制主要是 ADCC 作用和分泌穿孔素、颗粒酶等,主要杀伤感染了胞内寄生微生物(如病毒、李斯特菌等)的靶细胞,干扰素等细胞因子可促进 NK 细胞的细胞毒作用,增强其抗感染效应。

2. 产生细胞因子　活化的 NK 细胞可分泌 IFN-γ 和 TNF-α 等多种细胞因子,通过干扰

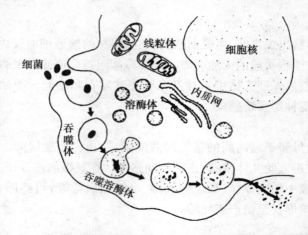

图 5-1　吞噬细胞对病原菌的吞噬和杀伤破坏过程示意图

病毒复制和进一步活化吞噬细胞,增强机体抗感染免疫能力,在机体针对病毒的抗感染免疫早期发挥重要作用。

（三）γδT 细胞

γδT 细胞是执行固有免疫功能的 T 细胞,其 TCR 由 γ 和 δ 链组成。此类 T 细胞主要分布于肠道、呼吸道及泌尿生殖道等黏膜和皮下组织中,以非 MHC 限制性方式直接识别某些完整多肽抗原,在机体抗感染免疫中,尤其是皮肤黏膜表面的免疫防御中发挥重要作用。

三、固有免疫分子

正常体液和组织液中含有多种可杀伤或抑制微生物的物质,主要有补体、细胞因子、溶菌酶、防御素等。

（一）补体

在感染早期,病原体即可通过激活旁路途径或 MBL 途径活化补体;在抗体产生之后,经典途径被激活,上述三条途径激活后均可发挥溶菌作用。补体激活后还可产生多种活性片段,发挥趋化作用、调理作用、免疫黏附作用及炎症介质作用(见第四章)。

（二）细胞因子

病原体感染机体后,可刺激免疫细胞和感染的组织细胞产生多种细胞因子,引起炎症反应,产生抗病毒、抗肿瘤和免疫调节等作用。如病毒感染后可刺激组织细胞产生 IFN,干扰病毒蛋白合成而起抗病毒作用。

（三）溶菌酶

为广泛分布于血清、唾液、泪液、尿液等多种外分泌液中的小分子多肽,主要来源于吞噬细胞。溶菌酶通过作用于革兰阳性菌的细胞壁肽聚糖,使之裂解而发挥溶菌作用;革兰阴性菌在少量肽聚糖外因有一层外膜保护,故对其不敏感。

（四）防御素

为一组耐受蛋白酶的一类富含精氨酸的小分子多肽,人体内存在两种防御素,即 α-防御素、β-防御素。α-防御素由中性粒细胞和小肠 Paneth 细胞产生,主要作用于某些细菌和有包膜病毒。β-防御素主要由上皮细胞产生,具有广谱抗细菌和抗真菌作用,并对单纯疱疹病毒、流感病毒、人类免疫缺陷病毒等病毒有明显的杀伤力。

第二节　固有免疫应答的作用时相

一、瞬时固有免疫应答阶段

通常发生于感染后的 0~4 小时之内。

1. 组织屏障作用　完整的皮肤黏膜及其分泌的抗菌物质和正常菌群构成物理、化学和微生物屏障,可阻挡外界病原体对机体的入侵,具有即刻免疫防御作用。

2. 巨噬细胞的作用　少量的病原体突破机体屏障结构进入皮肤或黏膜下组织,可及时被局部组织中的巨噬细胞吞噬清除。

3. 补体激活　某些病原体可通过直接激活补体的 MBL 途径及旁路途径而被溶解破坏。补体活化产物 C3b、C4b 与 iC3b 可介导调理作用,增强吞噬细胞的吞噬杀菌能力;C3a、C4a 与 C5a 可作用于组织中肥大细胞,使之脱颗粒释放组胺等血管活性介质,导致局部血管扩张、通透性增强,促使中性粒细胞穿过血管内皮细胞进入感染部位。

4. 中性粒细胞的作用　中性粒细胞是机体抗细菌和抗真菌感染的主要效应细胞,在感染部位组织细胞所产生的促炎细胞因子(IL-8、IL-1 和 TNF-α 等)和其他炎性介质作用下,局部血管内中性粒细胞被活化,并迅速穿过血管内皮细胞进入感染部位,发挥强大的吞噬杀菌效应,绝大多数病原体感染终止于此时相。

二、早期固有免疫应答阶段

发生于感染后的 4~96 小时之内。

1. 巨噬细胞　在某些细菌成分如脂多糖(LPS)和感染部位组织细胞产生的趋化因子、促炎性细胞因子作用下,巨噬细胞被募集至炎症反应部位并被活化,以增强局部抗感染应答。活化的巨噬细胞可产生大量促炎细胞因子和其他炎性介质,进一步增强、扩大机体固有免疫应答和炎症反应。

2. B1 细胞　受某些细菌多糖抗原(如脂多糖、荚膜多糖等)刺激,B1 细胞在 48 小时内产生以 IgM 为主的抗菌抗体,此类抗体在补体的协同作用下对病原菌产生杀伤作用。

3. NK 细胞　NK 细胞、γδT 细胞和 NK T 细胞可对某些病毒感染和胞内寄生菌感染的细胞产生杀伤作用,在早期抗感染免疫中发挥效应。

三、适应性免疫应答诱导阶段

发生于感染 96 小时之后。活化的 APC(如巨噬细胞和树突状细胞)将病原体加工、处理为多肽,以抗原肽-MHC 分子复合物的形式表达于细胞表面,同时 APC 表面共刺激分子(如 B7 和 ICAM 等)表达上调,为启动适应性免疫应答创造条件。

第三节　固有免疫应答与适应性免疫应答的关系

一、启动适应性免疫应答

树突状细胞能启动初始 T 细胞活化,是机体特异性免疫应答的始动者。巨噬细胞在吞噬、杀伤病原微生物的同时,也具有抗原加工和提呈功能。上述两类固有免疫细胞直接参与适应性免疫应答的启动。

二、影响适应性免疫应答的类型

固有免疫细胞识别不同种类病原体后,能产生不同类型细胞因子,从而决定适应性免疫细胞分化及适应性免疫应答的类型。如:巨噬细胞接受某些病原体或抗原刺激后,可产生以 IL-12 为主的细胞因子,从而诱导 Th0 细胞分化为 Th1 细胞,介导细胞免疫应答;肥大细胞、NK、T 细胞受胞外病原体或某些寄生虫刺激,可产生以 IL-4 为主的细胞因子,从而诱导 Th0 细胞分化为 Th2 细胞,介导体液免疫应答。

三、协助适应性免疫应答产物发挥免疫效应

1. 协助体液免疫应答 抗原刺激 B 细胞增殖分化为浆细胞后,通过分泌抗体而发挥免疫效应。而抗体本身不具备直接杀菌和清除病原体的作用,在吞噬细胞、NK 细胞和补体参与下,通过调理吞噬、ADCC 和补体介导的溶菌效应等机制,才能有效杀伤、清除病原体。

2. 协助细胞免疫应答 $CD4^+Th1$ 细胞产生 IL-2、IFN-γ、TNF-β 等细胞因子后可通过活化吞噬细胞和 NK 细胞等,促进其吞噬、杀伤功能,有效发挥免疫效应。

(唐翔宇)

❓复习思考题

1. 简述固有免疫应答的组织屏障及其作用。
2. 简述固有免疫应答的作用时相及其主要作用。
3. 简述固有免疫应答和适应性免疫应答的主要特点和相互关系。

第六章 适应性免疫应答

第一节 概　　述

一、概念

适应性免疫应答是指 T、B 淋巴细胞对抗原识别、自身活化、增殖、分化，进而表现出一系列生物学效应的全过程；即抗原进入机体，通过 APC 摄取、加工、处理，再提呈给 T、B 细胞，并使之活化，产生免疫效应物质，导致的一系列排异效应。

二、适应性免疫应答类型

抗原通过局部组织、黏膜及血液等途径进入机体后，根据抗原入侵的途径不同，适应性免疫应答在淋巴结、脾或黏膜相关淋巴组织等不同的外周免疫器官中发生。适应性免疫应答可根据机体对抗原刺激的反应状态，分为正免疫应答和负免疫应答。正常时，机体对非己抗原产生排异效应，表现为正免疫应答，如抗感染免疫和抗肿瘤免疫；对自身组织产生免疫耐受，表现为负免疫应答（特异性无应答），均为生理性免疫应答。在某些异常情况下，可引起自身耐受消失而出现自身免疫病；或某些原因造成免疫功能缺陷，使机体抗感染、抗肿瘤能力降低，导致感染或肿瘤。根据参与适应性免疫应答的细胞类型和效应机制的差异，分为 B 细胞介导的体液免疫应答和 T 细胞介导的细胞免疫应答。

三、适应性免疫应答基本过程

适应性免疫应答是由多种免疫细胞和细胞因子相互作用，共同完成的复杂生理过程，为便于理解，人为将其分为三个阶段：

（一）抗原提呈与识别阶段

即 APC 吞噬、加工、处理、提呈抗原和 T、B 淋巴细胞识别抗原阶段。B 细胞经 BCR（mIg）识别、吞噬抗原，其他 APC 可通过吞噬（吞饮）或其他方式摄取抗原，APC 对不同来源抗原加工处理及提呈方式如下：

1. 对内源性抗原的加工、处理和提呈 凡能表达 MHC Ⅰ 类分子的体细胞均可参与对内源性抗原的提呈,为广义的 APC,也是最后被杀伤的靶细胞。内源性抗原一般是指由机体细胞合成的肿瘤抗原或病毒蛋白。在这些机体细胞胞浆内受聚合蛋白酶体(LMP)的作用,降解为抗原肽片段(8～10 个氨基酸残基),再由转运体(TAP)转运至内质网,与 MHC Ⅰ 类分子结合,形成抗原肽-MHC Ⅰ 类分子复合物,运送至 APC 细胞膜表面,提呈给 CD8$^+$T 细胞识别(图 6-1)。

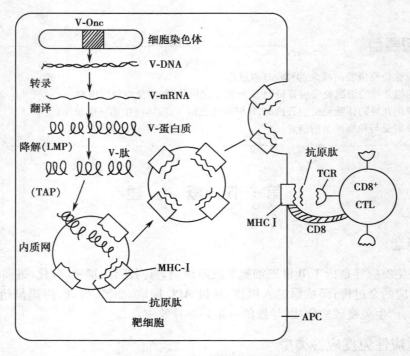

图 6-1 内源性抗原处理与提呈示意图

2. 对外源性抗原的加工、处理和提呈 外源性抗原是指入侵的微生物或其他蛋白质抗原。它们被 APC 通过吞噬(吞饮)摄入形成吞噬小体并与溶酶体融合形成吞噬溶酶体,在酸性环境中,被降解为抗原肽片段(12～20 个氨基酸残基)。在吞噬溶酶体中,抗原肽与新合成的 MHC Ⅱ 类分子结合,形成抗原肽-MHC Ⅱ 类分子复合物,表达于 APC 细胞膜表面,提呈给 CD4$^+$T 细胞识别(图 6-2)。

3. B 细胞摄取抗原的方式 B 细胞与其他 APC 不同,它通过 BCR 与抗原结合,以内吞作用将抗原摄入胞内,经降解后的抗原肽与胞内的 MHC Ⅱ 类分子结合形成复合物,表达于 B 细胞膜表面,供 CD4$^+$T 细胞识别。

(二)活化、增殖、分化阶段

是 T、B 淋巴细胞特异性识别抗原后,自身活化、增殖、分化的阶段。在多种细胞间黏附分子及细胞因子作用下,B 细胞分化为浆细胞,并合成分泌抗体;T 细胞分化为致敏(效应)淋巴细胞,并分泌免疫效应物质;部分淋巴细胞分化成为记忆细胞(Tm、Bm)。

(三)效应阶段

免疫效应细胞和效应分子共同作用,发挥体液免疫效应和细胞免疫效应的阶段。其结果是清除非己抗原物质或诱导产生免疫耐受,以维持机体正常生理功能平衡与稳定;在异常

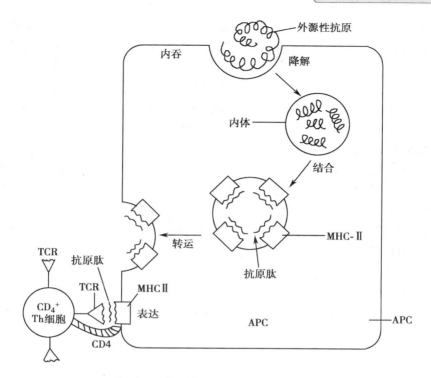

图 6-2 外源性抗原处理与提呈示意图

情况下,也可能引发自身免疫性疾病。

第二节 T 细胞介导的细胞免疫应答

　　细胞免疫应答(cellular immune response)是指在抗原刺激下,T 细胞转化成为效应 T 细胞(效应 Th1 细胞和效应 CTL 细胞)发挥适应性免疫效应的过程。通常由 TD 抗原诱发,在多种免疫细胞的协调作用下完成。参与细胞免疫的细胞主要包括:①抗原提呈细胞;②CD4$^+$Th0 细胞;③效应 T 细胞(CD4$^+$Th1 细胞及 CD8$^+$CTL 细胞)。

一、抗原提呈与识别阶段

　　指抗原被 APC 加工、处理与提呈以及 CD4$^+$T 细胞和 CD8$^+$T 细胞对抗原识别阶段。外源性抗原经 APC 加工处理后形成抗原肽-MHC Ⅱ 类分子复合物表达于 APC 细胞膜表面,供CD4$^+$T 细胞识别;内源性抗原在靶细胞内形成抗原肽-MHC Ⅰ 类分子复合物表达至细胞膜表面,提呈给 CD8$^+$T 细胞识别。T 细胞通过 TCR 与 APC 表面的抗原肽-MHC 分子复合物特异性结合的过程称为抗原识别,TCR 在特异性识别 APC 所提呈的抗原肽的同时,还须识别与抗原肽形成复合物的 MHC 分子,即为 MHC 限制性。MHC 限制性决定了任何 T 细胞仅识别由同一个体 APC 表面的 MHC 分子提呈的抗原肽。

二、活化、增殖、分化阶段

(一) T 细胞活化信号

1. T 细胞活化第一信号　静止的 T 细胞通过 TCR-CD3 复合体特异性识别 APC 表面的

抗原肽-MHC 分子复合物,此外,CD4$^+$T 细胞表面的 CD4 分子识别 APC 表面 MHC II 类分子或 CD8$^+$T 细胞表面的 CD8 分子识别靶细胞表面 MHC I 类分子,产生 T 细胞活化的第一信号。

2. T 细胞活化第二信号 在第一信号的基础上,CD28 与 B7(CD80/86)、ICAM-1 与 LFA-1、LFA-3(CD58)与 LFA-2(CD2)等结合均可产生 T 细胞活化第二信号,其中最重要的是 T 细胞表面 CD28 与 APC 表面相应配体 B7(CD80/86)的结合。

(二) 细胞因子促进 T 细胞活化

在双信号刺激下,T 细胞开始活化,表达多种细胞因子受体,并分泌多种细胞因子与之结合。如活化的 CD4$^+$Th 细胞在以 IL-4 为主的细胞因子的作用下进行增殖,分化为 Th2 细胞,并分泌更多的细胞因子,如 IL-2、IL-4、IL-5、IL-6、TNF、IFN 等,为 B 细胞的增殖分化做好物质准备;活化的 CD4$^+$Th 细胞在以 IL-12 为主的细胞因子作用下,可增殖分化为 CD4$^+$Th1 炎性细胞;活化的 CD8$^+$T 细胞在以 IL-12 为主的细胞因子作用下,可增殖分化为 CD8$^+$CTL 细胞。在此过程中,部分 T 细胞停止分化成为记忆 T 细胞(Tm),当再次接触相同抗原时,Tm 可直接活化,产生免疫效应。如果只有第一信号,Th 细胞虽然也能表达 IL-2 受体,但不能进行增殖,也不合成细胞因子,而进入特异性无应答状态(图 6-3)。

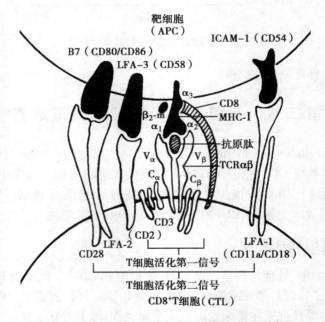

图 6-3 CD8$^+$CTL 细胞与靶细胞相互作用示意图

三、效应阶段

(一) CD4$^+$Th1 细胞介导的炎症反应

CD4$^+$Th1 细胞若再次接受相同特异性抗原刺激后,可释放 IL-2、IFN-γ、TNF-β 等多种细胞因子,使局部组织产生以淋巴细胞和单核吞噬细胞浸润为主的慢性炎症反应或迟发型超敏反应。CD4$^+$Th1 细胞释放的主要细胞因子及其作用见表 6-1。

表6-1 主要细胞因子及其作用

细胞因子	主要作用
IL-2	①刺激 CD8$^+$CTL 细胞增殖分化为效应 CTL;②刺激 CD4$^+$Th0 细胞增殖分化并分泌 IL-2、TNF-β 和 IFN-γ;③增强 NK 细胞、Mφ 细胞杀伤活性;④诱导 LAK 细胞的抗瘤活性
IFN-γ	①活化并增强 Mφ 吞噬杀伤功能;②活化 NK 细胞,增强杀瘤和抗病毒作用;③增强 MHC Ⅱ/Ⅰ类分子表达,提高提呈抗原的能力
TNF-β	①产生炎症作用和杀伤靶细胞;②抗病毒作用;③激活中性粒细胞、Mφ 细胞释放 IL-1、IL-6、IL-8 等

在免疫应答过程中,由抗原诱导的 CD4$^+$Th0 细胞活化、增殖与分化及细胞因子的产生为特异性反应,细胞因子发挥作用则为非特异性效应。

(二) CD8$^+$CTL 细胞介导的细胞毒作用

效应 CTL 细胞对靶细胞(肿瘤细胞或病毒感染的宿主细胞)的杀伤作用具有抗原特异性,并受 MHC Ⅰ类分子限制,其过程如下:

1. 特异性识别及结合靶细胞 效应 CTL 细胞膜上的 TCR-CD3 及 CD8 分子分别特异性识别 APC(靶细胞)表面抗原肽及 MHC Ⅰ类分子,并通过 CTL 细胞膜上的黏附分子与靶细胞表面相应配体互相识别,使效应 CTL 与靶细胞紧密结合。

2. 致死性作用 当效应 CTL 与靶细胞通过 TCR 及黏附分子相互识别、紧密结合后,可激发效应 CTL 细胞脱颗粒,释放穿孔素及颗粒酶两种重要细胞毒素。在钙离子存在的情况下,穿孔素迅速嵌入靶细胞膜,多个单体聚合形成跨膜孔道;颗粒酶是储存在效应 CTL 颗粒内的胰蛋白酶或糜蛋白酶,随穿孔素一起释出,它不能单独杀伤靶细胞,但可经穿孔素形成的孔道进入靶细胞,激活内切酶系统而导致靶细胞溶解或凋亡,出现不可逆损伤。

此外,效应 CTL 表面可高效价表达 FasL(Fas 配体),它与靶细胞表面跨膜受体分子 Fas(CD95)结合,通过激活胞内胱天蛋白酶参与的信号转导途径,诱导靶细胞凋亡。

3. 靶细胞裂解 经致死性攻击后的靶细胞膜上形成很多跨膜孔道,Ca^{2+}、Na$^+$ 及水分子迅速大量进入胞内,而 K$^+$ 和大分子物质从胞内逸出,导致靶细胞崩解。加之颗粒酶进入胞内,活化 DNA 内切酶,使 DNA 断裂,导致靶细胞凋亡。效应 CTL 可连续杀伤靶细胞,故其杀伤效率高。

四、细胞免疫应答的生物学效应

1. 细胞内抗感染作用 效应 CTL 的作用主要针对胞内感染的病原体,如结核分枝杆菌、麻风分枝杆菌、伤寒沙门菌、病毒、真菌及某些寄生虫等。

2. 抗肿瘤作用 效应 CTL 可特异性杀伤带有相应抗原的肿瘤细胞。多种细胞因子,如 TNF、IFN、IL-2 等既是效应分子,又可活化、增强 Mφ 细胞、NK 细胞、LAK 细胞的抗肿瘤作用。

3. 免疫损伤作用 效应 T 细胞可参与Ⅳ型超敏反应、移植排斥及某些自身免疫病的发生和发展过程,造成免疫损伤。

第三节 B细胞介导的体液免疫应答

体液免疫应答(humoral immunity)是 B 细胞接受抗原刺激后转化为浆细胞,分泌抗体而发挥适应性免疫效应的过程。TD 抗原和 TI 抗原均可诱发体液免疫应答,B 细胞对它们的免疫应答方式各不相同。TD 抗原引起的体液免疫应答必须有 APC 和 Th 细胞参与,而 TI 抗原可直接刺激 B 细胞诱发体液免疫应答。

一、B细胞对TD抗原的应答

(一)抗原提呈与识别阶段

指 TD 抗原被 APC 吞噬、加工处理并提呈给 CD4[+]T 细胞和 B 细胞对抗原识别阶段。通常,TD 抗原进入机体诱发初次免疫应答时,对抗原提呈多由 Mφ 细胞完成,再次免疫应答时,则主要由已扩增的 B 细胞克隆承担。经 APC 加工处理的 TD 抗原以抗原肽-MHCⅡ类分子复合物的形式表达于 APC 细胞膜表面,供 CD4[+]T 细胞识别。

(二)活化、增殖、分化阶段

1. Th 细胞活化、增殖与分化　原始 Th 细胞激活后,释放多种细胞因子,才能辅助 B 细胞活化,产生抗体。在双信号刺激下,Th 细胞开始活化,表达 IL-2、IL-4、IL-12 等多种细胞因子受体,并分泌多种细胞因子与之结合。活化的 Th 细胞在以 IL-4 为主的细胞因子的作用下进行增殖,分化为 Th2 细胞,并分泌更多的细胞因子,如 IL-2、IL-4、IL-5、IL-6、TNF、IFN 等,为 B 细胞的增殖分化做好物质准备。

2. B 细胞的活化、增殖与分化　B 细胞既是体液免疫应答的效应细胞,又是抗原提呈细胞。B 细胞的活化、增殖也需要双信号刺激(图 6-4)。

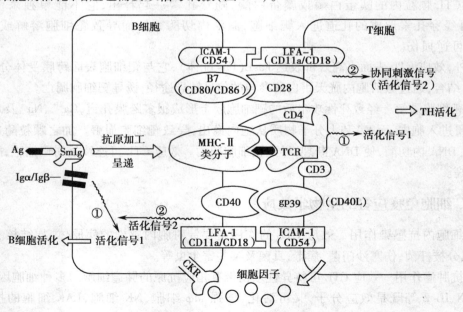

图6-4　B细胞与Th细胞间相互作用示意图

(1)B 细胞活化的第一信号:B 细胞通过 BCR 识别抗原肽后,由相邻的穿膜蛋白

CD79α/β 传递第一活化信号,从而激活蛋白酪氨酸激酶(PTK)。B 细胞表面的 CD19 与 CD21、CD81 以非共价键形式组成 B 细胞活化共受体复合物,加强膜信号的转导。

(2)B 细胞活化的第二信号:B 细胞在体液免疫应答中不仅作为效应细胞,同时可作为 APC 将加工处理的 TD 抗原以抗原肽-MHC Ⅱ类分子复合物形式提呈给 Th 细胞,与 Th 细胞相互作用,使 Th 细胞活化、增殖。B 细胞表面表达的 CD40 和 ICAM-1 等协调刺激分子与活化的 Th 细胞表面表达的 CD40L 和 LFA-1 等分子结合,产生 B 细胞活化的第二信号。

3. 细胞因子在体液免疫应答中的作用　在双信号刺激下,B 细胞活化。活化的 B 细胞可表达多种细胞因子受体,以接受相应细胞因子的作用。同时在 Th 细胞释放的 IL-2、IL-4、IL-5、IL-6 等细胞因子作用下,B 细胞增殖、分化为浆细胞。浆细胞产生的 Ig 类别与 B 细胞分化过程中受不同细胞因子的影响有关(图 6-5)。IL-2、IL-4、IL-5 可促进 IgM 抗体合成;IL-2、IL-4、IL-6 和 IFN-γ 可促进 IgG 抗体合成;IL-5 和 TGF-β 可诱导 IgA 合成;IL-4 与 IgE 抗体合成有关。部分 B 细胞停止分化,成为记忆细胞(Bm)。再次接触相同抗原时,Bm 迅速增殖分化为浆细胞,合成分泌更多抗体,扩大免疫效应。

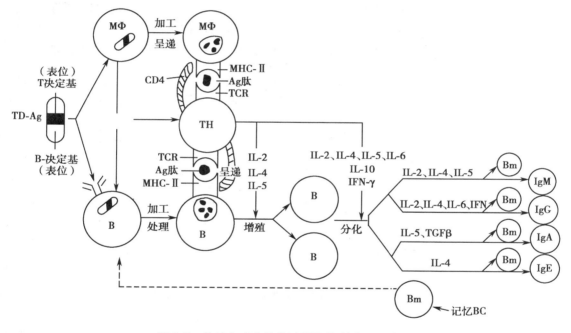

图 6-5　体液免疫应答的过程及 IL 的作用示意图

(三)效应阶段

为浆细胞分泌抗体并发挥免疫效应的阶段。

二、B 细胞对 TI 抗原的应答

TI 抗原刺激 B 细胞产生抗体,无需 Th 细胞辅助,但必须有双信号刺激。TI 抗原分为:①TI-1 抗原:如细菌脂多糖、聚合鞭毛素等。在激活 B 细胞过程中先由抗原决定基与 BCR 交联结合,产生活化的第一信号,再由有丝分裂原与相应受体结合产生活化的第二信号;②TI-2抗原:如细菌荚膜多糖等。TI-2 具有高密度重复性抗原表位,可与特异性成熟 B 细胞的 BCR 广泛交联结合,产生活化第一信号,再由有丝分裂原与相应受体结合产生活化的第二信号,诱导 B 细胞活化、增殖、分化为浆细胞,并产生低亲和力 IgM 类抗体。B 细胞对 TI 抗原的应答过程中无记忆细胞形成,无再次应答反应发生。

三、抗体产生的一般规律

TD 抗原初次刺激 B 细胞需经历识别抗原、自身活化等阶段,因此在血液中出现特异性抗体需要一定时间;而 TD 抗原再次进入机体,则直接刺激 Bm 细胞,不需要经历 B 细胞识别、活化等过程,故反应迅速。

(一) 初次应答的特点

初次应答是抗原物质第一次刺激机体引起的免疫应答。其特点有:①潜伏期长,通常需要经过一定的潜伏期(1~2 周)血清中才出现特异性抗体;②抗体效价低;③抗体在体内维持时间较短;④先产生 IgM,随后产生 IgG,主要为低亲和力的 IgM 类抗体。初次应答的免疫效果差。

(二) 再次应答的特点

再次应答或称回忆应答,是机体再次接触相同抗原时所发生的免疫应答。其特点有:①潜伏期短,机体受到相同抗原的再次刺激后 1~2 天血清中即可出现抗体;②抗体效价迅速提高;③抗体在体内维持时间较长,可维持数年;④抗体类型主要为 IgG 类高亲和力抗体。再次应答的免疫效果增强(图 6-6)。

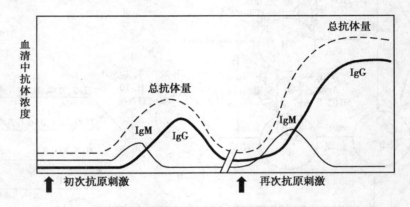

图 6-6 抗体产生的初次应答和再次应答规律示意图

(三) 抗体产生规律的临床意义

掌握抗体产生的规律在医学实践中具有重要的意义。如在疫苗接种或制备免疫血清时,可利用这一规律指导制订最佳预防接种方案,使被免疫机体产生高效价、高亲和力抗体,以获得较强的免疫力;运用 IgM 在免疫应答中出现早且消失快这一现象,将检测特异性 IgM 抗体作为传染病早期诊断或胎儿宫内感染的诊断指标之一;也可根据抗体含量变化掌握患者病程及评估疾病转归,如临床上常以恢复期血清抗体效价明显高于发病初期(增高 4 倍以上)作为诊断疾病的一项指标。

四、体液免疫应答的生物学作用

1. 细胞外抗感染作用 对细胞外寄生的各种病原体可通过激活补体发挥溶细胞作用,也可经 IgG 和补体 C3b 调理吞噬作用促进吞噬细胞的吞噬功能。

2. 中和作用 抗毒素可作为中和抗体与病毒或外毒素结合以阻断病毒侵入易感细胞和中和外毒素的毒性作用。

3. 免疫病理损伤 在某些情况下,抗体还参与免疫病理损伤,如参与Ⅰ、Ⅱ、Ⅲ型超敏反应及某些自身免疫性疾病的发生。

第四节 免疫耐受与免疫调节

一、免疫耐受

(一)免疫耐受的概念

免疫耐受是机体免疫系统在某些抗原刺激后产生的免疫不应答现象,即特异性免疫无应答。免疫无应答分为非特异性无应答和特异性无应答两大类。非特异性无应答是指机体对任何抗原刺激均不产生免疫应答的状态,多为病理性;主要因先天或后天性免疫系统缺陷或免疫功能障碍所致。特异性无应答是机体仅对特定抗原不产生免疫应答(形成免疫耐受),但对其他抗原刺激仍具有正常应答能力。对某种抗原已建立免疫耐受的个体,再次接受相同抗原刺激后仍不能产生体液或细胞免疫应答。机体对由自身正常组织诱导产生的免疫耐受称为自身耐受或天然耐受。应该明确,自身免疫耐受是一种特殊形式的免疫应答,它与免疫缺陷、免疫抑制有着本质的区别。自身免疫耐受的建立对维持机体自身稳定和进行免疫调节具有重要作用。一旦这种机制失调,必会产生对机体不利的后果,引起自身免疫性疾病发生。

 知识链接

免疫耐受现象

1945年Owen观察到异卵双生小牛胎盘血管融合,血液交流而呈自然的联体共生,可在一头小牛的血液中同时存在两种不同血型抗原的红细胞,成为血型镶嵌体。这种小牛不但允许抗原不同的血细胞在体内长期存在,不产生相应抗体,而且还能接受双胞胎另一小牛的皮肤移植而不产生排斥反应。但是不能接受其他无关个体的皮肤移植。Owen称这一现象为天然耐受。Burnet等人认为异卵双生牛体内,对异型血细胞的耐受现象的产生是由于胚胎期免疫功能尚未成熟,异型血细胞进入胚胎牛体内,能引起对异型细胞产生抗体的免疫细胞克隆受抑制或被消灭,故此小牛出生后对胚胎期接触过的异型红细胞抗原不会发生免疫应答。根据这个理论,不少人进行了诱导实验性耐受工作。

1953年,Medawar等将CBA系黑鼠的淋巴细胞接种入A系白鼠的胚胎内,待A系白鼠出生8周后,将CBA黑鼠的皮肤植至该A系白鼠体上,可存活不被排斥。这一实验证实了胚胎期接触抗原物质,出生后对该抗原就有特异的免疫耐受现象。

(二)诱导产生免疫耐受的条件

诱导免疫耐受能否成功,主要取决于抗原和机体两方面的因素。

1. 抗原方面 ①抗原的种类和理化性质:分子量小且结构简单的抗原易诱导产生免疫耐受。可溶性小分子抗原易诱导机体建立免疫耐受。非聚合体是较好的耐受原,易诱导机体形成免疫耐受。②抗原剂量:小剂量抗原和大剂量抗原均易诱导免疫耐受,抗原浓度过低可导致T细胞介导的免疫耐受,也称低带耐受;抗原浓度过高,则T、B细胞共同介导免疫耐受,也称高带耐受。③抗原注入机体的途径:静脉注射、口服和腹腔注射容易导致免疫耐受,而皮内、皮下和肌内注射最不容易引起免疫耐受。

2. 机体方面 ①机体的免疫状态:在动物胚胎期或新生期机体免疫系统发育不成熟,易诱导建立免疫耐受;成年后如果机体长期患消耗性疾病(肿瘤、结核病等)或使用免疫抑制剂造成机体免疫力低下时,则较易诱导形成免疫耐受;②动物种属和品系:研究表明,不同动物建立免疫耐受的难易程度有所差异,如家兔、有蹄类和灵长类则通常在胚胎期才能诱导建立免疫耐受。

(三) 免疫耐受的意义

免疫学理论探讨的核心问题是免疫系统如何有效识别"自己"和"非己",从而建立对"自己"的免疫耐受,对非己抗原的特异性免疫应答。免疫耐受的意义有:①生理性免疫耐受:指免疫系统对自身组织不应答,可避免发生自身免疫性疾病,对机体有利;②病理性免疫耐受:是对感染的病原体或肿瘤细胞无应答,可导致持续性感染或肿瘤发生,对机体有害;③维持免疫系统对自身组织器官的免疫耐受,可防治自身免疫性疾病;④人为诱导建立对过敏原或移植物的免疫耐受,可用于防治超敏反应和器官移植排斥反应;⑤通过终止免疫耐受,可激发免疫应答以清除病原体或肿瘤细胞。目前人为干预而建立或终止免疫耐受已受到广泛关注,将成为多种疾病治疗的新策略。

二、免疫调节

免疫调节是指在免疫应答过程中,免疫系统内部各免疫细胞之间、免疫细胞与免疫分子之间及神经、内分泌系统之间存在着增强或抑制的相互作用,共同控制免疫应答全过程的质和量。免疫调节是维持机体内环境稳定的关键因素,若免疫调节机制失常,将会导致免疫病理性疾病或肿瘤的发生。

(一) 免疫应答的遗传控制

人们早就注意到,不同种属或不同品系的动物对特定抗原的免疫应答强度各异,说明机体对不同抗原的免疫应答强弱与遗传相关。参与免疫活动的基因包括 MHC、TCR、BCR、细胞因子、黏附分子及其配体基因等;其中尤为重要的是 MHC,因为控制机体免疫应答的基因(Ir 基因)也主要存在于 MHC Ⅱ 类基因区中,由它调控 Th 细胞与抗原肽的结合能力及活化程度。

(二) 分子水平的免疫调节

1. 抗原的免疫调节 抗原刺激是产生特异性免疫应答的前提,故抗原的质和量可直接影响免疫应答的发生、发展及强度。

2. 抗体的免疫调节 高浓度抗体易封闭抗原表位,抑制 B 细胞应答;抗体与 B 细胞表面 Fc 受体结合,抑制抗原决定基与 BCR 结合。此种受体交联作用可启动抑制信号,造成 B 细胞活化、增殖受阻。

3. 细胞因子的免疫调节 细胞因子作为免疫细胞间联系的信使,是体内十分重要的免疫调节分子,在既相互协同又相互抑制过程中形成极其复杂的正负调节网络。

(三) 免疫细胞的调节

1. T 细胞的免疫调节 CD4$^+$Th 细胞可由 Th0 分化为 Th1 和 Th2 细胞。在 IL-12 作用下分化为 Th1 细胞;在 IL-4 作用下分化为 Th2 细胞。Th1 细胞分泌 IL-2、IFN-γ、TNF-β,主要参与细胞免疫;Th2 细胞可分泌 IL-2、IL-5、IL-10、IL-13,主要参与体液免疫。两者各自分泌的细胞因子可相互增强或拮抗,维持正常的生物学功能。

2. Mφ 细胞的免疫调节　Mφ 细胞既可浓集抗原而激发免疫应答,亦可将抗原降解以消除或减弱抗原的免疫原性或分泌多种细胞因子参与免疫应答的正负调节。

3. 独特型网络的免疫调节作用　免疫系统的各细胞克隆通过自我识别,相互刺激或相互制约,构成了动态平衡的网络结构,对免疫应答进行自我调节。构成网络结构的物质基础是淋巴细胞表面抗原受体(TCR、BCR)的独特型决定基和抗独特型抗体。抗体分子或淋巴细胞的抗原受体 V 区存在的独特型决定基,又能被体内另一些淋巴细胞克隆识别并产生抗独特型抗体,联结成相互制约的免疫网络的整体应答。

(四) 神经 – 内分泌系统与免疫系统间的调节

现已证实,胸腺、骨髓、脾脏、淋巴结等免疫器官有交感神经、副交感神经和肽能神经纤维的分布并受其支配。神经-内分泌系统主要通过神经纤维、神经递质和激素来调节免疫系统的功能。机体免疫系统受抗原刺激产生免疫应答的同时,产生多种细胞因子作用于神经-内分泌系统,传递相关信息,影响和调节神经-内分泌系统功能。

(唐翔宇)

？复习思考题

1. 适应性免疫应答的基本过程可分哪几个环节?
2. 列出 T 细胞活化的双信号及双识别。
3. 列表比较抗体产生的一般规律并简述其临床意义。
4. 简述效应 T 细胞的种类及主要作用。
5. 什么是免疫耐受? 诱导产生免疫耐受的条件有哪些?

第七章 病理性免疫应答

 学习要点

1. Ⅰ型超敏反应发生机制、变应原种类及防治原则。
2. Ⅱ、Ⅲ、Ⅳ型超敏反应发生机制及临床特点。
3. 自身免疫性疾病、免疫缺陷病、肿瘤免疫、移植免疫的概念、临床特点及常见种类。

第一节 超 敏 反 应

超敏反应是指已致敏机体再次接触相同变应原发生的伴有组织损伤或生理功能紊乱的适应性免疫应答,过去称变态反应,属于异常或病理性免疫应答。

超敏反应能否发生与两方面因素有关:①变应原:引起超敏反应的抗原物质称为变应原或过敏原,可以是完全抗原(如病原微生物、寄生虫、异种动物蛋白和花粉等),也可以是半抗原(如药物等);②机体的免疫状态:接触变应原的人群中仅有少数人发生超敏反应,这部分人属于过敏体质,有遗传倾向。临床将接受某些抗原刺激后,易产生特异性IgE抗体引发过敏反应的患者,称为特应性素质个体。

根据发生机制及临床特点,超敏反应可分为4型,即Ⅰ、Ⅱ、Ⅲ、Ⅳ型。Ⅰ~Ⅲ型为抗体参与的体液免疫反应,可经血清被动转移;Ⅳ型由T细胞介导,为细胞免疫反应,可经效应T细胞被动转移。

一、Ⅰ型超敏反应

Ⅰ型超敏反应又称过敏反应,主要由IgE抗体介导,在超敏反应中最为常见。其特点是:①可逆性强,发作快,消退也快,故又称速发型超敏反应;②主要为生理功能紊乱,无明显组织细胞损伤;③有明显个体差异和遗传倾向。

(一)发生机制

1. **参与反应的成分**

(1)变应原:①吸入性变应原:如植物花粉、真菌孢子、螨、动物皮屑及纤维织物等;②食物性变应原:如牛奶、鸡蛋、鱼、虾、蟹和食物添加剂等;③药物:如青霉素、磺胺、普鲁卡因等;④异种动物血清:如人工制备抗毒素等。

(2)抗体:引起Ⅰ型超敏反应的特异性IgE类抗体称为变应素。正常人血清中IgE含量很低,而在过敏患者体内,特异性IgE含量异常增高。IgE主要由鼻咽、扁桃体、气管和胃肠道黏膜下固有层淋巴组织中的B细胞产生,这些部位也是变应原易于侵入引发过敏反应的部位。IgE为亲细胞抗体,可通过其Fc段与肥大细胞和嗜碱性粒细胞表面IgE Fc受体

46

（FcεR I）结合,而使机体处于致敏状态。

（3）参与细胞及其作用:主要是肥大细胞、嗜碱性粒细胞及嗜酸性粒细胞。肥大细胞和嗜碱性粒细胞是参与Ⅰ型超敏反应的主要效应细胞。肥大细胞广泛分布于呼吸道、胃肠道、泌尿生殖道黏膜下层和皮肤血管周围的结缔组织中;嗜碱性粒细胞数量较少,主要分布于外周血中。它们也可被招募到超敏反应部位发挥作用。肥大细胞和嗜碱性粒细胞表面具有高亲和性IgE Fc受体(FcεR I),当与特异性IgE抗体结合后,可使之处于致敏状态。致敏肥大细胞/嗜碱性粒细胞被相应变应原激活后,可释放一系列生物活性介质引起超敏反应。

嗜酸性粒细胞主要分布于呼吸道、消化道和泌尿生殖道黏膜组织中,血循环中仅有少量存在。在趋化因子和炎性介质作用下,嗜酸性粒细胞可被募集到炎症部位,通过释放一系列具有细胞毒性作用的蛋白和酶类物质,如嗜酸性粒细胞阳离子蛋白、主要碱性蛋白、嗜酸性粒细胞衍生的神经毒素和嗜酸性粒细胞过氧化物酶、嗜酸性粒细胞胶原酶等,对寄生虫和病原微生物产生毒杀作用;还可通过释放组胺酶和芳基硫酸脂酶等酶类物质,灭活致敏肥大细胞/嗜碱性粒细胞脱颗粒释放的组胺和白三烯等炎性介质,阻抑炎症反应的发生。

（4）生物活性介质:主要有以下几类:①组胺:是小分子胺类,具有多种生物学活性,可使小血管和毛细血管扩张,通透性增强,平滑肌收缩等,是唯一引起痒感的介质;②激肽原酶:可促使血浆中激肽原转变为缓激肽,使平滑肌收缩,增加毛细血管通透性,引起疼痛;③白三烯:由花生四烯酸衍生而来,缓慢发挥对支气管平滑肌持久而强烈的收缩作用,效力比组胺大100~1000倍,是迟发相反应时支气管持续痉挛的主要介质,同时还能促进腺体分泌增加,毛细血管扩张和通透性增强;④前列腺素 D_2:由花生四烯酸衍生而来,可使血管扩张,支气管平滑肌收缩等;⑤血小板激活因子:为血管活性胺类物质,参与迟发相反应,可聚集和活化血小板,增强和扩大Ⅰ型超敏反应。

2. 发生过程　Ⅰ型超敏反应的发生机制可分为三个阶段(图7-1)。

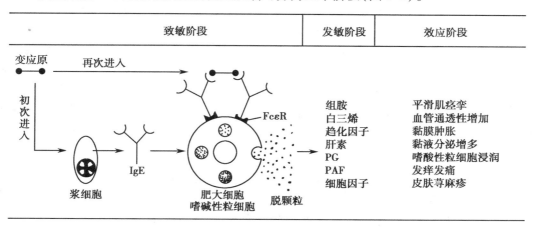

图7-1　Ⅰ型超敏反应发生机制

（1）致敏阶段:变应原进入体内或半抗原与机体蛋白质结合后,刺激机体产生IgE类抗体。IgE通过Fc段与肥大细胞和嗜碱性粒细胞膜上FcεR结合,使机体处于致敏状态,此状态可持续半年以上。

（2）发敏阶段:相同变应原再次进入机体,与肥大细胞等致敏靶细胞上的IgE特异性"桥联"结合,导致肥大细胞等被激活,出现"脱颗粒"。数分钟内组胺等储备的介质释放即达高峰,同时新合成的介质被迅速释放至细胞外。

（3）效应阶段：上述生物活性介质,作用于靶器官与组织,可引起：①毛细血管扩张、通透性增加、血压下降,局部水肿及以嗜酸性粒细胞为主的炎性细胞浸润；②平滑肌收缩；③黏膜腺体分泌增加；④发病部位出现痒痛症状。

Ⅰ型超敏反应依效应发生的快慢和持续时间可分为：①速发相反应：通常在接触变应原后数秒钟内发生,可持续30～60分钟；②迟发相反应：多在接触变应原后4～8小时内发生,可持续1～2天或更久。一般认为,白三烯、血小板激活因子和某些细胞因子是参与迟发相反应的主要介质。

 知识链接

Ⅰ型超敏反应的特征

1. 主要由特异性 IgE 抗体介导,可发生于局部,亦可发生于全身。
2. 肥大细胞等释放的生物活性介质是引发各种临床疾病的物质基础。
3. 已经致敏的机体再次接触变应原后反应发生快,消退也快。
4. 患者只出现生理功能紊乱,不发生组织细胞损伤。
5. 具有明显的个体差异和遗传背景。

（二）临床常见疾病

1. 过敏性休克　指注射某些药物或异种动物血清后,发生以毛细血管扩张、通透性增加、血压下降为主的全身过敏性疾病。

（1）药物过敏性休克：药物过敏性休克常见于注射青霉素、链霉素、头孢菌素类、普鲁卡因、氨基比林、磺胺类药物、维生素 B_1 和维生素 B_{12} 及一些中药注射制剂等。致敏机体再次注射药物后几分钟内出现胸闷、气急、呼吸困难、出冷汗、面色苍白和血压下降等临床症状,严重时可危及生命。临床以青霉素过敏性休克最常见。青霉素分子量小,本身无免疫原性,但其降解产物青霉噻唑醛酸或青霉烯酸为半抗原,与体内组织蛋白共价结合成为完全抗原,可刺激机体产生 IgE 抗体,使机体致敏,当再次接触青霉素时,即可能发生过敏性休克。应当注意的是,少数人初次注射青霉素也可发生过敏性休克,这可能与其曾使用过被青霉素污染的注射器等医疗器械,或接触过青霉素降解物,或吸入空气中青霉菌孢子,使机体处于致敏状态有关。

（2）血清过敏性休克：临床上给已致敏机体再次注射破伤风抗毒素、白喉抗毒素等动物免疫血清进行紧急预防或治疗时,少数人也可发生过敏性休克。

2. 呼吸道过敏反应　主要因吸入花粉、尘螨、真菌孢子或动物皮毛等引起,常表现为支气管哮喘或过敏性鼻炎,过敏性哮喘有速发相和迟发相两种类型。

3. 消化道过敏反应　少数人食入鱼、虾、蟹和蛋等食物后可发生过敏性胃肠炎,表现为恶心、呕吐、腹痛、腹泻等症状。

4. 皮肤过敏反应　因食入、吸入或注射等途径接触变应原后,表现在皮肤不同部位的过敏反应,包括荨麻疹、过敏性皮炎（湿疹）等。皮肤过敏因接触变应原途径较多,故最为常见。

（三）防治原则

1. 寻找变应原　找出变应原并避免接触变应原,是预防Ⅰ型超敏反应最有效的方法,可通过询问病史(家族史)和皮肤试验确定变应原。临床最常用的检测变应原的方法是直接皮肤试验。

(1)青霉素皮试:将 0.1ml 含 20～50 单位的青霉素注入前臂屈侧皮内,20 分钟后观察结果。如注射局部出现红晕、硬结直径超过 1cm 或无红肿但注射处有痒感,或有全身不适反应者为阳性。其他抗生素也可用类似方法试验。

(2)异种动物血清皮试:用 1:100～1:1000 稀释的抗毒素血清 0.1ml 注入患者前臂屈侧皮内,20 分钟后观察结果,局部红晕、硬结超过 1.5cm 或红晕范围直径超过 4cm 者为阳性。

2. 脱敏疗法和减敏疗法

(1)异种血清脱敏疗法:如遇抗毒素皮肤试验阳性者,可采用短间隔、少量、多次的注射方法,称为脱敏疗法。其机制是:少量变应原进入体内与致敏靶细胞上的 IgE 结合,释放的生物活性介质量较少,不足以引起明显临床症状,并能及时被体内某些物质所灭活。短时间内连续多次注射,使靶细胞内活性介质逐渐耗竭,使机体处于暂时脱敏状态。此时再大量注射抗毒素血清,则不致发病。但经一定时间后细胞又合成新的介质,机体又可呈现致敏状态。

(2)变应原减敏疗法:减敏疗法适用某些已测知但难以避免接触的变应原(如植物花粉或尘螨)。用小剂量变应原,间隔一周左右,反复多次皮下注射,使机体产生 IgG 型特异性抗体。该抗体与再次进入的变应原结合,阻止了变应原与致敏靶细胞表面的 IgE 结合,阻断 I 型超敏反应的发生。此种 IgG 抗体称为封闭性抗体,可防止疾病复发。

3. 药物治疗 药物可以切断或干扰 I 型超敏反应发生或发展的某个环节,以减轻症状或防止 I 型超敏反应发生。常用药物有:①抑制生物活性介质合成与释放的药物:阿司匹林可抑制前列腺素等介质生成;色甘酸二钠可稳定肥大细胞膜,减少或阻止活性介质释放;肾上腺素、异丙基肾上腺素等儿茶酚胺类药物,能活化肥大细胞内的腺苷酸环化酶,增加 cAMP 的合成。甲基黄嘌呤及氨茶碱等药物能抑制磷酸二酯酶活性,阻止细胞内 cAMP 分解。上述两类药物均能减少肥大细胞释放生物活性介质;②生物活性介质拮抗:苯海拉明、扑尔敏和异丙嗪等可竞争效应器官细胞膜上的组胺受体,发挥抗组胺作用;③改善效应血管反应性的药物:肾上腺素使小血管和毛细血管收缩而升高血压,可解除支气管平滑肌痉挛,常用于抢救过敏性休克;葡萄糖酸钙、维生素 C 等可降低毛细血管通透性,缓解痉挛和减少渗出,从而减轻皮肤与黏膜过敏反应症状。

二、II 型超敏反应

又称细胞毒型或细胞溶解型超敏反应,是由抗体(IgG、IgM)与细胞膜表面的相应抗原特异性结合后,在补体、巨噬细胞和 NK 细胞等参与下,引起的以细胞溶解或组织损伤为主的病理性免疫应答。

(一)发生机制

1. 变应原 常见有:①同种异型抗原:红细胞表面的 ABO 血型抗原、Rh 抗原等;②异嗜性抗原:某些病原微生物与人体自身成分存在的共同抗原;③修饰的自身抗原:即改变结构的自身组织细胞;④外来抗原或半抗原:如药物、化学制剂等进入已致敏机体,吸附于血细胞表面。

2. 抗体 参与 II 型超敏反应的抗体主要是 IgG 和 IgM。它们可以是抗原诱导产生的抗体,或被动转移性抗体,或自然存在的自身抗体,如 ABO 血型抗体。

3. 靶细胞破坏机制 抗体与靶细胞表面吸附的抗原、半抗原或靶细胞本身的表面抗原特异性结合,或以免疫复合物的形式黏附于细胞表面,继而通过三种途径引起靶细胞损伤:

①激活补体溶解靶细胞;②介导调理吞噬作用和免疫黏附作用,促进吞噬细胞吞噬靶细胞;③通过 ADCC 作用破坏靶细胞(图 7-2)。

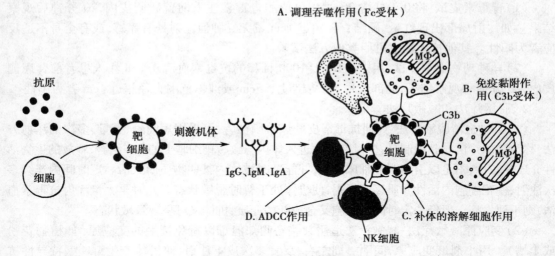

图 7-2　Ⅱ型超敏反应发生机制

(二)常见疾病

1. 输血反应　多发生于 ABO 血型不合者相互输血时。人体血清中天然存在血型抗体(IgM 类),与输入的异型红细胞结合,活化补体导致溶血反应。有时可因反复输入异型 MHC 的血液,在受者体内诱发抗白细胞或血小板抗体,导致白细胞和血小板的破坏。

2. 新生儿溶血症　母婴之间血型不合时发生。通常母亲为 Rh$^-$,胎儿为 Rh$^+$,初次妊娠因流产或分娩时胎盘早剥等,胎儿少量 Rh$^+$ 红细胞进入母体,刺激母体产生抗 Rh 抗体(IgG)。如再次妊娠胎儿仍为 Rh$^+$ 时,母体内抗 Rh 抗体进入胎儿体内,导致胎儿红细胞破坏。在 Rh$^-$ 初产妇分娩后72小时内注射抗 Rh 的抗体,可阻断 Rh$^+$ 红细胞对母体的致敏。母子间因 ABO 血型不合而发生的新生儿溶血也不少见,但因胎儿血清及其他组织也表达 ABO 血型物质,使抗体并非全部作用于红细胞,故症状较轻。

3. 药物过敏性血细胞减少症　使用某些药物后,造成体内某种血细胞破坏,机体出现溶血性贫血、粒细胞减少症或血小板减少性紫癜等。其发生机制是:因药物半抗原与血细胞结合而获得免疫原性,刺激机体产生针对药物及血细胞的特异性抗体,经三种途径造成血细胞破坏。

4. 自身免疫性溶血性贫血　病毒感染或使用某些化学药物(如甲基多巴),使红细胞结构发生改变,诱导机体产生抗自身红细胞抗体。如反复感染或持续用药,当抗体逐渐积累达到一定程度即可引起溶血性贫血。

5. 肺肾综合征　病因未明,可能因病毒感染或吸入有机溶剂造成肺组织损伤成为自身抗原,诱生自身抗体。肺泡基底膜和肾小球基底膜有共同抗原成分,因此,抗肺泡基底膜的自身抗体除引起肺部损伤外亦可经交叉反应造成肾小球损伤。

6. 甲状腺功能亢进　又称 Graves 病,是一种特殊的Ⅱ型超敏反应,即刺激型超敏反应。该病患者体内可产生针对甲状腺细胞表面甲状腺刺激素(TSH)受体的自身抗体。该种抗体与甲状腺细胞表面 TSH 受体结合可刺激甲状腺细胞合成分泌甲状腺素,引起甲状腺功能亢进,而不是使甲状腺细胞破坏。因此将此类超敏反应归属为特殊的Ⅱ型超敏反应。

三、Ⅲ型超敏反应

又称免疫复合物(IC)型或血管炎型超敏反应。其特点是:可溶性抗原与相应抗体(IgG、IgM、IgA)结合形成中等大小 IC,在一定条件下沉积于局部或全身毛细血管壁等处,通过激活补体和在血小板、嗜碱性粒细胞、中性粒细胞参与下,引起以充血、水肿、局部坏死和中性粒细胞浸润为主要特征的炎症反应和血管组织损伤。

（一）发生机制

1. 免疫复合物的形成　与免疫复合物形成和沉积有关的因素包括:①抗原物质在体内持续存在:如病原微生物反复或持续感染、肿瘤细胞释放或脱落的抗原、系统性红斑狼疮核抗原的持久存在等;②抗体亲和力及抗原抗体比例:当变应原为颗粒性抗原,又遇高亲和力抗体,或抗原抗体比例适宜时,可形成大分子不溶性 IC,易被单核-巨噬细胞及时清除而不致病;当可溶性抗原量过多,抗体量又不足,且亲和力低,易形成小分子可溶性 IC,易从肾小球滤除;只有当抗原量相对过剩,且抗体为中等亲和力时,形成中等大小可溶性 IC,不易被吞噬,也不能滤除,常沉积于血管壁而致病;③血管通透性增加:IC 活化补体后趋化中性粒细胞、血小板等释放血管活性物质;中性粒细胞浸润是Ⅲ型超敏反应病理组织学的主要特征之一,局部聚集的中性粒细胞,在吞噬免疫复合物过程中,可通过释放蛋白水解酶、胶原酶、弹性纤维酶和碱性蛋白等,使血管基底膜和周围组织细胞发生损伤;免疫复合物和 C3b 可使血小板活化产生 5-羟色胺等血管活性胺类物质,导致血管扩张通透性增强引起充血和水肿,增加局部血管通透性,有利于 IC 在血管内皮细胞间沉积。

2. IC 的致病作用　IC 的沉积是引起组织损伤的始动因素。循环 IC 最常见的沉积部位为肾小球、关节和其他部位的毛细血管壁或抗原进入部位。通过活化补体,产生 C3a、C5a 和 C5b67 等,吸引中性粒细胞局部浸润,释放溶酶体酶,损伤邻近组织;促使血小板在局部聚集、活化、释放胺类物质引起炎症;还可激活凝血因子导致微血栓形成,造成局部缺血和组织坏死(图 7-3)。

（二）临床常见疾病

1. 局部免疫复合物病

（1）Arthus 反应:是一种实验性局部Ⅲ型超敏反应。1903 年 Arthus 发现用马血清经皮下反复免疫家兔数周后,当再次注射马血清时可在注射局部出现红肿、出血和坏死等剧烈炎症反应。此种现象被称为 Arthus 反应。

（2）类 Arthus 反应:①胰岛素依赖性糖尿病患者因局部反复注射胰岛素,可刺激机体产生相应 IgG 类抗体,若此时再次注射胰岛素,即可在注射局部出现红肿、出血和坏死等与 Arthus 反应类似的局部炎症反应。②Ⅲ型超敏反应性肺炎患者可因长期吸入某种真菌孢子或含有动植、物蛋白的粉尘,而刺激机体产生相应 IgG 类抗体,当上述抗原物质与相应抗体在肺泡和肺泡间质内结合形成免疫复合物时,可引起肺部的急性炎症反应。

2. 全身免疫复合物病

（1）血清病:某些个体初次大剂量注射异种动物血清 7～14 天后,可出现局部红肿、全身荨麻疹、发热、关节肿痛、淋巴结肿大及蛋白尿等症状,称为血清病。其发病是因有大剂量抗原进入机体,刺激机体产生相应抗体,抗体与尚未完全排除的抗原结合形成中等大小 IC,沉积于全身各处血管壁,引起全身性免疫复合物病。随抗体不断增多,抗原逐渐被清除,疾病可自行恢复。临床长期使用青霉素、磺胺等药物,也可通过类似机制出现血清病样反应,称

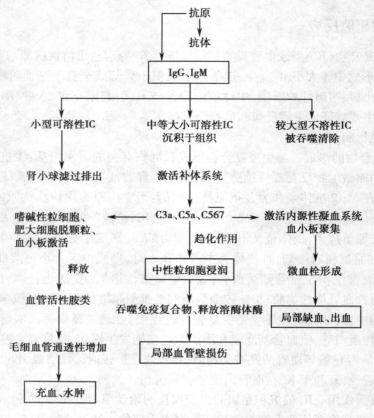

图 7-3 Ⅲ型超敏反应发生机制

为药物热。

(2)感染后肾小球肾炎:在 A 族链球菌感染后 2~3 周,少数患者可发生急性肾小球肾炎。这是因为链球菌胞壁 M 蛋白与相应抗体结合形成中等大小 IC,沉积于肾小球基底膜所致。其他微生物如葡萄球菌、肺炎链球菌、某些病毒或疟原虫感染等也可引起类似的肾小球损伤。

(3)系统性红斑狼疮(SLE):属于自身免疫病,病因未明。患者体内出现多种自身抗体,如抗核抗体(抗各种核酸和核蛋白抗体的总称)与血循环中的核抗原结合形成中等大小 IC,反复沉积于肾小球、关节、皮肤及其他多种器官的毛细血管壁基底膜,引起多部位脉管炎。

(4)类风湿关节炎:可能是因病毒、支原体等反复或持续感染,导致机体 IgG 类抗体发生变性成为变应原,刺激机体产生抗变性 IgG 的 IgM 型抗体,称为类风湿因子(RF)。自身变性的 IgG 与 RF 结合形成中等大小 IC,反复沉积于关节滑膜腔血管壁,引起进行性关节损伤。

四、Ⅳ型超敏反应

又称迟发型超敏反应(DTH),是由效应 T 细胞受抗原再次刺激后,造成的病理免疫过程。该反应出现较慢,通常接触变应原后 18~24 小时才出现红肿和硬结,48~72 小时达高峰。局部病变以单个核细胞浸润为主,并伴有组织细胞变性坏死,与抗体和补体无关,而与效应 T 细胞和吞噬细胞及其产生的细胞因子或细胞毒性介质有关。

（一）发生机制

Ⅳ型超敏反应是由 T 细胞介导的免疫应答,引起组织损伤的主要是 Th1 细胞和效应 CTL 细胞。Th1 细胞与相应抗原结合后,通过释放多种细胞因子而产生免疫效应;效应 CTL 细胞则直接杀伤带有相应抗原的靶细胞。

1. T 细胞致敏　TD 抗原经抗原提呈细胞加工处理后,以 MHC Ⅱ类分子-抗原肽复合物形式表达在 APC 细胞膜上,与带有相应抗原受体的 Th 细胞和 CTL 细胞结合,刺激其增殖、分化为效应 T 细胞(即效应 Th1 细胞和效应 CTL 细胞)。

2. 效应 T 细胞的免疫损伤(图 7-4)

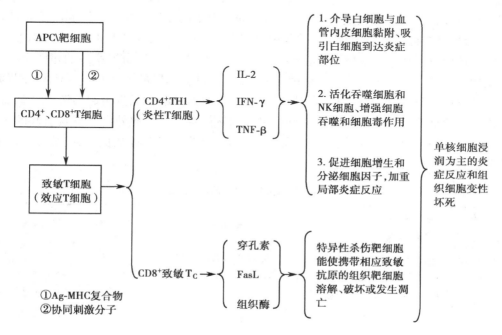

图 7-4　Ⅳ型超敏反应发生机制

（1）效应 Th1 细胞介导的炎症及损伤:效应 Th1 细胞再次与相应抗原接触时,可释放 IL-2、IFN-γ 和 TNF-β 等多种细胞因子,使毛细血管通透性增高,渗出增多,并发挥趋化作用,在抗原存在部位引起以单个核细胞浸润和组织及细胞损伤为主要特征的炎症反应。当抗原被清除后,DTH 能自行消退。若抗原持续存在,可致单核吞噬细胞呈慢性活化状态,局部组织出现纤维化和肉芽肿。

（2）效应 CTL 细胞介导的细胞毒作用:效应 CTL 细胞可直接与带有相应抗原的靶细胞特异性结合,释放穿孔素、颗粒酶等介质,引起靶细胞溶解、破坏;同时,活化的 CTL 细胞高效价表达 Fas 配体,与靶细胞表面的 Fas 分子结合,导致靶细胞凋亡。

（二）临床常见疾病

1. 传染性超敏反应　指机体在清除引起传染病的微生物时,同时造成对正常组织损伤的超敏反应。由于是在抗传染过程中发生的机体组织损伤,故称传染性超敏反应。此为典型的Ⅳ型超敏反应,它参与多种疾病的组织损伤,但对病原体也有较强免疫力。如再次感染结核分枝杆菌时发生的局部组织变性坏死,空洞形成。此时病灶局限而不易播散,结核分枝杆菌的增殖受抑制。

2. 接触性皮炎　是机体皮肤某部位直接接触变应原后发生的迟发型超敏反应。变应原常为小分子半抗原,如油漆、染料、农药或磺胺药物等。它们可与皮肤角蛋白、胶原蛋白或细胞结合获得免疫原性,刺激机体产生相应效应 T 细胞,当再次接触相同变应原时,24 小时后,局部可出现红斑、丘疹、水泡等皮炎症状,48 ~ 96 小时达高峰。病因去除后可于 1 周左右恢复。

五、各型超敏反应特点比较

超敏反应分型及其特征见表 7-1。根据发生机制将超敏反应分为四种类型,但临床实际情况比较复杂,有些超敏反应性疾病可由多种免疫损伤机制引起。例如:①系统性红斑狼疮引起的肾脏损伤主要由Ⅲ型超敏反应所致,而同时发生的血细胞减少症则起因于Ⅱ型超敏反应;②链球菌感染后肾小球肾炎主要是由Ⅲ型超敏反应引起,也可由Ⅱ型超敏反应所致。

同一抗原也可在不同条件下引起不同类型的超敏反应。如青霉素所致的超敏反应通常以过敏性休克、荨麻疹、哮喘等Ⅰ型超敏反应为主,亦可引起局部类 Arthus 反应和关节炎等Ⅲ型超敏反应;当长期大剂量静脉注射时,还可发生由Ⅱ型超敏反应引起的溶血性贫血;反复多次局部涂抹则可造成由Ⅳ型超敏反应引起的接触性皮炎。此外由青霉素引起的Ⅰ、Ⅲ和Ⅱ、Ⅳ混合型超敏反应的病例也偶有发生。因此临床上遇到具体病例时,应结合具体情况进行分析判断。

表 7-1　超敏反应分型及其特征比较

超敏反应类型	参与的分子和细胞	发生机制	病种举例
Ⅰ型超敏反应(速发型)	IgE、肥大细胞和嗜碱性粒细胞	1. IgE 吸附于肥大细胞或嗜碱性粒细胞表面 2. 变应原与细胞表面的 IgE 桥联(FcεRI 交联) 3. 脱颗粒,释放活性物质 4. 作用于效应器官,引起临床症状	1. 过敏性休克 2. 支气管哮喘 3. 过敏性鼻炎 4. 食物过敏症 5. 荨麻疹
Ⅱ型超敏反应(细胞毒性)	IgG 或 IgM、补体、巨噬细胞、NK 细胞	1. 抗体与细胞表面抗原或与吸附在细胞表面的抗原、半抗原结合,或抗原-抗体复合物吸附于细胞表面 2. 激活补体导致细胞溶解破坏 3. 调理吞噬促进巨噬细胞杀伤靶细胞 4. ADCC 作用增强 NK 细胞和巨噬细胞对靶细胞的杀伤作用	1. 异型输血反应 2. 新生儿溶血症 3. 药物过敏性血细胞减少症 4. 肺出血-肾炎综合征 5. 甲状腺功能亢进(Graves 病)
Ⅲ型超敏反应(免疫复合物型)	IgG、IgM 或 IgA、补体、中性粒细胞、嗜碱性粒细胞、血小板	1. 抗原-抗体复合物激活补体,使嗜碱性粒细胞或血小板释放血管活性胺类物质,导致血管通透性增强,引起局部水肿,同时为免疫复合物沉积创造了条件 2. 中等大小的免疫复合物沉积于血管底膜或其他组织间隙 3. C5a 吸引中性粒细胞,释放溶酶体,使局部组织细胞溶解坏死 4. 血小板凝集,微血栓形成,导致局部缺血、淤血和出血	1. Arthus 反应 2. 类 Arthus 反应 3. 血清病 4. 链球菌感染后肾小球肾炎 5. 类风湿关节炎

续表

超敏反应类型	参与的分子和细胞	发生机制	病种举例
Ⅳ型超敏反应（迟发型超敏反应）	CD4⁺Th1细胞、CD8⁺CTL细胞、单核吞噬细胞、TNF、IFN、IL-2、穿孔素、颗粒酶、FasL	1. 抗原诱导CD4$^+$Th1细胞和CD8$^+$CTL细胞增殖分化为CD4$^+$效应Th1细胞和CD8$^+$效应CTL细胞 2. CD4$^+$效应Th1细胞与抗原提呈细胞或靶细胞表面相应抗原特异性结合，通过释放细胞因子引起炎症反应或迟发型超敏反应 3. CD8$^+$效应CTL细胞通过释放细胞毒性物质使靶细胞溶解破坏或凋亡	1. 传染性迟发型超敏反应 2. 接触性皮炎 3. 慢性哮喘

第二节 其他病理性免疫应答

一、自身免疫病

自身免疫是指机体免疫系统对自身组织成分发生免疫应答，产生自身抗体或自身反应性效应T淋巴细胞的现象。正常生理性自身免疫主要针对自身衰老、变性的组织细胞，在体内构成独特型网络，维持免疫系统自稳状态，并对外来抗原的应答有一定自限性。自身免疫病是指自身抗体或自身反应性效应T淋巴细胞攻击、破坏自身正常组织和细胞，导致组织损伤和器官功能障碍而出现的疾病。

（一）自身免疫病的发生机制

1. 自身抗原的形成及种类　①隐蔽自身组织的释放：从胚胎期开始，有些部位的抗原性物质，如脑、晶状体、精子、甲状腺球蛋白等就与免疫系统隔离而成为隐蔽抗原。在手术、外伤或感染等情况下，这些隐蔽抗原进入血流或淋巴液，产生自身免疫应答，如交感性眼炎等；②改变结构的自身组织：在物理、化学和感染等因素作用下，自身组织结构发生改变，隐蔽的抗原决定基暴露，成为新的功能性决定基，导致自身免疫病，如类风湿关节炎的发生等；③共同抗原：有些外来抗原与自身组织有共同的抗原表位，机体针对外来抗原产生的免疫效应物质能与自身组织发生交叉反应，引起组织损伤或功能障碍，如溶血性链球菌引起的心肌炎。

2. 免疫系统和免疫调节异常　①胸腺功能异常：由于胸腺功能异常，导致T细胞发育障碍，使自身反应性T细胞克隆得以逃避致凋亡机制而存活。老年个体胸腺萎缩及功能障碍，易发生自身免疫病；②Th1细胞与Th2细胞功能失衡：微生物感染或组织损伤等因素所致的炎症反应及刺激产生的细胞因子，可影响Th0细胞向Th1或Th2细胞分化。Th1细胞功能增强，易增加器官特异性自身免疫病（如Ⅰ型胰岛素依赖性糖尿病、多发性硬化症）的发生，Th2细胞功能增强，参与器官非特异性自身免疫病（如SLE、类风湿关节炎等）的发生；③年龄、性别及内分泌等因素：临床发现，自身免疫病多好发于老年人及妇女，老年人自身抗体检出率高。动物实验证实，性激素参与自身免疫病的发生与发展。

（二）常见的自身免疫性疾病

1. 胰岛素依赖型糖尿病（IDDM）　又称Ⅰ型糖尿病，是体内抗胰岛β细胞膜蛋白和胰岛素自身抗体,作用于胰岛 β 细胞使之损伤引发的自身免疫性疾病。患者因缺乏胰岛素而导致糖代谢紊乱和血糖浓度增高,主要症状是多尿、烦渴、尿酮过多、体重下降、乏力、视力下降等。

2. 系统性红斑狼疮(SLE)　是由自身抗体介导的自身免疫病,主要特点是多克隆自身反应性淋巴细胞活化。患者多为育龄妇女,主要临床表现为发热、关节疼痛、面部红斑、血尿、蛋白尿、血沉加快和高丙种球蛋白血症等。患者血液中含有大量针对 DNA、核蛋白、红细胞、白细胞和血小板的自身抗体和抗原-抗体复合物。免疫病理以自身抗体和抗原-抗体复合物在皮下、关节和肾小球基底膜等处沉积造成炎症反应为主。

3. 类风湿关节炎(RA)　是以慢性进行性关节滑膜以及关节软骨坏损为特征的炎症性疾病,发病率高,约占世界总人口的 1%,其中女性的发病率是男性的 3 ~ 4 倍,发病年龄一般在 40 ~ 50 岁。绝大多数患者血液中含有高水平类风湿因子(针对自体变性 IgG 的 IgM 类抗体)。患病早期关节肿胀、疼痛并伴有功能障碍,关节滑膜炎症使其肥厚、褶皱,伴有淋巴细胞浸润和关节软骨损伤;晚期可导致关节软骨破坏和关节畸形。

4. 多发性硬化症(MS)　是慢性进行性中枢神经系统脱髓鞘疾病,其主要临床特征是反复出现视觉、运动和触觉等神经功能的短暂丧失。患病初期两次发作的间隔时间为数月至数年;随着病程的进展,发作间隔的时间缩短,发作持续时间延长,最终可导致全身瘫痪和多数中枢神经功能的丧失。

研究发现,MS 患者中枢神经组织布满脱髓鞘而形成的白斑,其中含有巨噬细胞、T 细胞和 B 细胞。证据表明,MS 的发生可能与潜伏性病毒(如麻疹病毒)感染有关,许多 MS 患者血清中含有高水平抗麻疹病毒抗体,来自 MS 患者的 T 细胞克隆能够在体外识别麻疹病毒抗原。

5. 强直性脊柱炎(AS)　是脊椎关节慢性进行性炎症反应导致的以脊椎关节完全融合、脊柱僵硬及变形为特征的一种自身免疫性疾病。AS 是人类最古老的疾病之一。据考证,五千年以前的人骨化石中有的就有强直性脊柱炎的特征。AS 发病率一般在千分之一左右,患者 90% 以上携带 HLA-B27 基因(男/女比例为 9:1),而健康人仅为 7%。

二、免疫缺陷病

免疫缺陷病是一组以反复的、迁延不愈感染为主的临床综合征。该组疾病是由于免疫系统中任一成分在发生、发育及成熟过程中的缺失、发育不全,或后天各种原因造成其功能障碍而导致的免疫功能障碍性疾病。按其发生的原因可分为原发性免疫缺陷病和继发性免疫缺陷病。

(一)免疫缺陷病的临床特点

1. 感染　最常见的临床表现是反复感染,且病情严重,常难以控制,也是患者死亡的主要原因。B 细胞、吞噬细胞及补体系统缺陷导致的感染,以化脓性细菌和条件致病菌感染为主;T 细胞缺陷主要导致病毒、真菌或胞内寄生菌感染;T、B 细胞联合免疫缺陷,则主要发生机会感染,此时不但对各种病原体易感,且对某些本无致病力或致病力弱的微生物(如大肠埃希菌、卡氏肺孢菌、真菌和弓形虫等)也易感。

2. 肿瘤　免疫缺陷病患者(尤其 T 细胞缺陷)易发生肿瘤,主要是病毒所致肿瘤和淋巴系统肿瘤。

3. 自身免疫病　免疫缺陷患者易发生 SLE、类风湿关节炎等自身免疫病。

（二）常见免疫缺陷病

1. 原发性免疫缺陷病 原发性免疫缺陷病（PIDD）是由于免疫系统先天性（遗传性）发育缺陷而导致免疫功能不全所引起的疾病。PIDD 多发于婴幼儿，可分为特异性免疫缺陷病（如 B 细胞缺陷、T 细胞缺陷和联合免疫缺陷）和非特异性免疫缺陷病（如补体系统缺陷和吞噬细胞缺陷）。其中 B 细胞免疫缺陷病约占 50%；联合免疫缺陷病约占 20%；T 细胞免疫缺陷病约占 18%；吞噬细胞缺陷病约占 10%；补体系统缺陷病约占 2%。

（1）原发性 B 细胞缺陷病：是由于 B 细胞发育缺陷或 B 细胞对 T 细胞传导的信号无法产生有效的应答所致的抗体形成障碍，主要为体内 Ig 水平下降或缺失。包括：①性联无丙种球蛋白血症；②选择性 IgA 缺陷病；③X-性联高 IgM 综合征等。

（2）原发性 T 细胞缺陷病：由于 T 细胞的遗传性缺陷，涉及 T 细胞前体和 T 细胞的发生、发育、分化和功能障碍。包括：①DiGeorge 综合征；②T 细胞信号转导缺陷。

（3）吞噬细胞缺陷病：是以皮肤、肺及淋巴结广泛肉芽肿性损害为特点的遗传性粒细胞杀菌功能缺陷病。包括：①白细胞黏附缺陷；②慢性肉芽肿病。

（4）补体缺陷病：补体系统中几乎所有的成分（包括补体固有成分、补体调节因子和补体受体）都可发生遗传性缺陷，多为常染色体隐性遗传，少数为常染色体显性遗传。补体固有成分缺陷常伴发自身免疫性疾病和反复化脓性细菌感染。补体调节因子和补体受体的缺陷还可表现特有的症状和体征。包括：①遗传性血管神经性水肿；②阵发性夜间血红蛋白尿。

2. 继发性免疫缺陷病

（1）某些疾病造成的免疫缺陷：包括感染及非感染性疾病导致的免疫缺陷；

（2）医源性免疫缺陷：长期使用免疫抑制剂、某些抗生素和肾上腺皮质激素等，导致机体免疫功能全面受制；大剂量放射线照射常可造成永久性免疫缺陷。

三、肿瘤免疫

肿瘤免疫学是研究肿瘤抗原和机体免疫系统与肿瘤发生发展的相互关系，以及肿瘤免疫学诊断和预防的一门科学。

（一）抗肿瘤免疫效应机制

机体抗肿瘤免疫机制十分复杂，涉及固有免疫应答和适应性免疫应答两个方面。通常对于大多数免疫原性较强的肿瘤，以适应性（特异性）免疫应答作用为主，其中细胞免疫的抗肿瘤作用超过体液免疫所起的作用。对于免疫原性弱的肿瘤，固有（非特异性）免疫应答可能具有更重要的意义。

1. 适应性（特异性）抗肿瘤免疫应答

（1）细胞免疫应答：T 细胞介导的细胞免疫应答在机体抗肿瘤免疫过程中起重要作用，体内参与抗肿瘤免疫作用的 T 细胞主要包括 CD4$^+$Th1 细胞和 CD8$^+$CTL 细胞，其中 CD8$^+$CTL 细胞在机体抗肿瘤免疫效应中起关键作用。

1）CD4$^+$Th1 细胞：脱落的肿瘤细胞或肿瘤抗原被抗原提呈细胞（APC）摄取加工后，能以肿瘤抗原肽-MHC Ⅱ类分子复合物的形式表达于 APC 表面。当肿瘤抗原特异性的 CD4$^+$Th1 细胞与 APC 提呈的肿瘤抗原肽-MHC Ⅱ类分子复合物结合后，可被激活，进而增殖、分化形成 CD4$^+$效应 Th1 细胞克隆。后者（CD4$^+$效应 Th1 细胞）可通过分泌 IL-12 和 IFN-γ 等多种细胞因子，增强巨噬细胞、NK 细胞和 CD8$^+$CTL 细胞的杀瘤作用；局部分泌高浓度 TNF-β 可直接发挥杀瘤效应。

2）CD8$^+$CTL 细胞：CD8$^+$CTL 细胞可通过识别肿瘤细胞表面 MHC-I 类分子提呈的肿瘤抗原肽而被激活，并在 CD4$^+$Th 细胞提供的细胞因子作用下，增殖分化为具有特异性杀伤活性的 CD8$^+$效应 CTL 克隆。该种 CD8$^+$效应 CTL 细胞可特异性杀伤表达相应抗原的肿瘤细胞，是机体抗肿瘤免疫的主要效应细胞。

（2）体液免疫应答：肿瘤抗原可以诱导机体产生特异性抗体，理论上抗体可通过以下几种方式发挥作用。

1）激活补体系统溶解肿瘤细胞：肿瘤特异性抗体（IgG1～IgG3 或 IgM）与肿瘤细胞表面相应抗原表位结合后，可通过激活补体经典途径在肿瘤细胞表面形成膜攻击复合物，使之溶解破坏，此即补体依赖的细胞毒作用。

2）抗体依赖性细胞介导的细胞毒作用：肿瘤特异性 IgG 抗体与肿瘤细胞表面相应抗原结合后，可通过其 Fc 段与表面具有 FcγR 的效应细胞（如巨噬细胞、NK 细胞和中性粒细胞等）结合，介导产生细胞毒作用使肿瘤细胞溶解破坏。

3）抗体的免疫调理作用：肿瘤特异性 IgG 抗体与游离状态的肿瘤细胞特异性结合后，可通过其 Fc 段与表面具有相应受体（FcγR）的吞噬细胞结合，而产生增强和促进吞噬细胞对肿瘤细胞吞噬和杀伤的作用。

4）抗体对肿瘤细胞表面某些受体的封闭作用：抗体可通过封闭肿瘤细胞表面某些受体而影响其功能。例如，抗转铁蛋白受体的抗体可阻断转铁蛋白与肿瘤细胞表面转铁蛋白受体结合，而对肿瘤细胞的生长产生抑制作用。

5）抗体对肿瘤细胞黏附作用的干扰：某些抗体可阻断肿瘤细胞与血管内皮细胞或其他细胞表面黏附分子间的相互作用，从而阻止肿瘤细胞生长、黏附和转移。

2. 固有（非特异性）抗肿瘤免疫应答　非特异性免疫应答在肿瘤免疫过程中也发挥着重要作用，参与抗肿瘤作用的免疫细胞主要包括：NK 细胞、γδT 细胞和活化巨噬细胞。

（1）NK 细胞：NK 细胞是执行机体免疫监视作用的重要效应细胞，无需抗原预先致敏，就可直接杀伤某些肿瘤细胞，也可通过 ADCC 效应定向杀伤 IgG 抗体特异性结合的肿瘤细胞。NK 细胞对肿瘤细胞的识别机制与 CD8$^+$CTL 细胞不同，但二者杀伤靶细胞的作用机制基本相同，即通过释放穿孔素、颗粒酶和表达 FasL 使靶细胞溶解破坏和发生凋亡。

（2）γδT 细胞：是执行非特异免疫作用的 T 细胞，主要分布于黏膜和上皮组织。γδT 细胞可直接杀伤某些肿瘤细胞，杀伤机制与 CD8$^+$CTL 细胞基本相同，也可分泌多种细胞因子参与机体抗肿瘤免疫作用。

（3）巨噬细胞：在机体抗肿瘤免疫过程中，巨噬细胞是启动特异性免疫应答的抗原提呈细胞，也是非特异性杀伤肿瘤细胞的免疫效应细胞。静息状态的巨噬细胞不具杀瘤活性，在活化 T 细胞分泌的细胞因子（如 IFN-γ、GM-CSF 和 IL-2 等）作用下，巨噬细胞活化后可发挥杀瘤效应。

（二）肿瘤免疫诊断和治疗

1. 肿瘤的免疫诊断　通过生化和免疫学技术检测肿瘤抗原或其他肿瘤标记物，将有助于肿瘤患者的诊断及其免疫功能状态的评估。目前最常用的肿瘤免疫诊断方法有：①AFP 检测对原发性干细胞性肝癌有诊断价值；②CEA 检测有助于直肠和结肠癌的诊断；③CA199 检测有助于胰腺癌的诊断。

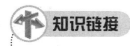

2. 肿瘤的免疫治疗　肿瘤的免疫治疗是通过激发和增强机体的免疫功能，以达到控制和杀灭肿瘤细胞的目的。免疫疗法只能清除少量扩散的肿瘤细胞，对晚期的实体肿瘤疗效有限。故常将其作为一种辅助疗法，与手术、化疗和放疗等常规疗法联合应用。肿瘤治疗主要分为主动免疫治疗和被动免疫治疗两大类：①肿瘤的主动免疫治疗制剂主要包括：活瘤苗、减毒或灭活瘤苗、异构瘤苗、基因修饰瘤苗、抗独特型抗体瘤苗和分子瘤苗；②肿瘤被动免疫治疗方法包括：抗体导向治疗、过继免疫治疗和细胞因子治疗等。

四、移植免疫

在组织移植或器官移植中，受者接受供者的移植物后，受者的免疫系统与供者的移植物相互作用而发生的免疫应答，称为移植免疫。

（一）移植的类型

根据移植物的来源不同，将移植分为：①自体移植；②同系移植；③同种（异体）移植；④异种移植。

（二）组织相容性抗原与移植免疫

移植能否成功，在很大程度上取决于供者与受者的组织相容性。组织相容性抗原分为：

1. 主要组织相容性抗原　其免疫原性较强，所引起的免疫排斥反应发生得快且强烈，在移植免疫中主要涉及的是主要组织相容性抗原。

2. 次要组织相容性抗原　其免疫原性较弱，引起的免疫排斥反应发生得慢而弱。但其重要性也不可忽视，因为由于组织配型技术的进展，可在一定程度上控制主要组织相容性抗原引起的免疫排斥反应，而目前对次要组织相容性抗原了解甚少，尚无法控制。

（三）移植排斥反应的类型

1. 宿主抗移植物反应（HVGR）　在进行同种移植后，移植抗原（即组织相容性抗原）可刺激受体的免疫系统发生免疫应答，通过细胞免疫和体液免疫的共同作用（一般以细胞免疫为主）使移植物受损，称为宿主抗移植物反应。其表现以下几种类型：

（1）急性排斥反应：这是同种移植中最常见的排斥反应类型。发生原因是由于术后数日，移植物抗原从血管内皮释出，刺激受者的淋巴组织，引起免疫应答，从而发生对移植物的排斥。此反应在移植后最初几周较多见，一旦发生，进展很快。病情也较严重。若经及时适当的免疫抑制剂治疗，大多可缓解。

（2）超急排斥反应：此种反应在移植物与受体的血管接通后的数分钟至数小时内即可发

生。其发生机制是受者体内预存的抗供者组织的抗体与供者移植物的血管内皮细胞抗原和血细胞抗原形成中等大小的抗原抗体复合物沉积在血管壁,引起局部的Ⅲ型超敏反应。受者体内预存的抗体有 ABO 血型抗体,由于在人体心、肺、肝和肾等脏器细胞上也有血型抗原的存在,故 ABO 血型不符合的器官移植可发生超急排斥反应。此外,在受者血液中还可含有抗供者白细胞、血小板的抗体,这种抗体常由于受者曾接受过输血、器官移植或多次妊娠而产生。可通过供者与受者的 ABO 血型配合试验和交叉细胞毒试验确定是否适合移植来避免超急排斥反应的发生。

(3)慢性排斥反应:在移植数周、数月甚至数年后发生,呈缓慢进行性。其发生原因有人认为是次要组织相容性抗原不一致引起的。由于对次要组织相容性抗原不甚了解,不易防治。

(4)加速排斥反应:由于再次免疫应答引起的排斥反应,即在第二次移植同一供者的组织后 1~2 天发生的加速排斥现象。这是因为受者针对初次接受的组织已经形成免疫应答,当再次移植同一供者的组织时,迅速发生免疫排斥反应,致使移植物加速坏死。

2. 移植物抗宿主反应(GVHR)　移植物中的免疫活性细胞针对宿主体内组织相容性抗原发生免疫应答,其结果使宿主受损,称为移植物抗宿主反应。GVHR 的发生需要一定的特定条件:①宿主免疫系统缺乏或丧失排斥移植物的功能;②移植物中含有足量的能识别宿主组织相容性抗原的免疫活性细胞;③宿主具有移植物所缺少的组织相容性抗原。GVHR 主要见于对原发性或继发性免疫缺陷病人采用骨髓移植或反复大量输血治疗时。

(四)移植排斥反应防治原则

1. 选择合适的供者　尽可能地选择较理想的供者,即 ABO 血型抗原相符,组织相容性抗原(HLA)尽可能接近。目前在移植前常规进行 HLA 分型和受者血清中细胞毒抗体的测定。

2. 使用非特异性免疫抑制疗法　由于 HLA 抗原系统非常复杂,要获得完全配合的 HLA几乎不可能,因此仍常规适当使用免疫抑制剂。但免疫抑制剂可引起继发性免疫缺陷,发生感染或肿瘤。

3. 移植后的免疫学监测　同种异体移植除同卵双生外必然发生免疫排斥反应。因此有必要对免疫排斥反应进行监测,以便及早采取措施,使移植物尽量延长存活期。但目前所能观察的免疫学指标(E 玫瑰花结形成试验、淋巴细胞转化试验、血清补体水平测定等)均不能特异性地反映免疫排斥反应,只能作为一种参考指标。目前更主要的监测方法还是测定移植脏器的功能或取组织进行活检。

(张丹丹)

❓复习思考题

1. 注射青霉素及抗毒素可引起哪些类型超敏反应性疾病?简述发病机制及预防原则。

2. 链球菌感染后肾小球肾炎属哪些类型超敏反应性疾病?发生机制如何?

3. 何谓免疫缺陷病?有哪些临床特点及常见种类?

1. 免疫诊断技术的原理及方法。
2. 人工免疫的概念与类型。
3. 免疫预防及治疗的概念、种类和常用制剂。

随着免疫学的飞速发展,免疫学理论和方法在医学领域中的应用越来越广泛,不仅在免疫相关疾病的诊断、治疗和预防中起到了重要作用,甚至成为生命科学研究的重要手段。

第一节 免疫学诊断

免疫学诊断是指用免疫学原理和技术对抗原、抗体、免疫细胞及免疫分子等进行定性或定量检测的实验诊断方法。用于疾病的诊断、辅助诊断、发病机制研究、疾病的转归及预后判断、治疗方案的制定和药物疗效评价等。

一、抗原或抗体检测

抗原与抗体发生结合反应的物质基础是抗原的抗原表位与抗体的抗原结合部位之间的结构互补性,二者相互结合,在适宜条件下,出现可见反应。此反应可用于已知抗体(或抗原)检测未知抗原(或抗体)。因实验用的抗体多存在于血清中,故体外抗原抗体反应又称血清学反应或血清学试验。

(一)抗原抗体反应的特点

1. **特异性** 抗原抗体的结合具有高度特异性,是由抗原表位与抗体超变区之间构象的互补结合决定的,两者空间互补程度越高,亲和力越高,这是抗原抗体检测的依据。

2. **可逆性** 抗原抗体的结合除了空间构象互补外,分子表面的氢键、疏水键和范德华引力等以非共价方式结合,这种非共价结合易受环境因素影响而解离,解离后抗原或抗体分子仍可保持原有的理化特性和生物学活性。

3. **最适比例与可见性** 抗原抗体两者比例适当时,能形成肉眼可观察的凝集反应、沉淀反应。如果抗体数量远多于抗原(抗体过剩),称为"前带现象",而抗原数量远多于抗体(抗原过剩),称为"后带现象",均可影响结果的观察。

知识链接

抗原抗体反应的影响因素

1. 电解质 适当浓度的电解质会使抗原抗体失去部分负电荷而相互联结,出现明显的凝集或沉淀现象,实验室常用 0.85% 的 NaCl 或其他离子液做稀释液。

2. 温度 提高温度增加抗原抗体的碰撞机会,加速复合物的形成,但温度过高(超过56℃)会使抗原抗体变性失活,一般反应的最适温度为37℃。

3. 酸碱度 最适 pH 在 6~8,pH 过高或过低均可影响抗原抗体的理化性质。

(二)抗原抗体反应的检测方法

抗原抗体反应的检测方法种类繁多,根据抗原的性质、反应出现的现象、参与反应的成分不同,将抗原抗体反应分为凝集反应、沉淀反应、免疫标记技术等。

1. 凝集反应 颗粒性抗原(细菌、红细胞等)与相应抗体结合,在一定条件下,出现肉眼可见的凝集现象,称为凝集反应。

(1)直接凝集反应:天然的颗粒性抗原与相应抗体结合所出现的凝集现象,如红细胞、细菌的凝集试验。分为玻片法和试管法,前者常用于定性试验,简便快捷,如 ABO 血型鉴定、细菌等鉴定;后者用于定量或半定量试验,如肥达试验等,定量测定患者血清中抗体的含量。

(2)间接凝集反应:将可溶性抗原(或抗体)吸附于与免疫无关的载体颗粒表面,形成致敏颗粒(免疫微球),再与相应抗体(或抗原)结合,出现的凝集现象称为间接凝集反应。可分为正向间接凝集反应和反向间接凝集反应,前者是指抗原吸附颗粒与相应抗体形成的凝集反应;后者是指抗体吸附颗粒与相应抗原形成的凝集反应。

2. 沉淀反应 可溶性抗原与相应抗体结合,在一定条件下,出现肉眼可见的沉淀物现象或仪器可检测出的沉淀,称为沉淀反应。沉淀反应可分为液相沉淀反应和凝胶内沉淀反应。

(1)液相沉淀反应:根据操作方法及沉淀物形状不同可分为絮状沉淀和环状沉淀反应。

(2)凝胶内沉淀反应:以半固体凝胶为介质进行的可溶性抗原抗体反应,分为扩散试验和免疫电泳技术两大类:

1)扩散试验:分为单向扩散和双向扩散。①单向扩散试验:将一定量已知抗体混于琼脂凝胶中制成琼脂板,在适当位置打孔后加入待测抗原,抗原在扩散过程中与凝胶内相应抗体结合,形成以抗原孔为中心的沉淀环,沉淀环直径与抗原含量呈正相关(图8-1)。取已知不同浓度抗原绘制标准曲线,根据待测标本所形成的沉淀环直径,从标准曲线中查的待测标本抗原的含量。常用于体液中各类免疫球蛋白、补体等含量测定;②双向扩散试验:将抗原和抗体分别加入琼脂凝胶板对应的孔内,两者自由向四周扩散,在相遇处形成沉淀线,如反应体系中含有两种以上抗原抗体系统,则小孔间可出现两条以上的沉淀线(图8-2)。本法常用于抗原抗体的定性检测,亦可用于分析和鉴定复杂的抗原及抗原相关性分析等。

2)免疫电泳技术:是将扩散技术与电泳分析技术结合起来的一种方法,既加快了反应速度又提高了对不同抗原成分的分辨程度。常用的有免疫电泳、对流电泳、火箭电泳。①免疫电泳:先通过电泳将抗原组分分成不同的区带,

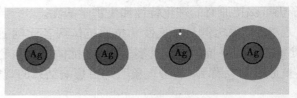

图8-1 单向扩散试验结果示意图

然后在与电泳平行方向下方挖槽加入相
应抗体,进行双向扩散,在适宜比例处
形成沉淀弧,根据沉淀弧的数量、位置、
形态,与已知抗原对比,分析样品中抗
原、抗体组分;②对流电泳:即施加电场
的双向扩散试验,可加快反应速度。将
抗原加到阴极孔内,抗体加到阳极孔

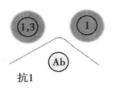 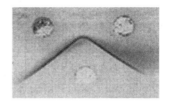

图 8-2 双向扩散试验结果示意图

内,通电后抗原、抗体在电场和电渗作用下相对而行,两者在适宜比例处形成白色沉淀线;③
火箭电泳:施加电场的单向扩散试验,可提高反应速度和敏感性。抗原在含有定量抗体的琼
脂中泳动,当两者比例合适时,在较短的时间内形成火箭状的沉淀线,在一定浓度范围内,火
箭的高度和抗原含量成正比。

3. 免疫标记技术 是用荧光素、酶、放射性核素等标记抗体(或抗原)来检测相应抗原
(或抗体)的方法,也是目前应用最为广泛的免疫学检测技术。抗原或抗体与标记物连接后
并不改变其免疫特性,具有敏感、快速,可定性、定量甚至定位等优点。

(1)免疫荧光技术(immunofluorescence,IF):是用荧光素标记抗体或抗原,测定标本中抗
原或抗体的方法,可通过荧光显微镜观察结果或通过流式细胞仪分析。分为直接荧光法和
间接荧光法两种。①直接荧光法:用荧光抗体直接与抗原反应,荧光显微镜下对抗原定性与
定位,流式细胞仪对抗原定量;②间接荧光法:先用未标记的特异性抗体(一抗)与标本中相
应抗原结合,再用荧光素标记的抗抗体(二抗)染色,再通过荧光显微镜观察结果或通过流式
细胞仪分析有无特异性荧光及其定量。

(2)酶免疫测定法(EIA):以酶标记抗体(或抗原)用于免疫学检测,通过相应底物被酶
解以后的显色反应,对细胞和组织标本中的抗原-抗体复合物进行定位定量分析。是将抗原
抗体反应的特异性与酶催化作用的高效性相结合的一种微量分析技术。酶联免疫吸附试验
(ELISA)是酶免疫测定中应用最广的技术,此法简便、快速,灵敏度高。其基本原理是将已
知抗原或抗体吸附在固相载体表面,用洗涤法除去未结合成分,利用复合物上标记的酶催化
底物显色测定。常用的方法有:夹心法、间接法、竞争法。①夹心法:酶标记特异性抗体,用
于检测含有多个相同和不同抗原表位的抗原,将已知抗体包被在固相载体表面,加入待测抗
原,洗涤后加入酶标抗体,再洗涤后加入底物显色(图 8-3);②间接法:用于检测抗体,包被
已知抗原,加入待测血清,洗涤后加酶标二抗,再洗涤后加底物显色(图 8-4);③竞争法:用
于检测小分子抗原,包被已知抗体,将酶标记已知抗原与待测抗原按比例混合后加入,洗涤
后加底物显色,酶标记抗原与待测抗原竞争性地与抗体结合,最后产生的显色物越多,待测
抗原含量越少(图 8-5)。

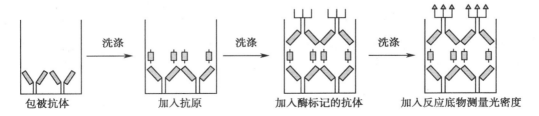

图 8-3 ELISA 夹心法示意图
用已知抗体包被固相载体,加待检标本;加酶标记的特异性抗体;加底物后显色

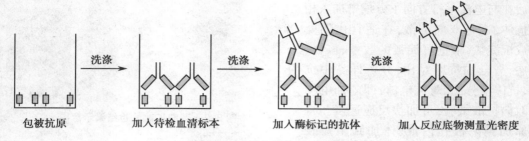

图 8-4　ELISA 间接法示意图

用已知抗原包被固相载体,加入待检标本,再加入酶标记的二抗,加入底物后显色

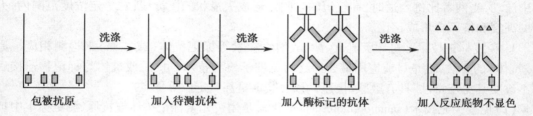

图 8-5　ELISA 竞争法示意图

用已知抗原包被固相载体,加入待检抗体,加入酶标记抗体,洗涤去除未结合的抗体,加底物显色。
因酶标记抗体被洗涤,阳性标本不显色

（3）放射免疫测定（RIA）:是用放射性核素标记抗原或抗体进行抗原抗体反应的免疫测定技术。核素测定需要特殊仪器设备,并具有一定的放射性危害,但因灵敏度高,并可自动化,目前在实验研究和临床检测工作中仍然广泛应用。

二、免疫细胞检测

在体内外对各种免疫细胞进行分离、纯化、鉴定、计数和功能鉴定,研究其在免疫应答中的作用与相互关系,借以了解机体的免疫功能状态,并用于疾病诊断、疗效观察及预后判断。

（一）免疫细胞的分离与鉴定

1. 免疫细胞的分离技术　免疫细胞的分离主要依据各类免疫细胞理化性质、生物学特性的差异而形成多种不同的技术方法。常用的方法有:淋巴细胞的密度梯度离心分离法、巨噬细胞的黏附贴壁分离法、各种不同亚群淋巴细胞的亲和板结合分离法、T、B 淋巴细胞的尼龙毛柱分离法以及荧光激活细胞分析仪（FACS）分离法。

2. 免疫细胞膜分子检测　检测免疫细胞膜分子的方法,按其原理主要分为两类,其一是以抗体检测抗原,目前已研制有几百种针对不同细胞膜分子的单克隆抗体以满足免疫细胞膜分子检测的需要。其二是以配体检测受体,如绵羊红细胞可与人类 T 细胞的 CD2 分子结合形成"E 花环",显微镜检查计数花环形成率,可检测外周血 T 细胞的百分率,若花环形成率低,表明细胞免疫功能降低。

（二）免疫细胞功能检测

免疫细胞的功能测定主要是一些能够反映免疫应答过程中免疫细胞生理变化和效应作用的检测技术。

1. 淋巴细胞增殖试验　淋巴细胞增殖是免疫应答过程中 T、B 淋巴细胞最主要的生理变化之一。检测这一生理变化的主要试验包括混合淋巴细胞反应和淋巴细胞转化试验两种。前者是以同种异型淋巴细胞为抗原,刺激对应的淋巴细胞转化、增殖,此法主要用于同种移植排斥检测。后者以抗原或有丝分裂原(如 PHA、ConA 等)刺激外周血淋巴细胞使其转化、增殖,再用形态学观察或放射性核素标记的核苷掺入法显示结果。常用以下方法检测淋巴细胞的增殖活性。

(1)MTT 法:MTT 是一种噻唑盐,在细胞培养终止前数小时前加入 MTT,其作为线粒体内细胞琥珀酸脱氢酶的底物参与反应,形成褐色的甲臜颗粒沉积于细胞内或细胞周围,甲臜颗粒的量和细胞增殖水平成正比,在培养结束时用异丙醇或二甲亚砜溶解甲臜颗粒,用酶标仪测定光密度值(OD)。

(2)放射性核素掺入法:细胞在 DNA 合成时利用氚标记的胸腺嘧啶核苷(^{3}H-TdR)掺入,DNA 合成和 ^{3}H-TdR 呈正相关,用液体闪烁仪测定放射活性,可反映细胞增殖情况。

(3)形态计数法:淋巴细胞在体外受特异性抗原或非特异性丝裂原(如 PHA、ConA 等)刺激后转化为淋巴母细胞,其形态结构发生明显改变,通过染色显微镜下检查,可计算淋巴细胞的转化率。

2. 细胞毒试验 主要检测 CTL 细胞、NK 细胞、LAK 细胞对其靶细胞的直接细胞毒作用。其基本原理是以放射性核素对靶细胞进行标记,然后以效应细胞对标记靶细胞进行攻击,待靶细胞碎裂后,检测其释出的放射性核素含量,以评价效应细胞的功能。常用 ^{51}Cr 释放法,也可采用 MTT 法。

3. 抗体形成细胞测定 体外检测 B 细胞功能的一种方法。一般采用溶血空斑形成试验,其原理为取经绵羊红细胞(SRBC)免疫小鼠,分离免疫小鼠的脾脏细胞与 SRBC 共育,并加入补体,混合于琼脂中,一定条件孵育后计数溶血空斑,以反映免疫小鼠特异性抗体形成细胞的数量。

4. 细胞吞噬功能测定 包括巨噬细胞的吞噬功能测定和中性粒细胞的吞噬功能测定。实验原理为将可吞噬颗粒(鸡红细胞、细菌、真菌等)与待检细胞共同孵育一定时间,然后涂片镜检并计算细胞吞噬百分率与细胞吞噬指数。

(三)细胞因子的检测

不仅在基础免疫学的研究中具有重要意义,也是临床探索疾病成因、判断预后、考核疗效的辅助指标。检测细胞因子的方法主要有生物学检测法、免疫学检测法和分子生物学检测法。

第二节 免疫学预防

免疫预防(immunoprophylaxis)是指以人工方式输入抗原类或免疫效应类物质,使机体建立特异性免疫保护反应,从而达到预防疾病的目的。

特异性免疫的获得方式如下(图 8-6):

免疫获得方式
- 主动免疫
  - 自然主动免疫:自然感染(显性或隐性感染)
  - 人工主动免疫:接种疫苗、类毒素等
- 被动免疫
  - 自然被动免疫:经胎盘或乳汁从母体获得抗体
  - 人工被动免疫:注射抗血清、免疫球蛋白制剂

图 8-6 免疫获得方式

一、人工主动免疫

人工主动免疫是指给机体输入抗原物质,使免疫系统因抗原刺激而产生类似感染时的免疫过程,从而产生针对该抗原的特异性免疫力,也称预防接种。其特点:①产生免疫慢;②维持时间长;③可用于传染病的特异性预防。

人工主动免疫常用的生物制品

1. 疫苗　习惯上将用于免疫预防的抗原性生物制品统称为疫苗。也可将细菌制成的生物制品称为菌苗。

(1)灭活疫苗:又称死疫苗,是用物理或化学方法将病原微生物杀死或灭活后制备的生物制品。如霍乱、百日咳和伤寒等疫苗。灭活疫苗优点是安全、易保存,可诱导特异性抗体产生;缺点是灭活疫苗进入机体后不能生长繁殖,为了获得强而持久的免疫力,必须多次接种,注射局部或全身的反应较重,且无法诱导 CTL 细胞活化,有一定局限性。

(2)减毒活疫苗:是用弱毒或基本无毒的活病原微生物制成的生物制品。常用的卡介苗、甲肝疫苗和脊髓灰质炎疫苗等。活疫苗优点是多以自然感染途径进入机体,不仅可引起体液免疫和细胞免疫,还可形成黏膜局部免疫,一般只需接种一次,接种剂量小,效果好,免疫力维持时间久;其缺点是不安全,且不易存放。

(3)新型疫苗

1)亚单位疫苗:是去除病原微生物体内与激发保护性免疫无关的成分,保留有效免疫原成分制备的疫苗,免疫效果好,亚单位疫苗不良反应少,为了提高其免疫原性,常加入佐剂。

2)合成肽疫苗:根据有效免疫原性的氨基酸序列设计与合成的免疫原性多肽。此类疫苗以最小的免疫原性肽来激发有效的特异性免疫应答,无需培养微生物,也无血源疫苗传染的可能性。

3)基因工程疫苗:利用基因工程技术制备的疫苗,主要包括:①重组抗原疫苗:将编码免疫原组分的基因片段,借助载体转移至细菌、酵母菌等体内,通过对其培养得到目的基因产物,提取纯化而制成的疫苗;②DNA 疫苗:将编码有效免疫原的基因与细菌质粒构建成重组体,再将其导入宿主细胞,使其在体内持续表达有效的蛋白抗原,免疫效果好。

2. 类毒素　是细菌外毒素经 0.3% ~ 0.4% 甲醛脱毒后制成的生物制品。类毒素已失去毒性,但保留免疫原性,接种后能诱导机体产生抗毒素。常用的类毒素有破伤风类毒素、白喉类毒素等。

二、计划免疫

计划免疫(planed immunization)是根据特定传染病疫情分析和人群免疫状况分析,所制定的科学的、长期的、有计划的预防接种程序,使人体获得对传染病的免疫力,从而达到控制和消灭传染源的目的。计划免疫程序包括儿童基础免疫及成人和特殊职业、特殊地区人群的程序免疫。儿童基础免疫所用疫苗分两类:第一类疫苗是政府免费向公民提供,公民依照政府规定受种的疫苗见表 8-1。第二类是由公民自费并自愿受种的其他疫苗。

表8-1　我国目前实施的儿童计划免疫程序（2007）

疫苗（次数）	接种对象	接种途径
乙肝疫苗（3）	出生 24 小时内、1、6 月龄	肌内
卡介苗（1）	出生 24 小时内	皮内
脊髓灰质炎疫苗（4）	2、3、4 月龄，4 周岁	口服
百白破疫苗（4）	3、4、5 月龄，18 ~ 24 月龄	肌内
白破疫苗（1）	6 周岁	肌内
麻腮风疫苗（2）	麻风 8 月龄，麻腮风 18 ~ 24 月龄	皮下
乙脑疫苗（2）	8 月龄，两周岁	皮下
流脑减毒活疫苗（4）	6 ~ 18 月龄 A 群两次（间隔 3 月），3、6 周岁 A + C	皮下
甲肝减毒活疫苗（1）	18 月龄	肌内

　　免疫接种注意事项：①接种对象：主要为适龄儿童；②接种剂量、次数和间隔时间：严格按照疫苗使用说明进行接种；③禁忌证：不同疫苗的禁忌证不同。高热、严重心血管疾病、肝肾疾病、活动性结核及风湿热、急性传染病、甲亢、严重高血压、糖尿病、免疫功能缺陷者或正在应用免疫抑制剂者、妊娠期及月经期等均不宜接种疫苗。

三、人工被动免疫

　　人工被动免疫是给机体输入现成免疫效应物质，使机体立即获得特异性免疫力，从而达到治疗和紧急预防的目的。经典的人工被动免疫制剂主要是来自动物与人的抗体，人工主动和被动免疫的特点比较见表8-2。

表8-2　人工主动免疫与人工被动免疫的特点比较

特性	人工主动免疫	人工被动免疫
输入机体物质	抗原	抗体（免疫细胞）
免疫力产生时间	较慢	立即
免疫力维持时间	较长	较短
主要用途	预防	治疗、紧急预防

　　1. 抗毒素　是用细菌外毒素或类毒素免疫动物后制备的免疫血清，具有中和外毒素毒性的作用。一般临床所用抗毒素为免疫马血清，该制剂对人来说是异种蛋白，可引起超敏反应发生，因此使用前应做皮试。常用的有破伤风抗毒素、白喉抗毒素。

　　2. 人免疫球蛋白制剂

　　（1）非特异性丙种球蛋白制剂：是从大量混合血浆或由健康产妇胎盘血中分离制成的免疫球蛋白浓缩剂，该制剂含有抗正常人群中经常流行的各种传染病的病原体的多种抗体，主要用于治疗免疫球蛋白缺乏症或麻疹、甲型肝炎、脊髓灰质炎等病毒感染的紧急预防。

　　（2）特异性免疫球蛋白制剂：是来源于含有对某种病原微生物高效价抗体的血浆，用于特定病原微生物感染的预防。因针对性强，被动免疫效果较好，可用于某些细菌及病毒感染性疾病的紧急预防。

第三节　免疫学治疗

免疫治疗是根据免疫学原理,针对疾病的发生机制,人为调整机体免疫功能,以达到治疗疾病目的所采取的措施。免疫治疗不仅可用于感染性疾患,还可用于免疫缺陷病、自身免疫病及肿瘤等有关疾病的治疗。根据免疫治疗的作用特点分为特异性和非特异性治疗;根据所用制剂作用机制可分为主动免疫治疗和被动免疫治疗;按其对机体免疫应答的影响可分为免疫增强疗法和免疫抑制疗法;按治疗剂的成分可分为以抗体、免疫细胞、细胞因子为基础的免疫治疗。

一、抗体为基础的免疫治疗

以抗体为基础的免疫治疗主要用于抗感染、抗肿瘤和抗移植排斥反应。

1. 多克隆抗体　抗原免疫动物后获得的或从机体提取免疫球蛋白,如抗病毒血清用于紧急预防和治疗外毒素所致的疾病;人丙种球蛋白用于紧急预防和治疗病毒感染性疾病;抗淋巴细胞丙种球蛋白注入机体,在补体参与下溶解淋巴细胞,用于阻止移植排斥反应,延长移植物存活时间,或用于治疗某些自身免疫病。

2. 单克隆抗体　是用杂交瘤技术制备出的识别单一表位的特异性抗体,和多克隆抗体比较,具有结构单一、特异性高、无交叉反应等优点。常用的有抗细胞表面分子的单克隆抗体,如抗 CD3、抗 CD4 等;抗细胞因子抗体,如抗 TNF-α 抗体临床上用于治疗慢性炎症性疾病;抗体靶向治疗,是以高度特异单抗为载体,将细胞毒性药物靶向携带到肿瘤部位,特异杀伤肿瘤。

二、免疫细胞为基础的免疫治疗

以细胞为基础的免疫治疗,是给患者输入细胞制剂,以激活或增强机体的免疫应答,如干细胞移植、过继免疫治疗等都属于被动免疫治疗;肿瘤细胞疫苗、基因修饰的疫苗等属于主动免疫治疗,这些疫苗主要用于治疗疾病,被称为治疗性疫苗。

三、细胞因子为基础的免疫治疗

1. 细胞因子疗法　是将细胞因子基因或其受体基因通过一定技术导入体内,使其在体内持续表达并发挥治疗效应,主要用于治疗恶性肿瘤、感染和自身免疫等疾病。此法可解决细胞因子类药物在体内半衰期短,重复多次注射引起严重副作用等问题。

2. 细胞因子阻断和拮抗疗法　抑制细胞因子产生、阻断细胞因子与受体的结合以及结合后信号转导过程,从而抑制细胞因子的病理作用。用于治疗自身免疫病、移植排斥反应等。

四、免疫调节剂为基础的免疫治疗

免疫增强剂和免疫抑制剂可以非特异性地增强或抑制免疫功能,广泛应用于感染、肿瘤、自身免疫病和免疫缺陷病。

1. 常用的免疫增强剂　也称免疫激活剂,微生物制剂、免疫分子、化学药物和中草药,如卡介苗、细胞因子、灵芝多糖、黄芪等。

2. 常用的免疫抑制剂 ①微生物制剂:真菌代谢产物如环孢素等;②化学药物:糖皮质激素、环磷酰胺等;③中草药:雷公藤、苦参等。

（杨琬芳）

❓复习思考题

1. 体外抗原抗体反应的特点是什么？有哪些常见类型？
2. 简述 ELISA 检测方法的基本原理和常用方法。
3. 比较减毒活疫苗与灭活疫苗的优缺点。

中篇 医学微生物学

第九章 微生物概述

学习要点

1. 微生物概念和分类。
2. 医学微生物学研究内容。
3. 微生物和人类的关系。

第一节 微生物的概念及种类

微生物是存在于自然界的一群体积微小、结构简单、肉眼直接看不见,必须借助光学显微镜或电子显微镜放大数百倍、数千倍,甚至数万倍才能观察到的微小生物。微生物具有体形微小、结构简单,繁殖迅速、容易变异,种类繁多、分布广泛等特点。

自然界的微生物种类繁多,按其分化、结构和组成特点可分为三大类:

1. 非细胞型微生物 没有完整的细胞结构,缺乏产生能量的酶系统,只能在特定活细胞内增殖,核酸类型为 DNA 或 RNA,如病毒、朊粒。

2. 原核细胞型微生物 细胞核分化程度低,只有呈环状裸露 DNA 团块结构的原始核,无核膜和核仁,除核糖体外缺乏完整的细胞器。这类微生物包括细菌、支原体、衣原体、立克次体、螺旋体和放线菌。

3. 真核细胞型微生物 细胞核分化程度高,有核膜、核仁和染色体,胞质内有核糖体、内质网、高尔基体等完整细胞器,如真菌。

第二节 微生物与人类的关系

绝大部分微生物对人和动物、植物有益无害,甚至是必需的。自然界 N、C、S 等元素的循环需要微生物的代谢活动来进行,如土壤中的微生物能将动植物腐败后的有机氮化物转化为无机氮化物,以供植物生长需要;空气中的氮依靠固氮菌作用后被植物吸收,而有些植物又是人和动物的必需食物;人体的正常菌群代谢后可为机体提供一定的营养作用。

微生物与人类生产及生活有着密切关系。在农业方面:可用微生物制造菌肥、杀虫剂、植物生长激素等。在工业方面:微生物已应用于医药、食品、皮革、纺织、石油、化工、冶金等行业,利用微生物代谢可生产抗生素、维生素、氨基酸等。在环境保护方面:利用微生物可降解塑料、甲苯等有机物,微生物在污水中分解酚、有机磷、氰化物,还原水中汞、砷等有毒物质。在生命科学方面:用微生物作为研究对象或模式生物,揭示基因表达及调控的奥秘,利用微生物制备限制性核酸内切酶等工具酶和载体系统,可定向创建工程菌,并生产人类需要的生物制剂,如胰岛素、干扰素等。

有极少部分微生物可引起人和动、植物疾病,这些具有致病性的微生物称为病原微生物或致病性微生物,如引起伤寒、痢疾、结核病的细菌,引起肝炎、艾滋病的病毒等。有些微生物,正常情况下不致病,只在特定情况下致病,这类微生物称为条件致病微生物,如普通大肠埃希菌离开肠道进入泌尿道或腹腔中就可引起感染。有些微生物可引起粮食、中药等霉变、腐烂。

第三节 微生物学和医学微生物学

微生物学是生命科学中的一门重要学科,主要研究微生物的种类、分布、基本结构、代谢、生长繁殖、遗传变异以及与人类、动植物、自然界等相互关系的一门学科。随着微生物学研究的深入,又形成了许多分支,如微生物生理学、微生物生态学、微生物遗传学、微生物基因组学等;按研究对象分为细菌学、病毒学、真菌学;按研究领域分为农业微生物学、工业微生物学、食品微生物学、医学微生物学等。

医学微生物学是微生物学的一个分支,是基础医学中的一门重要学科,它是研究病原微生物的生物学性状、致病性与免疫性、微生物学检查方法、防治措施等的一门学科。学习医学微生物学就是要掌握和运用本学科的基本理论、基础知识和基本技能,为学习其他基础医学、临床医学及预防医学奠定基础,以控制和消灭微生物感染性疾病和与之有关的免疫损伤等疾病。

第四节 医学微生物学发展简史

医学微生物学是人类在与传染病斗争过程中逐步发展起来的,经历了漫长的历史过程,大致可分为 3 个时期。

一、经验微生物学时期

由于条件有限,人们未观察到微生物,但已将微生物知识应用于工农业生产、生活和疾病防治中。北魏(386—534 年)贾思勰《齐民要术》一书中,详细记载了制醋方法。11 世纪时,北宋末年刘真人就有肺痨由虫引起之说。意大利 Fracastoro(1483—1553 年)认为传染病的传播有直接、间接和通过空气等数种途径。奥地利 Plenciz(1705—1786 年)主张传染病的病因是活的物体,每种传染病由独特的活物体所引起。18 世纪我国师道南在《天愚集》中描述了当时鼠疫猖獗流行的凄惨景况,同时也正确地指出了鼠疫的流行环节。明代李时珍《本草纲目》中指出,对病人的衣服蒸洗过再穿就不会感染到疾病,表明已有消毒的记载。大量古书表明,我国在明隆庆年间(1567—1572 年),人痘苗已经广泛使用,并先后传至俄国、朝鲜、日本、土耳其、英国等国家。

二、实验微生物学时期

1. 微生物的发现　1676 年荷兰人 Antony Van Leeuwenhoek（1632—1723 年）自制了能放大 266 倍的原始显微镜，发现许多肉眼看不见的微小生物，为微生物的存在提供了科学依据。

2. 微生物的生理学时期　19 世纪 60 年代，法国科学家 Louis Pasteur（1822—1895 年）首先实验证明有机物质发酵和腐败是由微生物引起，而酒类变质是因污染了杂菌所致，为防止酒类发酵成醋创用的加温处理法，就是至今仍沿用于酒类和牛奶的巴氏消毒法。英国外科医生 Joseph Lister（1827—1912 年）创用石炭酸喷洒手术室和煮沸手术用具，以防止术后感染，为防腐、消毒以及无菌操作奠定基础。德国学者 Robert Koch（1843—1910 年）创用固体培养基，将细菌从环境或病人排泄物等标本中分离成为纯培养，利于对各种细菌的特性分别研究；他还创用了染色方法和实验动物感染，为发现多种传染病的病原菌提供实验手段。

3. 病毒的发现　1892 年俄国科学家 Iwanovski（1864—1920 年）发现了第一个病毒即烟草花叶病毒。1897 年 Loeffler 和 Frosch 发现动物口蹄疫病毒。首先被证实对人致病的病毒是黄热病病毒。细菌病毒（噬菌体）则分别由 Twort 和 Herelle 发现，随后相继分离了许多对人类、动物和植物致病的病毒。

4. 抗微生物药物的发明　1910 年德国化学家 Paul Ehrlich 合成砷凡纳明来治疗梅毒，开创了用化学药物治疗微生物疾病的时代。1929 年英国细菌学家 Fleming 发现青霉素，1940 年 H. W. Florey 将青霉素提纯并应用于临床；此后人们又合成多种的抗生素和化学合成抗菌药物，并证明很多中药有抗菌作用。由于抗菌药物的应用，使很多由微生物感染引起的疾病得以控制。

三、现代微生物学时期

1. 新病原微生物的发现　自 1973 年以来，新发现的病原微生物已有 30 多种。其中主要的有军团菌，幽门螺杆菌，霍乱弧菌 O139 血清群，大肠埃希菌 O157:H7 血清型，肺炎衣原体，伯氏疏螺旋体，人类免疫缺陷病毒，人类疱疹病毒 6、7、8 型，丙、丁、戊、己、庚型肝炎病毒，轮状病毒，汉坦病毒，类病毒（viroid）、拟病毒（virusoid）、亚病毒（subvirus）和朊粒（prion）等。

2. 微生物基因组研究　对病原微生物致病机制的认识可深入到分子水平和基因水平。迄今为止已经完成大量细菌、病毒等微生物的基因测序工作，进一步明确其与宿主间的相互关系，为诊断和防治微生物感染性疾病提供新的科学依据。

3. 微生物致病机制研究　人们利用分子生物学等一些先进技术，对病原微生物致病机制的研究深入到分子和基因水平，同时进一步明确了宿主体内微生态平衡的重要性。

4. 检测技术　分子生物学技术在微生物分类、新种类鉴定和流行病学中应用尤为重要。临床微生物学检验中，快速诊断方法发展较快。免疫荧光、放射核素和酶（ELISA）三大标记技术中，以 ELISA 快速测定微生物抗原技术较为普遍。放射核素标记因有辐射危害，已逐渐为地高辛、光敏生物素等非放射性物质标记所替代。细菌检验中的微量化和自动化，也是微生物学诊断中的发展方向。

5. 防治方法　疫苗的发展经历了灭活疫苗、减毒活疫苗、亚单位疫苗、基因工程疫苗，1993 年 Ulmer 等开创的核酸疫苗被誉为疫苗学的新纪元，具有广阔的发展前景，其种类趋于多联疫苗、黏膜疫苗、缓释疫苗等多样化。由于病原菌多重耐药株相继出现,给治疗带来很大困难,不断对老药修饰改造和新抗菌药物的研制,但仍不能逆转耐药性这一根本问题。近年来,应用生物工程产生大批量干扰素、IL-2 等细胞因子,在治疗某些病毒性疾病中,取得一定效果。

虽然医学微生物学领域的研究取得了巨大成就,但是人们仍然面临感染性疾病的威胁,因此感染性疾病的病原学研究、致病机制研究、抗感染免疫的分子机制研究、临床快速诊断技术的开发、新型疫苗的研究、抗感染药物研发等任重而道远。

(杨琬芳)

复习思考题

1. 比较原核细胞型、真核细胞型和非细胞型微生物的结构差异。
2. 说明微生物和医学微生物的关系,医学微生物学的研究内容及学习目的。
3. 举例说明微生物与人类的关系。

第十章　细菌的形态与结构

学习要点

1. 革兰阳性菌和革兰阴性菌细胞壁的异同,细菌 L 型及意义。
2. 细菌基本结构、特殊结构的种类、功能及医学意义。
3. 革兰染色是最常用的细菌染色方法。

细菌(bacterium)是原核生物界的一种单细胞微生物。广义的细菌泛指各种原核细胞型微生物。学习细菌的形态、结构对研究细菌的生命活动规律、致病性和免疫性,以及鉴别细菌、诊断和防治传染病等均有重要的意义。

第一节　细菌的大小与形态

一、细菌的大小

细菌个体微小,测量单位用微米(μm),观察细菌最常用光学显微镜,放大 1000 倍左右才能看得见。不同种类的细菌大小不一,多数球菌直径约为 1μm,中等大小杆菌长 2 ~ 3μm,宽 0.3 ~ 0.5μm。

二、细菌的形态

细菌按其外形,主要分球菌、杆菌和螺形菌三大类(图 10-1)。

1. **球菌** 单个菌体呈球形或近似球形,依其分裂平面和分裂后排列的方式不同,可分为:①双球菌:沿一个平面分裂,分裂后的菌体成双排列,如脑膜炎奈瑟菌;②链球菌:沿一个平面分裂,分裂后多个菌体排列成链状,如化脓性链球菌;③葡萄球菌:沿多个不规则的平面分裂,分裂后菌体堆积成葡萄状,如金黄色葡萄球菌。另外,还有四联球菌、八叠球菌等。

2. **杆菌** 菌体呈杆状或近似杆状。不同种类杆菌的大小、长短、粗细及形态很不一致,大多呈直杆状,有的菌体稍弯,有的两端钝圆或平齐,有的末端膨大呈棒状。大多数杆菌为分散排列,有的呈链状排列,如炭疽芽胞杆菌;有的呈分枝状排列,称为分枝杆菌,如结核分枝杆菌。

3. **螺形菌** 菌体呈弯曲状,可分为三类

(1)弧菌:菌体长 2 ~ 3μm,只有一个弯曲,呈弧状或逗点状,如霍乱弧菌。

(2)螺菌:菌体有数个弯曲,但菌体较硬,如鼠咬热螺菌。

(3)螺杆菌及弯曲菌:菌体细长弯曲柔软,可见弯曲呈 S 形或海鸥状,菌长与弧菌相似,如幽门螺杆菌、空肠弯曲菌等。

细菌形态可受各种理化因素的影响,一般说来,在生长条件适宜时培养 8~18 小时的细菌形态较为典型;细菌衰老时或有不利于细菌生长的物质(如药物、抗生素、抗体、过酸、过高的盐分等)时,细菌常常出现不规则的形态,表现为多形性,呈梨形、气球状或丝状等,称为衰退型,不易识别。观察细菌形态和大小特征时,应注意来自机体或环境中各种因素所导致的细菌形态变化。

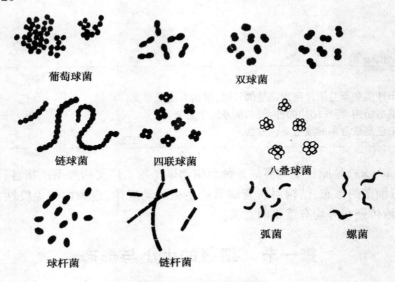

图 10-1 细菌的基本形态

第二节 细菌的结构

细菌虽小,仍具有一定的细胞结构。其基本结构有:细胞壁、细胞膜、细胞质和核质。某些细菌还有特殊结构:荚膜、鞭毛、菌毛和芽胞(图 10-2)。

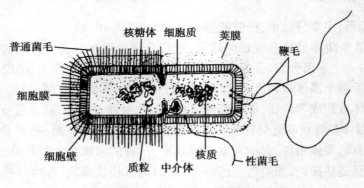

图 10-2 细菌细胞结构模式图

一、基本结构

(一)细胞壁

细胞壁位于细菌细胞的最外层,包绕在细胞膜的周围。是一种膜状结构,组成较复杂,因不同细菌而异。用革兰染色法可将细菌分为两大类,即革兰阳性(G^+)菌和革兰阴性(G^-)菌。两类细菌细胞壁的共有组分为肽聚糖,但分别拥有各自的特殊组分。

1. 肽聚糖 细菌细胞壁的化学组成较复杂,并随种类不同而异,其基本成分为肽聚糖,又称为黏肽或胞壁质,G^+菌的肽聚糖由聚糖骨架、四肽侧链和五肽交联桥三部分组成,G^-菌的肽聚糖仅由聚糖骨架和四肽侧链两部分组成。聚糖骨架由 N-乙酰葡萄糖胺和 N-乙酰胞壁酸交替间隔排列,经 β-1,4 糖苷键连接而成,四肽侧链连接在 N-乙酰胞壁酸上。交联桥与四肽侧链的组成及连接方式因菌种而异,如金黄色葡萄球菌的四肽侧链由 L-丙氨酸、D-谷氨酸、L-赖氨酸和 D-丙氨酸依序构成。第三位的 L-赖氨酸通过由 5 个甘氨酸组成的五肽交联桥连接到相邻四肽链第四位的 D-丙氨酸上,从而构成机械强度十分坚韧的三维立体框架结构(图10-3)。大肠埃希菌四肽侧链中第三位的氨基酸为二氨基庚二酸(DAP),DAP 与相邻四肽侧链末端的 D-丙氨酸直接连接,没有五肽交联桥,形成较疏松的二维单层平面网状结构(图10-4)。

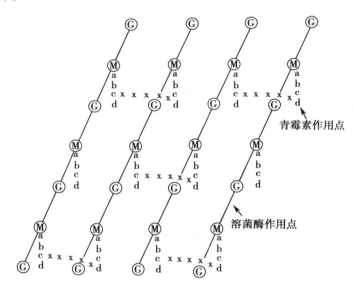

图10-3 金黄色葡萄球菌细胞壁的肽聚糖结构

M:N-乙酰胞壁酸 　　G:N-乙酰葡糖胺

o:β-1,4o 糖苷键 　　a:L-丙氨酸

b:D-谷氨酸 　　c:L-赖氨酸

d:D-丙氨酸 　　x:甘氨酸

2. 革兰阳性菌细胞壁特殊组分 G^+菌的细胞壁较厚(20～80nm),除含有 15～50 层肽聚糖结构外,大多数尚含有大量的磷壁酸,少数是磷壁醛酸,约占细胞壁干重的 50%。

磷壁酸是革兰阳性菌特有,系核糖醇或甘油醇残基经由磷酸二酯键互相连接而成的衍生物。包括:

1)壁磷壁酸:它与细胞壁中肽聚糖分子的 N-乙酰胞壁酸发生共价结合,可用稀酸或稀碱进行提取,其含量有时可达壁重的 50%(或细胞干重的 10%),含量多少与培养基成分密切相关。

2)膜磷壁酸:又称脂磷壁酸,一端由甘油磷酸链分子与细胞膜上的磷脂进行共价结合,另一端均游离于细胞壁外。它的含量与培养条件关系不大,可用 45% 热酚水提取,也可用热

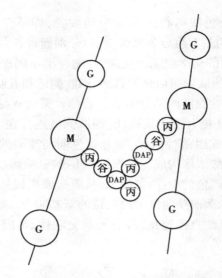

图 10-4 大肠埃希菌细胞壁的肽聚糖结构

水从脱脂的冻干细菌中提取。磷壁酸抗原性很强,是革兰氏阳性菌的重要表面抗原;在调节离子通过黏液层中起作用;也可能与某些酶的活性有关。

壁磷壁酸一端通过磷脂与肽聚糖上的胞壁酸共价结合,另一端伸出细胞壁游离于外。膜磷壁酸一端与细胞膜外层上的糖脂共价结合,另一端穿越肽聚糖层伸出细胞壁表面呈游离状态。磷壁醛酸与磷壁酸相似,仅其结构中以糖醛酸代替磷酸。

壁磷壁酸与脂磷壁酸共同组成带负电荷的网状多聚物或基质,使得 G^+ 菌的细胞壁具有良好的坚韧性、通透性及静电性能。磷壁酸也具有抗原性及黏附素活性。

此外,某些革兰阳性菌细胞壁表面尚有一些特殊的表面蛋白质,如金黄色葡萄球菌的 A 蛋白、A 群链球菌的 M 蛋白等。而大多数革兰阳性菌细胞壁中蛋白质含量较少。

3. 革兰阴性菌细胞壁特殊组分 G^- 菌细胞壁较薄(10 ~ 15nm),但结构较复杂。除含有 1 ~ 2 层的肽聚糖结构外,尚有其特殊组分外膜,约占细胞壁干重的 80%。

外膜由脂蛋白、脂质双层和脂多糖三部分组成。脂蛋白位于肽聚糖层和脂质双层之间,其蛋白质部分与肽聚糖侧链的二氨基庚二酸相连,其脂质成分与脂质双层非共价结合,使外膜和肽聚糖层构成一个整体。脂质双层的结构类似细胞膜,双层内镶嵌着多种蛋白质称为外膜蛋白,其中有的为孔蛋白,如大肠埃希菌的 OmpF、OmpC,允许水溶性分子(分子量≤600)通过;有的为诱导性或去阻遏蛋白质,参与特殊物质的扩散过程;有的为噬菌体、性菌毛或细菌素的受体。由脂质双层向细胞外伸出的是脂多糖(LPS)。LPS 由脂质 A、核心多糖和特异多糖三部分组成,即 G^- 菌的内毒素。

(1)脂质 A:由 β-1,6 糖苷键相连的 D-氨基葡萄糖双糖组成的基本骨架,双糖骨架的游离羟基和氨基可携带多种长链脂肪酸和磷酸基团。不同种属细菌的脂质 A 骨架基本一致,其主要差别是脂肪酸的种类和磷酸基团的取代不尽相同,其中 β-羟基豆蔻酸是肠道菌所共有的。脂质 A 是内毒素的毒性和生物学活性的主要组分,无种属特异性,故不同细菌产生的内毒素的毒性作用均相似。

(2)核心多糖:位于脂质 A 的外层,由己糖(葡萄糖、半乳糖等)、庚糖、2-酮基-3-脱氧辛酸(KDO)、磷酸乙醇胺等组成。经 KDO 与脂质 A 共价联结。核心多糖有属特异性,同一属细菌的核心多糖相同。

(3)特异多糖:是脂多糖的最外层,由数个至数十个寡聚糖(3～5个单糖)重复单位所构成的多糖链。特异多糖即革兰阴性菌的菌体抗原(O抗原),具有种特异性,因其多糖中单糖的种类、位置、排列和空间构型各不相同所致。特异多糖的缺失,细菌从光滑(S)型变为粗糙(R)型。

此外,少数革兰阴性菌(脑膜炎奈瑟菌、淋病奈瑟菌、流感嗜血杆菌)的LPS结构不典型,其外膜糖脂含有短链分枝状聚糖组分(与粗糙型肠道菌的LPS相似),称为脂寡糖(LOS)。它与哺乳动物细胞膜的鞘糖脂成分非常相似,从而使这些细菌逃避宿主免疫细胞的识别。LOS作为重要的毒力因子受到关注。

在 G⁻ 菌的细胞膜和外膜的脂质双层之间有一空隙,约占细胞体积的 20%～40%,称为周浆间隙。该间隙含有多种水解酶,例如蛋白酶、核酸酶、碳水化合物降解酶及作为毒力因子的胶原酶、透明质酸酶和 β-内酰胺酶等,在细菌获得营养、解除有害物质毒性等方面有重要作用。

G⁺和G⁻菌细胞壁结构显著不同(表10-1),导致这两类细菌在染色性、抗原性、致病性及对药物的敏感性等方面有很大差异。

表 10-1　革兰阳性菌与革兰阴性菌细胞壁结构比较

细胞壁	革兰阳性菌	革兰阴性菌
强度	较坚韧	较疏松
厚度	20～80nm	10～15nm
肽聚糖层数	可达50层	1～2层
肽聚糖含量	占细胞干重的50%～80%	占细胞干重的20%～50%
糖类含量	约45%	15%～20%
脂类含量	1%～4%	11%～22%
磷壁酸	+	−
外膜	−	+

此外,某些细菌(如分枝杆菌)细胞壁含有丰富脂质,这与上述 G⁺和 G⁻菌细胞壁结构显著不同,因此这类细菌具有特殊的生物学性状和致病特点。

4. 细胞壁的主要功能及相关的医学意义

(1)保护细菌和维持菌体形态:细菌细胞壁坚韧而富弹性,其主要功能是维持菌体固有的形态,并保护细菌抵抗低渗环境。细菌细胞质内有高浓度的无机盐和大分子营养物质,其渗透压高达 506.6～2533.1kPa(5～25 个大气压)。由于细胞壁的保护作用,使细菌能承受内部巨大的渗透压而不会破裂,并能在相对低渗的环境下生存。

(2)物质交换:细胞壁上有许多小孔以及特定的转运蛋白,可参与菌体内外的物质交换。

(3)与致病性有关:乙型溶血性链球菌表面的 M 蛋白与 LTA 结合,在细菌表面形成微纤维,可介导菌体与宿主细胞黏附,是该菌重要的致病物质。金黄色葡萄球菌的 A 蛋白和乙型溶血性链球菌的 M 蛋白具有对抗免疫细胞的吞噬功能。磷壁酸和 LPS 具有抗原性,可以诱发机体的免疫应答。LPS 是内毒素,可使机体发热,白细胞增加,严重时可致休克死亡。

（4）与耐药性有关：G^+菌肽聚糖缺失可使作用于细胞壁的抗菌药物失效（见 L 型细菌）；G^-菌外膜通透性的降低阻止某些抗菌药物进入和外膜主动外排（泵出）抗菌药物，成为细菌重要的耐药机制。

（5）与静电性有关：磷壁酸和 LPS 均带负电荷，能与 Mg^{2+} 等双价离子结合，有助于维持菌体内离子的平衡，调节细菌生理代谢。但 G^+ 菌磷壁酸带更多的负电荷，故等电点更低（G^+菌等电点为 pH 2~3，G^-菌为 pH 4~5），故更易与带正电荷的碱性染料结晶紫结合，被染成紫色。

（6）其他：G^+菌的磷壁酸是重要表面抗原，与血清型分类有关。LPS 也可增强机体非特异性抵抗力，并有抗肿瘤等有益作用。

5. 细菌细胞壁缺陷型（细菌 L 型）　细菌细胞壁的肽聚糖结构受到理化或生物因素的直接破坏或合成被抑制，这种细胞壁受损的细菌一般在普通环境中不能耐受菌体内的高渗透压而胀裂死亡。但在高渗环境下，它们仍可存活者称细菌细胞壁缺陷型。

细菌 L 型在体内或体外、人工诱导或自然情况下均可形成，诱发因素很多，如溶菌酶、溶葡萄球菌素和青霉素等。其中溶菌酶和溶葡萄球菌素能裂解肽聚糖中 N-乙酰葡糖胺和 N-乙酰胞壁酸之间的 β-1,4 糖苷键，破坏聚糖骨架。青霉素能与细菌竞争合成肽聚糖过程中所需的转肽酶，抑制四肽侧链上 D-丙氨酸与五肽桥之间的联结，使细菌不能合成完整的肽聚糖。人与动物细胞无细胞壁，也无肽聚糖结构，故溶菌酶和青霉素对人体细胞无破坏作用。

 知识链接

L 菌名称的由来

1935 年英国学者 Klieneberger 在研究鼠咬热的病原体念珠状链杆菌时，意外地发现了一种肉眼可见的微小菌落，其菌体呈高度多形性，认为是该菌的一个变种；因为该变种是在 Lister 医学研究所内发现的，即取其第一个字母以命名，故称为 L 菌。Lister 是英国著名的微生物学家。L 菌也称细菌 L 型，其可见的英文名称就有 5 个之多，即 L-form、L-phase、L-organism、L-phase variant 和 Cellwall deficient bacteria，以前者为常见。

（1）L 菌分型：①原生质体：G^+菌细胞壁缺失后，原生质仅被一层细胞膜包住，称为原生质体；②原生质球：G^-菌肽聚糖层受损后尚有外膜保护，称为原生质球。支原体是天然缺乏细胞壁的微生物，与细菌 L 型不同。

（2）L 菌的分布：此型细菌分布极广，可以说凡有细菌存在之处，如土壤、河水、动物器官及人体组织等，便有 L 菌的存在；病原微生物的 L 菌保存着一定的毒力，具有致病性。已经发现一些真菌和螺旋体也会变成 L 菌。

（3）L 菌的形成：L 型细菌的形成与细菌生存环境的改变和人工诱导作用有关。人工诱导细菌变成 L 型细菌的因素如下：①抗生素，如青霉素、先锋霉素、万古霉素等；②酶类，如溶菌酶、脂酶；③机体的一些免疫因素，如抗体、补体、吞噬细胞；④物理因素，如紫外线；⑤化学因素，如去氧胆酸盐。

（4）多形性：细菌 L 型的形态因缺失细胞壁呈高度多形性，大小不一，有球形、杆状和丝状等。着色不匀，无论其原为革兰阳性或阴性菌，形成 L 菌大多染成革兰阴性。细菌 L 型难以培养，其营养要求基本与原菌相似，但需在高渗低琼脂含血清的培养基中生长。细菌 L 型生长繁殖较原菌缓慢,一般培养2~7天后在软琼脂平板上形成中间较厚、四周较薄的荷包蛋样细小菌落,也有的长成颗粒状或丝状菌落。细菌L型在液体培养基中生长后呈较疏松的絮状颗粒,沉于管底,培养液则澄清。

(5)致病力:某些L菌仍有一定的致病力,通常引起慢性感染,如尿路感染、骨髓炎、心内膜炎等,并常在使用作用于细胞壁的抗菌药物(β-内酰胺类抗生素等)治疗过程中发生。临床上遇有症状明显而标本常规细菌培养阴性者,应考虑细菌L型感染的可能性,宜作L菌的专门分离培养,并更换抗菌药物。

(二)细胞膜

是位于细胞壁内、细胞质外的一层柔软而有弹性的生物膜,厚约7.5nm,占细胞干重的10%~30%。细菌细胞膜结构与真核细胞膜基本相同,由磷脂和多种蛋白质组成,但不含胆固醇,细菌细胞膜是细菌赖以生存的重要结构之一,其主要功能如下:

1. 物质转运　细菌细胞膜形成疏水性屏障,允许水和某些小分子物质被动性扩散、特异性营养物质的选择性进入和废物的排出及透性酶参与营养物质的主动摄取过程。

2. 呼吸和分泌　因细菌无线粒体结构,参与细胞氧化呼吸的细胞色素、组成呼吸链的其他酶类及三羧酸循环的某些酶均定位于细胞膜表面。因此,细菌细胞膜类似于真核细胞的线粒体,在细胞呼吸和能量代谢中发挥重要作用。

细菌的分泌系统是一种贯穿细菌胞膜的特殊结构,由不同的膜镶嵌蛋白构成。其分泌的底物主要为蛋白质(如蛋白酶、溶血素、毒素等)和DNA,可分布于细菌表面,或释放到细菌的外环境中,或注入宿主细胞内,参与细菌的各种重要生命活动和致病作用。如通过分泌系统,细菌可将某些胞外酶分泌至胞外,消化营养物质,便于自身吸收利用;有些细菌蛋白可分泌到细胞膜外,参与菌毛和鞭毛的生物合成;而分泌到细胞外的细菌毒素及毒性酶类,则参与细菌的致病过程。根据细菌分泌系统的结构和功能不同,目前确认的有Ⅰ~Ⅻ型分泌系统。

3. 生物合成　细胞膜含有多种酶类,参与细胞结构(如肽聚糖、磷脂、鞭毛和荚膜等)的合成。其中与肽聚糖合成有关的酶类(转肽酶或转糖基酶),是青霉素作用的主要靶位,称为青霉素结合蛋白(PBP),与细菌的耐药性形成有关。

4. 参与细菌分裂　细菌部分细胞膜内陷、折叠、卷曲形成的囊状物,称为中介体。中介体多见于革兰阳性细菌,常位于菌体侧面(侧中介体)或靠近中部(横膈中介体),可有一个或多个。中介体一端连在细胞膜上,另一端与核质相连,细胞分裂时中介体亦一分为二,各携一套核质进入子代细胞,有类似真核细胞纺锤丝的作用。中介体的形成,有效地扩大了细胞膜面积,相应地增加了酶的含量和能量的产生,其功能类似于真核细胞的线粒体,故亦称拟线粒体。

(三)细胞质

又称细胞浆,是细胞膜内的胶状物质,由水、蛋白质、脂类、核酸及少量糖和无机盐组成,其中还含有许多重要的超微结构。

(1)核糖体:又称核蛋白体,是细菌蛋白质合成的场所,其化学成分为RNA和蛋白质。有些抗生素,如链霉素或红霉素能分别与细菌核糖体结合,干扰细菌蛋白质的合成,抑制细菌的生长繁殖。

(2)质粒:是细菌染色体以外的微小遗传物质,存在于细胞质中,为闭环双链DNA,带有遗传信息,能控制细菌某些特定遗传性状,并能在细胞质中自我复制,传给子代,也可通过接合或其他方式传递给其他无质粒细菌。医学上重要的质粒有决定细菌耐药性的 R 因子、决定细菌性菌毛的 F 因子等。

（3）胞质颗粒：细菌细胞质中含有许多颗粒，大多为贮存的营养物质，包括多糖、脂类和多偏磷酸盐等。较为常见的有白喉棒状杆菌的异染颗粒（主要成分是 RNA 和多偏磷酸盐）位于菌体两端，有助于白喉棒状杆菌鉴定。

（四）核质

细菌是原核细胞，不具成形的核。细菌的遗传物质称为核质或拟核，集中于细胞质的某一区域，多在菌体中央，无核膜、核仁和有丝分裂器；因其功能与真核细胞的染色体相似，亦称之为细菌的染色体。

细菌核质为单倍体。大多数细菌的核质由单一的密闭环状 DNA 分子反复回旋卷曲盘绕，形成松散网状结构，相当于一条染色体，附着在横膈中介体或细菌膜上。序列分析证实大肠埃希菌 K-12MG1655 的染色体 DNA 全长 4639kb，有 4289 个开放阅读框架（ORF）。但也发现某些细菌有两个不同的染色体，例如，霍乱弧菌和羊布鲁氏菌有两个不同的染色体。个别细菌甚至有三个或四个不同的染色体，而某些疏螺旋体的染色体则为线性 dsDNA 分子。与真核细胞染色体相比，细菌的染色体有显著的特点：①DNA 基因数目少，编码区连续，无内含子；②绝大多数编码蛋白质的结构基因保持单拷贝形式，很少有重复序列，但编码 rRNA 的基因通常是多拷贝，以便能装备大量的核糖体满足细菌的迅速生长繁殖；③没有核膜，DNA 转录过程中核糖体就可以与 mRNA 结合，使转录和翻译相耦联同步。

二、特殊结构

（一）荚膜

某些细菌在其细胞壁外包绕一层黏液性物质，为多糖或蛋白质的多聚体，用理化方法去除后并不影响菌细胞的生命活动。凡黏液性物质牢固地与细胞壁结合，厚度 $\geq 0.2\mu m$，边界明显者称为荚膜或大荚膜；厚度 $< 0.2\mu m$ 者称为微荚膜，如伤寒沙门菌的 Vi 抗原、大肠埃希菌的 K 抗原等。若黏液性物质疏松地附着于菌细胞表面，边界不明显且易被洗脱者称为黏液层。荚膜是细菌致病重要的毒力因子，也是鉴别细菌的重要标志。

1. 荚膜的化学组成　大多数细菌的荚膜是多糖，但炭疽芽胞杆菌、鼠疫耶尔森菌等少数菌的荚膜为多肽。由多糖组成的荚膜和黏液层称为糖萼。荚膜多糖为高度水合分子，含水量 95% 以上，与菌细胞表面的磷脂或脂质 A 共价结合。多糖分子组成和构型的多样化使其结构极为复杂，成为血清学分型的基础。例如肺炎链球菌的荚膜多糖物质的抗原至少可分成 85 个血清型。荚膜与同型抗血清结合发生反应后即逐渐增大，出现荚膜肿胀反应，可借此将细菌定型。

荚膜对一般碱性染料亲和力低，不易着色，普通染色只能见到菌体周围有未着色的透明圈（图 10-5）。如用墨汁负染，则荚膜显现更为清楚。用特殊染色法可将荚膜染成与菌体不同的颜色。

荚膜的形成受遗传的控制和环境条件的影响。一般在动物体内或含有血清或糖的培养基中容易形成荚膜，在普通培养基上或连续传代则易消失。有荚膜的细菌在固体培养基上形成黏液（M）型或光滑（S）型菌落，失去荚膜后其菌落变为粗糙（R）型。

2. 荚膜的功能　荚膜和微荚膜具有相同的功能。

（1）抗吞噬作用：荚膜具有保护细菌抵抗宿主吞噬细胞的吞噬和消化的作用，增强细菌

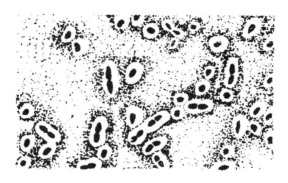

图10-5 细菌的荚膜

的侵袭力,因而荚膜是病原菌的重要毒力因子。荚膜多糖亲水和带负电荷,与吞噬细胞膜有静电排斥力,故能阻滞表面吞噬活性。例如肺炎链球菌,有荚膜株数个菌就可使实验小鼠致死,无荚膜株则需上亿个菌才能使小鼠死亡。

(2)黏附作用:荚膜多糖可使细菌彼此粘连,也可黏附于组织细胞或无生命物体表面,参与生物被膜的形成,是引起感染的重要因素。变异链球菌依靠荚膜将其固定在牙齿表面,利用口腔中的蔗糖产生大量的乳酸,积聚在附着部位形成生物被膜,导致牙齿珐琅质的破坏,发生龋齿。有些具有荚膜细菌(例如铜绿假单胞菌),在住院病人的各种导管内黏附定居形成生物被膜,是医院内感染发生的重要因素。

(3)抗有害物质的损伤作用:荚膜处于菌细胞的最外层,有保护菌体避免和减少受溶菌酶、补体、抗体和抗菌药物等有害物质的损伤作用。

(二)鞭毛

许多细菌,包括所有的弧菌和螺菌,约半数的杆菌和个别球菌,在菌体上附有细长并呈波状弯曲的丝状物,少者仅1~2根,多者达数百根。这些丝状物称为鞭毛,是细菌的运动器官。鞭毛长5~20μm,直径12~30nm,需用电子显微镜观察,或经特殊染色法使鞭毛增粗后才能在普通光学显微镜下看到。根据数量和部位,可将鞭毛菌分成四类(图10-6):①单毛菌:只有一根鞭毛,位于菌体一端,如霍乱弧菌;②双毛菌:菌体两端各有一根鞭毛,如空肠弯曲菌;③丛毛菌:菌体一端或两端有一束鞭毛,如铜绿假单胞菌;④周毛菌:菌体周身遍布许多鞭毛,如伤寒沙门菌。

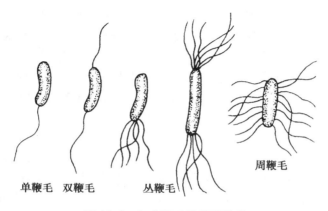

周鞭毛

单鞭毛 双鞭毛 丛鞭毛

图10-6 细菌鞭毛的类型模式

1. 鞭毛的结构　鞭毛自细胞膜长出，游离于菌细胞外，由基础小体、钩状体和丝状体三个部分组成。

鞭毛是从尖端生长，在菌体内形成的鞭毛蛋白分子不断地添加到鞭毛的末端。若用机械方法去除鞭毛，新的鞭毛很快合成，3～6分钟内恢复动力。各菌种的鞭毛蛋白结构不同，具有高度的抗原性，称为鞭毛(H)抗原。

2. 鞭毛的功能

(1)为细菌的运动器官：具有鞭毛的细菌在液体环境中能主动、自由游动，速度迅速，如单鞭毛的霍乱弧菌每秒移动可达55μm，周毛菌移动较慢，每秒25～30μm。细菌的运动有化学趋向性，常向营养物质处前进，而逃离有害物质。

(2)有些细菌鞭毛与致病性有关：例如霍乱弧菌、空肠弯曲菌等通过活泼的鞭毛运动穿透小肠黏膜表面覆盖的黏液层，使菌体黏附于肠黏膜上皮细胞，产生毒性物质导致病变发生。

(3)细菌鉴定和分类：根据细菌能否运动(有无动力)，鞭毛的数量、部位和特异的抗原性，可用于鉴定细菌和进行细菌分类。

(三) 菌毛

许多G^-菌和少数G^+菌菌体表面存在着一种直的、比鞭毛更细、更短的丝状物，称为菌毛。菌毛由结构蛋白亚单位菌毛蛋白组成，螺旋状排列成圆柱体，新形成的菌毛蛋白分子插入菌毛的基底部。菌毛蛋白具有抗原性，其编码基因位于细菌的染色体或质粒上。菌毛在普通光学显微镜下看不到，必须用电子显微镜观察。

根据功能不同，菌毛可分为普通菌毛和性菌毛两类。

1. 普通菌毛　长0.2～2μm，直径3～8nm。遍布菌细胞表面，每菌可达数百根。这类菌毛是细菌的黏附结构，能与宿主细胞表面的特异性受体结合，是细菌感染的第一步。因此，菌毛与细菌的致病性密切相关。菌毛的受体常为糖蛋白或糖脂，与菌毛结合的特异性决定了宿主的易感部位。同样，如果红细胞表面具有菌毛受体的相似成分，不同的菌毛就会引起不同类型的红细胞凝集，称为血凝(HA)，借此鉴定菌毛。例如大肠埃希菌的Ⅰ型菌毛可黏附于肠道和尿道黏膜上皮细胞表面，也能凝集豚鼠红细胞，但可被D-甘露糖所抑制，称为甘露糖敏感性血凝(MSHA)。致肾盂肾炎大肠埃希菌(UPEC)的P菌毛，常黏附于肾脏的集合管和肾盂，还能凝集P血型阳性红细胞，且不被甘露糖所抑制，故称为甘露糖抗性血凝(MRHA)。UPEC是上行性尿路感染的重要致病菌。有些细菌的普通菌毛是由质粒编码的，而另一些细菌的普通菌毛则由染色体控制。例如，肠产毒素性大肠埃希菌(ETEC)的定植因子是一种特殊类型的菌毛(CFA/Ⅰ，CFA/Ⅱ)，黏附于小肠黏膜细胞，编码定植因子和肠毒素的基因均位于可接合传递质粒上，是该菌重要毒力因子。霍乱弧菌、肠致病性大肠埃希菌(EPEC)和淋病奈瑟菌的菌毛都属于Ⅳ型菌毛，由染色体控制，在所致的肠道或泌尿生殖道感染中起到关键作用。有菌毛的菌株可抵抗肠蠕动或尿液的冲洗作用而有利于定居，一旦丧失菌毛，其致病力亦随之消失。

2. 性菌毛　仅见于少数G^-菌。数量少，一个菌只有1～4根。比普通菌毛长而粗，中空呈管状。性菌毛由一种称为致育因子的质粒编码，故性菌毛又称F菌毛。带有性菌毛的细菌称为F^+菌，无性菌毛者称为F^-菌。当F^+菌与F^-菌相遇时，F^+菌的性菌毛与F^-菌相应的性菌毛受体(如外膜蛋白A)结合，F^+菌体内的质粒或染色体DNA可通过中空的性菌毛进入F^-菌体内，这个过程称为接合。细菌的致育性(编码性菌毛的能力)、毒力和耐药性等性状可通过此方式传递。此外,性菌毛也是某些噬菌体吸附于菌细胞的受体。

(四)芽胞

某些细菌在一定的环境条件下,胞质脱水浓缩,在菌体内部形成一个圆形或卵圆形小体,是细菌的休眠形式,称为芽胞。产生芽胞的细菌都是 G⁺ 菌,芽胞杆菌属(炭疽芽胞杆菌等)和梭菌属(破伤风梭菌等)是主要形成芽胞的细菌。

1. 芽胞的形成与发芽 细菌芽胞的形成受遗传因素的控制和环境因素的影响。芽胞一般只是在动物体外对细菌不良的环境条件下形成,其形成条件因菌种而异。如炭疽芽胞杆菌在有氧下形成,而破伤风梭菌则相反。营养缺乏尤其是 C、N、P 元素不足时,细菌生长繁殖减速,可启动芽胞形成的基因。

成熟的芽胞具有多层膜结构,由内向外依次是核心、内膜、芽胞壁、皮质、外膜、芽胞壳和芽胞外衣。芽胞带有完整的核质、酶系统和合成菌体组分的结构,能保存细菌的全部生命必需物质。芽胞形成后,细菌即失去繁殖的能力,菌体即成为空壳,有些芽胞可从菌体脱落游离。一个细菌只形成一个芽胞,一个芽胞发芽也只生成一个菌体,细菌数量并未增加,故芽胞不是细菌的繁殖方式。与芽胞相比,未形成芽胞而具有繁殖能力的菌体称为繁殖体。芽胞形成后,若在机械力、热或 pH 改变等刺激作用下,破坏其芽胞壳,并供给水分和营养,芽胞可发芽,形成新的菌体。

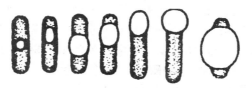

图 10-7 细菌芽胞的形态、大小和位置

芽胞壁厚,折光性强,不易着色。染色时需经媒染、加热等处理。芽胞的大小、形状、位置等随菌种而异,有重要的鉴别价值(图 10-7)。例如炭疽芽胞杆菌的芽胞为卵圆形,比菌体小,位于菌体中央;破伤风梭菌芽胞正圆形,比菌体大,位于顶端,状如鼓槌;肉毒梭菌芽胞亦比菌体大,位于次极端。

2. 芽胞的功能及其医学意义

(1)抵抗力强:细菌的芽胞对热力、干燥、辐射和化学消毒剂等理化因素均有强大的抵抗力。一般细菌繁殖体在 80℃ 水中迅速死亡,而有的细菌芽胞可耐 100℃ 沸水数小时。被炭疽芽胞杆菌芽胞污染的草原,传染性可保持 20~30 年。细菌芽胞抵抗力强与其特殊的结构和组成有关。芽胞含水量少(约为繁殖体的 40%),蛋白质不易受热变性,芽胞具有多层致密的厚膜,理化因素不易透入;芽胞的核心和皮质中含有吡啶二羧酸(DPA),DPA 与钙结合生成的盐能提高芽胞中各种酶的热稳定性。芽胞形成过程中很快合成 DPA,同时也获得耐热性;芽胞发芽时,DPA 从芽胞内渗出,其耐热性亦随之丧失。

(2)杀死细菌的芽胞是作为判断灭菌效果的指标:被芽胞污染的用具、敷料、手术器械等,用一般方法不易将其杀死,杀灭芽胞最可靠的方法是高压蒸汽灭菌法,进行高压蒸汽灭菌时,应以芽胞是否被杀死作为判断灭菌效果的指标。

(3)细菌芽胞是某些外源性感染的重要来源:人类有四种严重的疾病是由能形成芽胞的细菌引起的。这些细菌是厌氧芽胞梭菌中的产气荚膜梭菌、破伤风芽胞梭菌和肉毒梭菌等,需氧芽胞杆菌中的炭疽芽胞杆菌。这些细菌的芽胞并不直接引起疾病,仅当芽胞发芽成为繁殖体后,才能迅速大量繁殖而致病,可分别引起气性坏疽、破伤风、食物中毒和人兽共患的炭疽病。

第三节　细菌形态学检查法

一、不染色标本检查法

将未经染色的标本直接放在显微镜下检查,可观察细菌的动力等生活状态。常用压滴法或悬滴法,用暗视野显微镜或相差显微镜观察。

二、染色标本检查法

细菌菌体微小、半透明,经染色后才能观察清楚。最常用的染色剂是盐类,其中碱性染色剂由有色的阳离子和无色的阴离子组成,酸性染色剂由有色的阴离子和无色的阳离子组成。细菌细胞富含核酸,可与带正电荷的碱性染色剂结合,酸性染色剂不能使细菌着色,但可使背景着色形成反差,称为负染。

染色法分为单染法和复染法。单染法是用一种染料染色,把所有细菌染成一种颜色。复染法是用两种以上的染料染色,可以对细菌进行分类。最常用最重要的分类鉴别染色法是革兰染色法(Gram stain)。该法由丹麦细菌学家革兰于1884年创建。此染色法是标本固定后,先用碱性的结晶紫染料初染,再加碘液媒染,使之生成结晶紫-碘复合物。此时不同细菌均被染成深紫色,然后用95%乙醇脱色,最后用稀释复红或沙黄复染。此法可将细菌分为两大类:不被乙醇脱色仍保留紫色者为革兰阳性菌;被乙醇脱色后,复染成红色者为革兰阴性菌。革兰染色法在鉴别细菌、选择抗菌药物、研究细菌致病性等方面都有极其重要的意义。根据细菌结构及组成不同,对染料亲和力也各不相同,采用特殊的染色方法可分辨不同的菌体结构,如荚膜染色法、鞭毛染色法、芽胞染色法、核染色法、异染颗粒染色法等。细菌染色法中尚有抗酸染色等方法。

（张丹丹）

？复习思考题

1. 简述革兰阳性菌和革兰阴性菌细胞壁的共有结构及各自特有结构。
2. 列表说明细菌特殊结构的功能及医学意义。
3. 说出革兰染色法的染色过程及意义。

第十一章 细菌的生长繁殖与代谢

 学习要点

1. 细菌生长繁殖的条件、方式和生长曲线。
2. 培养基的种类和细菌在培养基中的生长现象。
3. 细菌新陈代谢产物的意义。

　　细菌的生理活动是以新陈代谢为中心,包括摄取、分解及合成营养物质,进行生长繁殖等。细菌繁殖迅速,代谢活动十分活跃,而且多样化,代谢产物也各不相同。研究细菌的生理活动,对于促进益生菌的生长繁殖和产生有益的代谢产物,探明致病微生物的代谢产物与致病关系,并根据各致病菌的代谢特征,设计和寻找有关药物及诊断、防治疾病都具有非常现实的意义。

第一节　细菌的生长繁殖

一、细菌营养类型

　　1. 自养菌　该类菌以简单的无机物为原料,如以 CO_2 作碳源,以 N_2、NH_3、NO_2^-、NO_3^- 作氮源合成菌体成分。这类细菌所需能量来自无机物的氧化,称为化能自养菌,或通过光合作用获得能量,称为光能自养菌。

　　2. 异养菌　该类菌必须以多种有机物为原料,如蛋白质、糖类等才能合成菌体成分并获得能量。异养菌包括腐生菌和寄生菌,前者以动植物尸体、腐败食物等为营养物;后者寄生于活体内,从宿主体内的有机物获得营养。所有的病原菌都是异养菌,大部分属寄生菌。

二、细菌生长繁殖的条件、方式和速度

(一)细菌生长繁殖的条件

　　1. 充足的营养物质　包括水、含碳化合物、含氮化合物和无机盐类,少数细菌还需要生长因子(主要是 B 族维生素、某些氨基酸、嘌呤、嘧啶等)。

　　2. 适宜的酸碱度(pH)　大多数病原菌最适宜的酸碱度为 pH 7.2~7.6,此 pH 使细菌酶的活性强,生长繁殖旺盛。个别细菌,如霍乱弧菌在 pH 8.8~9.2 的碱性培养基中生长最好,结核分枝杆菌则以 pH 6.5~6.8 最宜。

　　3. 适当的温度　各类细菌对温度要求不一,大多数病原菌最适生长温度为 37℃,与人的体温相同,故实验室中常用 37℃恒温箱培养细菌。

　　4. 气体　与细菌生长繁殖有关的气体主要是 O_2 和 CO_2,根据细菌生长时对 O_2 需求的

不同,可将细菌分为:①专性需氧菌:具有完善的呼吸酶系统,仅能在有氧环境下生长,如结核分枝杆菌、霍乱弧菌;②专性厌氧菌:缺乏完善的呼吸酶系统,只能在无氧环境中进行发酵,如破伤风梭菌、脆弱类杆菌;③兼性厌氧菌:兼有需氧呼吸和无氧发酵两种功能,不论在有氧或无氧环境中都能生长,但以有氧时生长较好,大多数病原菌属于此类;④微需氧菌:在低氧压(5%~6%)生长最好,氧浓度高于10%对其有抑制作用,如空肠弯曲菌、幽门螺杆菌。大多数细菌利用自身在代谢过程中产生的 CO_2 已能满足需要,某些细菌,如脑膜炎奈瑟菌在初次分离培养时,必须供给5%~10%的 CO_2 才能生长。

(二)细菌繁殖的方式与速度

1. 繁殖方式 细菌以无性的二分裂法进行繁殖,即一个分裂为两个,两个分裂为四个……球菌由于沿一个或几个平面分裂,结果成为链状、葡萄串状等排列,杆菌通常沿横轴进行分裂,但也有呈分枝状分裂的,如结核分枝杆菌。

2. 繁殖速度 在适宜条件下,细菌繁殖速度很快。多数细菌20~30分钟分裂一次,个别细菌繁殖速度较慢,如结核分枝杆菌分裂一次约18~20小时。由于细菌繁殖中营养物质的逐渐耗竭,有害代谢产物逐渐积累,细菌相互之间的拮抗等,使细菌不可能持续地无限繁殖。经过一段时间后,细菌繁殖速度逐渐减慢,死亡菌数增多,活菌增长率随之下降并趋于停滞。

3. 生长曲线 将一定数量的细菌接种于适宜的液体培养基中,连续定时取样检查活菌数,可发现其生长过程的规律性。以培养时间为横坐标,培养物中活菌数的对数为纵坐标,可绘制出一条生长曲线(图11-1)。从曲线上可以显示出细菌群体的生长繁殖可分为四个期:①迟缓期:细菌数不增多,但代谢活跃,体积增大;②对数生长期:细菌以最快速度生长繁殖,细菌数呈对数增加,在时间与细菌数的对数之间呈直线关系。此期细菌的生物学特性典型,对外界环境的作用敏感,对细菌的研究、鉴定等选用此期为最好;③稳定期:由于营养物质消耗、有害产物积累,细菌的繁殖速度减慢,生长与死亡细菌数大致相等;④衰退期:细菌死亡数超过繁殖数,最后繁殖停止。

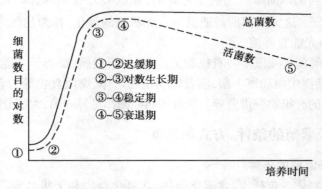

图 11-1 细菌的生长曲线

第二节 细菌的人工培养

一、培养基及分类

1. 培养基 指用人工方法配制而成的,适合细菌生长繁殖的混合营养物质。培养基的 pH 通常为 7.2～7.6,少数细菌按生长要求调整 pH 偏酸或偏碱。许多细菌在代谢过程中可分解糖类产酸,故常在培养基中加入缓冲剂,以保持稳定的 pH。

2. 培养基的分类

(1)按用途不同分为:①基础培养基:含有多种细菌生长繁殖所需的基本营养成分的培养基;②营养培养基:含有某种特殊营养,适合某种细菌生长的培养基;③选择培养基:在培养基中加入某种化学物质或抗生素,抑制某些细菌生长,而有利于另一些细菌生长,从而将后者从混杂的标本中分离出来,如培养肠道致病菌的 SS 琼脂;④鉴别培养基:在培养基中加入特定的作用底物和指示剂,观察细菌在其中生长后对底物的作用,以鉴别细菌,如常用的糖发酵管;⑤厌氧培养基:专供厌氧菌的分离、培养和鉴别用的培养基。

(2)根据物理性状不同分为:液体、固体和半固体培养基。通常液体培养基可用于大量繁殖细菌,半固体培养基则主要用于观察细菌的动力和短期保存细菌,固体培养基常用于细菌的分离纯化。

二、细菌在培养基中的生长现象

1. 在液体培养基中,大多数细菌的生长繁殖呈均匀混浊状态,少数链状细菌呈沉淀生长,结核分枝杆菌等专性需氧菌在表面生长形成菌膜。

2. 在半固体培养基中,有鞭毛的细菌可自由游动,沿穿刺线呈羽毛状或云雾状混浊生长,无鞭毛细菌只能沿穿刺线呈线状生长。

3. 在固体培养基中,将标本或培养物接种于培养基表面,可使各种混杂的细菌在固体培养基的表面上分散开来,称分离培养。一个细菌在固体培养基表面经一定时间生长后形成的肉眼可见的单一细菌集团,称为菌落(图 11-2)。细菌菌落一般可分为光滑型、粗糙型和黏液型。根据菌落的大小、形状、颜色、气味、透明度、表面光滑或粗糙、湿润或干燥、边缘整齐与否,以及在血琼脂平板上的溶血情况等,可鉴别细菌,并可计数菌落及推算标本中活菌数。

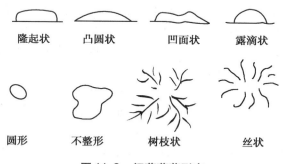

图 11-2 细菌菌落形态

三、人工培养细菌的意义

1. **传染病的病原学诊断** 当细菌感染时,做直接涂片检查,如不能找到病原菌时,须进行细菌的分离培养,才能得出准确的病原学诊断。

2. **测定细菌对抗菌药物的敏感程度** 在治疗对抗菌药物不敏感的细菌感染时,需将细菌人工培养后做药物敏感试验,以选择有效的抗菌药物进行治疗。

3. 制备生物制品及应用于基因工程　制备常用的生物制品,如疫苗、类毒素、抗毒素、免疫血清及供诊断用的菌液、抗血清等,需要大量培养细菌等病原体。也可将带有外源性基因的重组 DNA 转化给受体菌,使其在菌体内获得表达,如制备胰岛素、干扰素、乙型肝炎疫苗等。

第三节　细菌的新陈代谢产物

细菌的新陈代谢包括细胞内分解代谢与合成代谢,其显著特点是代谢旺盛和代谢类型多样化,并伴随代谢产物的产生。细菌新陈代谢过程中产生的多种代谢产物具有重要的医学意义。

一、细菌的分解代谢产物及生化反应

各种细菌的酶系统不同,对营养物质分解能力不同,代谢产物也不同。利用细菌的分解代谢产物来鉴定细菌的试验,称为生化反应。主要有:

1. 糖分解代谢产物及意义　把细菌接种在含有糖类的培养基中,可通过观察细菌对糖类的不同分解能力及产生的不同代谢产物来鉴别细菌,如大肠埃希菌能分解乳糖产酸产气,而伤寒沙门菌不分解乳糖。细菌产酸可使培养基中指示剂显示颜色,产气则可见气泡出现。

2. 蛋白质分解产物及意义　因细菌体内酶系统的差异,不同细菌分解蛋白质和氨基酸的能力各不相同:有的使氨基酸脱氨基生成有机酸,有的使氨基酸脱羧基生成胺类,有的则分解氨基酸生成特殊物质。利用细菌代谢产物的差异可鉴别细菌。常用实验有:①靛基质试验:有些细菌如大肠埃希菌、变形杆菌、霍乱弧菌等能分解培养基中的色氨酸生成吲哚,与试剂中的对二甲基氨基苯甲醛作用,生成玫瑰吲哚而呈红色,为靛基质(吲哚)试验阳性;②硫化氢试验:有些细菌如沙门菌、变形杆菌等能分解培养基中的含硫氨基酸生成硫化氢,硫化氢遇铅或铁离子生成黑色的硫化物,为硫化氢试验阳性。

细菌的生化反应用于鉴别细菌,尤其对形态、革兰染色反应和培养特性相同或相似的细菌更为重要。吲哚试验(I)、甲基红试验(M)、VP 试验(V)、枸橼酸盐利用试验(C)四种试验常用于鉴定肠道杆菌,合称为 IMViC 试验,如大肠埃希菌,这四种试验的结果是"＋＋－－"。

二、细菌的合成代谢产物及意义

细菌在代谢过程中不断合成菌体自身成分,同时还合成一些医学上具有重要意义的代谢产物。

1. 热原质　是细菌合成的一种注入人体或动物体内能引起发热反应的物质,即革兰阴性菌细胞壁的脂多糖,可耐受高压蒸气(121℃ 20 分钟)灭菌不破坏,250℃干烤才可破坏。用吸附剂和特殊石棉滤板可除去液体中的大部分热原质。在制备和使用注射药品时,应注意防止液体被热原质污染。

2. 毒素与侵袭性酶　细菌产生的毒素有外毒素和内毒素两类,有的细菌还能合成与致病有关的侵袭性酶类,它们都是细菌重要的致病物质。

3. 色素　某些细菌能产生不同颜色的色素,有助于对细菌的鉴别。细菌的色素有两类,一类为水溶性,能弥散到培养基或周围组织,如铜绿假单胞菌产生的色素能使培养基或脓汁成绿色;另一类为脂溶性,不溶于水,使菌落显色而培养基颜色不变,如金黄色葡萄球菌

产生的金黄色色素。

4. 抗生素 是某些微生物在代谢过程中产生的能抑制或杀死某些微生物或肿瘤细胞的物质。临床使用的抗生素大多由放线菌和真菌产生,细菌产生的少,只有多黏菌素、杆菌肽等。

5. 细菌素 指某些菌株产生的具有抗菌作用的蛋白质,仅对与产生菌有亲缘关系的细菌有杀伤作用,如大肠埃希菌产生的细菌素称为大肠菌素。细菌素主要用于细菌分型和流行病学调查。

6. 维生素 细菌能合成某些维生素,除供其自身需要外,还能分泌至周围环境中,如人体肠道内大肠埃希菌合成的 B 族维生素和维生素 K 可被人体吸收利用。

第四节 细菌的分类和命名

一、细菌的分类原则

细菌的分类与其他生物相同,也分界、门、纲、目、科、属、种。自然界生物可分为六界,细菌属原核生物界。细菌通常按传统分类和种系分类:传统分类又称人为分类,是选择一些较为稳定的生物学性状,以此划分种和属;种系分类又称自然分类,是根据组成细菌的大分子(核酸、蛋白质)的同源程度进行分类。国际上最具权威性的细菌分类系统专著《伯杰氏系统细菌学手册》(1984)和《伯杰氏鉴定细菌学手册》第 9 版(1994)将细菌分为 4 大类目、35个群。

在细菌分类中常用属和种。性状相近、关系密切的若干菌种组成一个菌属,生物学性状基本相同的细菌群体构成一个菌种。同一菌种的各个细菌,虽性状基本相同,但在某些方面仍有一定差异。差异较明显的称亚种,差异小的则为型;不同来源的同种细菌称为不同菌株,具有某种细菌典型特征的菌株称为该菌的标准菌株或模式菌株。

二、细菌命名法

细菌的命名采用拉丁双名法,每个菌名由两个拉丁字组成,前一字为属名,用名词,大写,后一字为种名,用形容词,小写。一般属名表示细菌的形态或发现者,种名表示细菌的性状特征、寄居部位或所致疾病等。中文的命名次序与拉丁文相反,是种名在前,属名在后,如 Staphylococcus aureus,金黄色葡萄球菌。属名亦可不将全文写出,只用第一个字母代表,如 M. tuberculosis。有些常见菌有其习惯的通用俗名,如 tubercle bacillus,结核分枝杆菌。有时泛指某一属细菌,不特指其中某个菌种,则可在属名后加 sp(单数)或 spp(复数),如 Salmonella sp 表示为沙门菌属中的细菌。

(龚宗跃)

❓ 复习思考题

1. 说出不同物理性状培养基的种类及细菌在其中的生长现象。
2. 简述细菌的合成与分解代谢产物的种类及意义。
3. 为何临床检验要选用对数期细菌?

第十二章 细菌的分布与消毒灭菌

学习要点

1. 细菌在自然界和人体的分布。
2. 消毒灭菌的常用术语。
3. 物理消毒灭菌法。
4. 化学消毒灭菌法。

细菌的生长繁殖易受环境因素的影响。环境变化可引起细菌变异,若环境条件改变剧烈,可引起代谢障碍、生长抑制甚至死亡。在临床实践中常用多种方法抑制或杀灭环境中的病原微生物,以控制或消灭各种传染病。

第一节 细菌的分布

细菌在自然界分布非常广泛,土壤、水、空气、动植物等各种物体、人的体表及与外界相通的腔道等都存在数量不等、种类不一的细菌。这些细菌大多数对人类有益无害,但是也有可以引起人类疾病的病原菌。熟悉细菌在自然界和人体的分布,对于树立无菌观念、实行无菌操作、正确使用消毒灭菌法具有非常重要的意义。

一、细菌在自然界中的分布

土壤中含有细菌生长繁殖所必需的营养物质、适宜的酸碱度和气体等,所以土壤中细菌种类繁多、数量很大。尤其是浅表土壤耕作层中的细菌,作为物质循环中的分解者起着非常重要作用。土壤中的病原菌主要来源于动植物的尸体以及人与动物的排泄物,因此,对有传染性动植物尸体和动物排泄物进行无害化处理可以减少来源于土壤的传染病。病原菌的繁殖体在土壤中很容易死亡,但是一些能形成芽胞的细菌,如破伤风梭菌、产气荚膜梭菌、炭疽芽胞杆菌等,在土壤中可以存活很长时间,保留传染性几年甚至几十年。

水是细菌生存的天然环境,水中的细菌主要来源于土壤和人、动物的排泄物。水中有机质含量越丰富,越利于细菌生长,水中微生物数量通常是地面水多于地下水,静止水多于流动水,沿岸水多于中游水。水中可含有伤寒沙门菌、痢疾志贺菌、霍乱弧菌等病原菌。水源污染可引起多种消化道传染病流行,因此,保护水源,加强水和人畜粪便管理,对预防和控制消化道传染病有重要意义。

空气中缺乏细菌生长繁殖的营养物质与水分,且受日光照射,微生物不易繁殖。由于人和动物呼吸道及口腔中的细菌可随唾液、飞沫播散到空气中,土壤中的细菌随尘埃飞扬到空气中,因此空气中也会存在细菌,尤其是人群密集区域,如医院、网吧等公共场所,空气中细菌种类和数量会显著增多。空气中常见的病原菌有金黄色葡萄球菌、结核分枝杆菌、脑膜炎奈瑟菌等,常引起伤口或呼吸道感染。此外,空气中的非病原菌,常可造成医疗器械、生物制品及培养基等污染。因此,手术室、产房、新生儿病房、烧伤病房、制剂室、实验室等场所要定期进行空气消毒,并严格按照有关制度进行消毒隔离和无菌操作,以防止疾病的传播和手术后感染。

二、细菌在正常人体的分布

人的体表以及与外界相通的腔道中,如皮肤、口腔、肠道、泌尿生殖道等都存在着不同种类和数量的细菌(表12-1),正常人体的血液、内脏、骨髓、肌肉、神经等部位是无菌的。

表12-1　人体常见正常微生物群

部位	主要菌类
皮肤	葡萄球菌、类白喉棒状杆菌、铜绿假单胞菌、丙酸杆菌、白假丝酵母菌、非致病分枝杆菌
口腔	葡萄球菌、甲型和丙型链球菌、肺炎球菌、奈瑟菌、乳杆菌、类白喉棒状杆菌、放线菌、螺旋体、白假丝酵母菌、梭菌
鼻咽腔	葡萄球菌、甲型和丙型链球菌、肺炎链球菌、奈瑟菌、类杆菌
外耳道	葡萄球菌、类白喉棒状杆菌、铜绿假单胞菌、非致病性分枝杆菌
眼结膜	葡萄球菌、干燥棒状杆菌、奈瑟菌
胃	幽门螺杆菌
肠道	大肠埃希菌、产气肠杆菌、变形杆菌、铜绿假单胞菌、葡萄球菌、肠球菌、类杆菌、产气荚膜梭菌、破伤风梭菌、双歧杆菌、真菌、乳杆菌、白假丝酵母菌
尿道	葡萄球菌、类白喉棒状杆菌、非致病性分枝杆菌
阴道	乳酸杆菌、大肠埃希菌、类白喉棒状杆菌、白假丝酵母菌

三、人体正常菌群及其意义

正常人的体表以及与外界相通腔道中存在着不同种类和一定数量的细菌,这些细菌正常情况下对人体有益无害,称为正常菌群。

(一)正常菌群的生理作用

1. 生物拮抗作用　正常微生物群可与致病微生物之间进行营养竞争或产生抗菌代谢产物抵抗致病菌,使之不能定殖或被杀死。

2. 营养作用　正常微生物群可参与宿主细胞的物质代谢、营养合成及转化。

3. 免疫作用　正常微生物群可刺激宿主免疫系统,促进宿主免疫器官的发育,产生免疫物质。

4. 抗衰老作用　如肠道中的双歧杆菌有抗衰老作用。

(二)条件致病菌

寄居在人体的正常菌群通常情况下是不致病的,但是在某些特定条件下,因各种原因使微生态平衡失调而引起人类疾病,这些细菌称为条件致病菌或称机会病原菌。这些特定条件主要包括:①机体免疫功能低下:如使用免疫抑制剂、慢性消耗性疾病、大面积烧伤等造成机体免疫功能低下,正常菌群中某些细菌可引起自身感染而出现各种疾病。②细菌寄居部位发生变迁:如外伤或手术、留置导尿管等医疗措施,使体表以及与外界相通腔道里的正常菌群进入肌肉、血液、神经、内脏或泌尿道等,引起相应部位的感染。③不当的抗菌药物治疗:如长期使用广谱抗生素所导致的菌群失调。

（三）菌群失调和菌群失调症

由于某种原因使正常菌群的种类、数量和比例发生较大幅度的改变,导致微生态失去平衡称为菌群失调。由于严重菌群失调而引起的疾病,则称为菌群失调症。临床上,菌群失调往往是抗菌药物治疗原有感染性疾病过程中产生的另一种新感染,所以又称为二重感染。引起二重感染的常见细菌有金黄色葡萄球菌、革兰阴性杆菌、白假丝酵母菌等,常常表现为肠炎、鹅口疮、肺炎、尿路感染或败血症等。

第二节　消毒与灭菌

细菌的生命活动与环境有着密切的关系,适宜的环境能促进细菌生长繁殖,反之则可抑制细菌生长甚至杀灭细菌。掌握细菌与外界环境的关系,利用对细菌不利因素进行消毒灭菌,是非常重要的。消毒灭菌常用术语有:

1. 灭菌　彻底杀灭物体上所有微生物(包括细菌芽胞)的方法。

2. 消毒　杀死物体上病原微生物繁殖体(不包括细菌芽胞)的方法。化学消毒剂和紫外线等常用于临床消毒。

3. 抑菌　抑制人体内部或外部微生物生长繁殖的方法称抑菌。常用药物称为抑菌剂。

4. 防腐　防止或抑制微生物生长繁殖的方法。微生物的数量减少,不会全部死亡。许多化学药品在高浓度时为消毒剂,低浓度时为防腐剂。低温也是一种有效的防腐方法,常用于生物制品的保存。

5. 无菌和无菌操作　物体中不含活的微生物称无菌。防止微生物进入人体或其他物品的各种操作技术称为无菌操作。

一、物理消毒灭菌法

可用于消毒灭菌的物理方法主要有热力、紫外线、辐射、超声波、滤过、干燥和低温等。其中有的可灭菌,有的只可消毒。

（一）热力消毒灭菌法

利用高温使菌体蛋白质凝固、变性、酶失活,引起细菌死亡,包括湿热及干热两大类消毒灭菌法。在同温同时间下,湿热灭菌的效果好于干热,因为湿热时细菌蛋白质吸收水分,容易变性;湿热热透性比干热强;湿热的水蒸气变为同温水时可释放出大量潜热。在临床实践中要依据实际需要选择灭菌的方法(表 12-2)。临床应用最多的是高压蒸气灭菌法。

表 12-2　常用热力消毒灭菌法

方法	条件	常见用途	效果
湿热			
煮沸法	100℃,5~10 分钟	餐具、饮水	消毒
	100℃,1 小时以上	注射器、接生器械等	灭菌
流通蒸汽法	100℃蒸汽,15~30 分钟	糖类、血清培养基等	消毒

续表

方法	条件	常见用途	效果
间歇灭菌法	方法同上,须进行 3 次 3 天	同上	灭菌
高压蒸汽灭菌法	121.3℃,15～30 分钟,	耐高温物品	灭菌
巴氏消毒法	61.1～62.8℃,30 分钟	牛奶、酒类、某些饮料	消毒
	71.7℃,15～30 秒		
干热			
焚烧法	用焚烧炉燃烧	废弃物品和动植物的尸体	灭菌
烧灼法	用火焰烧灼	接种环、试管口、瓶口等	灭菌
干烤法	160～170℃,2 小时	玻璃器皿、某些粉剂药物等	灭菌

(二)辐射杀菌法

1. 日光和紫外线　波长为 200～300nm 的紫外线(包括日光中的紫外线)具有杀菌作用,其中以 265～266nm 最强。紫外线主要作用于 DNA,干扰 DNA 复制与转录,导致细菌变异或死亡。紫外线穿透力较弱,普通玻璃、纸张等均能阻挡,故只能用于手术室、传染病房、细菌实验室的空气和工作台面消毒,或用于不耐热物品的表面消毒。杀菌波长的紫外线对人体皮肤、眼睛有损伤作用,使用时应注意防护。患者的一般用品,如衣服、棉被等,某些中药药材,均可在阳光下暴晒消毒。

2. 电离辐射　包括高速电子、X 射线和 γ 射线等。在足够剂量时对各种细菌均有致死作用。其机制在于产生游离基,破坏 DNA。电离辐射常用于大量一次性医用塑料制品的消毒,亦可用于食品的消毒,可不破坏被消毒物品的营养成分。

3. 微波　是波长为 1mm 到 1m 左右的电磁波,可穿透玻璃、塑料薄膜与陶瓷等物质,不能穿透金属表面。多用于非金属器械、食品用具及其他用品的消毒。

(三)滤过除菌法

是用物理阻留方法将液体或空气中的细菌除去,达到无菌目的。滤菌器含有微细小孔,只允许液体或气体通过,而大于孔径的细菌等颗粒不能通过。滤过法主要用于一些不耐高温的血清、毒素、抗生素以及空气等的除菌。滤菌器的种类很多,常用的有薄膜滤菌器、陶瓷滤菌器、石棉滤菌器、玻璃滤菌器等。

(四)超声波杀菌法

不被人耳感受的高于 20 000Hz 的声波称为超声波。超声波可裂解多数细菌,尤其革兰阴性菌更为敏感。目前超声波主要用于粉碎细胞,制备抗原。

(五)干燥与低温灭菌法

有些细菌的繁殖体在空气干燥时会很快死亡,如脑膜炎奈瑟菌等。但有些细菌的抗干燥力较强,如结核分枝杆菌在干痰中可数月不死。芽胞的抵抗力更强,如炭疽芽胞杆菌的芽胞可耐干燥 20 余年。干燥法常用于保存食物,如浓盐或糖渍食品,可使细菌体内水分溢出,防止食物变质。

低温可使细菌的新陈代谢减慢,常用作保存细菌菌种。当温度回升至适宜范围时,能恢复生长繁殖。为避免解冻时对细菌的损伤,可在低温状态下真空抽去水分,此法称为冷冻真空干燥法,该法可保存微生物数年至数十年。

二、化学消毒灭菌法

化学方法主要是利用化学药物杀灭微生物。用于消毒的药品称为消毒剂。一般消毒剂在常用的浓度下只对微生物繁殖体有效,对细菌芽胞则需提高浓度和延长消毒时间。消毒剂选择性较低,对细菌和人体细胞都有毒性,故只能外用。在临床实践中,可根据不同目的进行选择。

（一）消毒剂的杀菌机制

1. 促进菌体蛋白质变性或凝固　如酸、碱、醇类、重金属盐等。

2. 干扰细菌的酶系统及代谢,或与细菌巯基结合,使有关酶失去活性　如氧化剂、重金属盐类。

3. 损伤细菌细胞膜,或降低细菌细胞表面张力　如表面活性剂、酚类等。

（二）消毒剂的主要种类、作用机制与用途

常用消毒剂的种类、作用机制与用途见表12-3。

表12-3　常用消毒剂的种类、作用机制与用途

类别	作用机制	用途
酚类	蛋白变性、损伤细胞膜、灭活酶类	
3%～5%石炭酸		地面、器具表面消毒
2%来苏水		皮肤消毒
0.01%～0.05%洗必泰		术前洗手、阴道冲洗
醇类	蛋白质变性凝固、干扰代谢	
70%～75%乙醇		皮肤、体温计消毒
氧化剂	氧化作用、蛋白质变性	
0.1%高锰酸钾		皮肤、蔬菜、水果消毒
3%过氧化氢		创口、皮肤黏膜消毒
漂白粉		饮水、地面、厕所与排泄物消毒
2.0%～2.5%碘酒		皮肤消毒
表面活性剂	损伤细胞膜、灭活氧化酶	
0.05%～0.1%新洁尔灭		手术洗手、手术器械浸泡

（三）影响消毒灭菌效果的因素

消毒剂的作用效果受环境、微生物种类及消毒剂本身等多种因素的影响。

1. 消毒剂的性质、浓度与作用时间　大多数消毒剂为水溶性,要用水配兑后使用效果好。同种消毒剂在浓度不同时,其消毒效果也不同。绝大多数消毒剂浓度越高消毒效果越好,但醇类例外,70%乙醇消毒效果最好。消毒剂在一定浓度下,对细菌的作用时间越长,消毒效果也越好。

2. 微生物的种类　同一消毒剂对不同微生物的杀菌效果不同,对同种细菌的繁殖体或芽胞的作用效果也不同。如一般消毒剂对结核分枝杆菌的作用要比对其他细菌繁殖体的作用差;70%乙醇可杀死一般细菌的繁殖体,但不能杀灭细菌的芽胞。因此,在使用过程中,必

须根据消毒对象,选择合适消毒剂。

3. 温度　温度升高可增强消毒效果,如2%戊二醛要杀灭每毫升含 10^4 个炭疽芽胞杆菌的芽胞,20℃时需 15 分钟,40℃时只要 2 分钟,56℃时仅 1 分钟。

4. 酸碱度　环境 pH 偏高或偏低时细菌均易被杀死。

5. 有机物　环境中有机物质的存在,可减弱其消毒效果,如病原菌混在排泄物、分泌物中的痰和脓中,此时使用消毒剂可阻碍病原菌与其接触并消耗药品。

（龚宗跃）

❓复习思考题

1. 为什么湿热灭菌比干热灭菌的效果好?
2. 说出高压蒸汽灭菌法的要求及临床应用范围。
3. 分析临床滥用抗生素造成微生物群失调的原因,并列出常见疾病。

第十三章 细菌的遗传与变异

 学习要点

1. 细菌变异的概念和类型。
2. 细菌的变异现象。
3. 细菌遗传和变异的物质基础。
4. 噬菌体的形态结构,分类及医学意义。
5. 细菌遗传性变异的机制和实际应用。

细菌与其他生物一样,能够进行遗传和发生变异。遗传使细菌的种属性状相对稳定,变异则促进细菌的进化。细菌的变异有基因型变异和表型变异,前者是因细菌遗传物质发生改变而引起,可遗传给子代;后者是由于外界环境作用引起的暂时变异,因其遗传物质未改变,故不能遗传。了解细菌的遗传与变异,具有十分重要的理论意义和实用价值。

第一节 细菌的变异现象

一、形态结构的变异

细菌的形态及结构受外界环境条件的影响可发生变异,如鼠疫耶尔森菌在高盐培养基中形态可由杆状变为球形。某些细菌在抗生素、抗体、补体和溶菌酶等因素影响下,可失去细胞壁变成 L 型;有鞭毛的伤寒沙门菌变异后可失去鞭毛,称为 H-O 变异。肺炎链球菌可因变异失去荚膜,同时毒力也降低。

二、毒力变异

细菌毒力的变异包括毒力增强或减弱,如无毒力的白喉棒状杆菌常寄居在咽喉部不致病,当它感染了 β-棒状噬菌体后,变成溶原性细菌,则获得产生白喉外毒素的能力,引起白喉;卡-介二氏曾将有毒的牛型结核分枝杆菌接种在含有胆汁、甘油、马铃薯培养基上,经过13 年连续 230 次传代后,终于获得了毒力减弱但仍保持免疫原性的变异株,即卡介苗(BCG),现用于结核病的预防。

三、耐药性变异

细菌对某种抗菌药物由敏感变为耐药,称为耐药性变异。自抗生素应用以来,细菌对抗菌药物的耐药性不断增长,给临床防治传染病带来了极大的困难,现已成为世界关注的问题。有的细菌还同时表现为对多种抗菌药物耐受,称为多重耐药菌株。更有某些细菌变异后产生对药物的依赖性,如痢疾志贺菌链霉素依赖的减毒株。

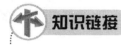

细菌耐药性的产生机制

细菌耐药性的产生已成为当代医学研究的重要内容,了解细菌耐药性产生的机制,有助于正确使用和开发新型抗菌药物。细菌的耐药机制有:

1. 固有耐药性 由存在于染色体上的基因决定的。
2. 获得耐药性 由于细菌的基因突变或细菌基因发生转移(主要原因)造成。
3. 钝化酶作用 耐药菌株通过合成钝化酶作用,使抗菌药物失去抗菌活性。
4. 药物作用靶位的改变 细菌通过产生诱导酶对抗生素的作用靶位进行化学修饰或改变。

四、菌落变异

细菌菌落主要有光滑(S)型和粗糙(R)型。S 型菌落表面光滑、湿润、边缘整齐。有些细菌经人工培养多次传代后菌落表面变得粗糙干燥、边缘不整,即从光滑型变为粗糙型,称为 S-R 变异。这种变异常见于肠道杆菌,该变异是由于细菌失去了脂多糖的特异性寡糖重复单位而引起,变异时不仅菌落特征发生改变,细菌的理化性状、免疫原性、酶活性及毒力等也发生改变。通常,S 型菌落的细菌致病性强,但有少数 R 型菌落的细菌致病性也强,如结核分枝杆菌等。

第二节　细菌遗传变异的物质基础

细菌的遗传物质是基因的载体,携带各种遗传信息。细菌的遗传物质包括染色体、质粒和转位因子。

一、细菌的染色体

细菌的染色体是单一、裸露的环状双螺旋 DNA 长链,附着在横隔中介体上或细胞膜上,携带细菌绝大部分遗传信息,决定细菌的基因型。现已证明,细菌染色体 DNA 是双向复制,即双链 DNA 解链后从复制起点开始,在一条模板上按顺时针方向复制连续的大片段,另一条模板上按逆时针方向复制若干断续的小片段,然后再连接成长链。复制全过程约需 20 分钟。

二、质粒

质粒是细菌染色体以外的微小遗传物质,存在于细胞质中,为闭环双链 DNA 分子。质粒携带的遗传信息能赋予细菌某些生物学性状,有利于细菌在特定环境下生存。

1. 质粒的特征 ①非细菌生命活动所必需,能自我复制、自行丢失与消失;②可经多种方式在不同细菌间转移;③可编码多种细菌重要的生物学性状(耐药性、致病性、产生细菌素及代谢酶等)。

2. 重要质粒种类 ①F 质粒:编码细菌性菌毛,有此质粒的细菌为雄性菌;②R 质粒:携带耐药性基因,编码细菌耐药性的产生;③细菌素质粒(Col 质粒):编码大肠素的产生,抑制近缘细菌;④毒力质粒:编码细菌毒力,如编码 Vi 抗原的质粒和编码 K 抗原的质粒等。

三、转位因子

转位因子是存在于细菌染色体或质粒分子上的能在 DNA 分子中移动,能改变它们在基因组中位置的一段特异性核苷酸序列的小片段。转位因子通过位移改变细菌遗传物质的核苷酸序列,或影响插入点附近基因的表达而改变细菌某些生物学性状,如细菌发生多重耐药等。转位因子本身携带一定的基因序列,可起载体作用。

第三节 噬 菌 体

一、概念及生物学性状

1. **噬菌体的概念** 噬菌体是侵袭细菌、真菌、放线菌或螺旋体等微生物的病毒。其分布极为广泛,有严格的宿主细胞寄生性。凡是有细菌等微生物存在的场所,就可能有相应噬菌体存在。

2. **噬菌体的形态结构** 噬菌体的形态有蝌蚪形、微球形和丝形。大多数呈蝌蚪形,有头部和尾部之分:头部是由蛋白质衣壳包绕核酸组成的,呈六边形立体对称;尾部由蛋白质组成,有尾领、尾梢和尾髓,尾部末端有尾板、尾刺和尾丝,与吸附宿主有关(图13-1)。

噬菌体主要由核酸和蛋白质组成。核酸是噬菌体的遗传物质,可有 DNA 或 RNA,并由此将噬菌体分成 DNA 噬菌体和 RNA 噬菌体;蛋白质构成噬菌体头部的衣壳和尾部,起保护核酸的作用,并决定噬菌体外形和表面特征。

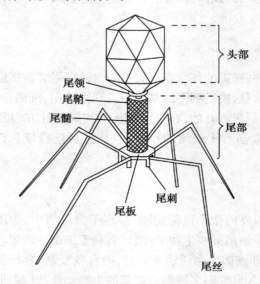

图13-1 蝌蚪形噬菌体结构模式图

3. **免疫原性** 噬菌体具有免疫原性,能刺激机体产生相应的特异性抗体。该抗体能抑制噬菌体侵袭敏感的宿主细胞,但不能阻止已吸附或进入宿主细胞的噬菌体的复制和增殖。

二、噬菌体与宿主菌的相互关系

噬菌体感染宿主菌后都会引起宿主细胞裂解,根据其裂解速度的不同可分为:

1. 毒性噬菌体 噬菌体进入宿主菌细胞内,得到快速复制,产生许多子代噬菌体,细菌被迅速裂解,建立溶菌性周期(裂解周期)。

2. 温和噬菌体 噬菌体核酸与宿主菌染色体整合,不立即产生子代噬菌体,成为前噬菌体,细菌变成溶原性细菌,建立溶原性周期,这类噬菌体称为温和噬菌体或溶原性噬菌体。但溶原性周期也可因某种原因被打破,进入溶菌性周期,使宿主菌裂解。

三、噬菌体的应用

噬菌体个体微小,可以通过滤菌器。噬菌体没有完整的细胞结构,必须在特定活菌内寄生,有严格的宿主特异性。噬菌体在实际工作中有多方面应用。

1. 用于细菌的鉴定、分型及诊断 噬菌体和宿主的关系具有高度的特异性,即一种噬菌体只能裂解其相应的宿主菌,可用于未知宿主菌的鉴定和分型,在流行病学调查、追查传染源等方面有重要意义。若在一标本中检出数量较多的某种噬菌体,表明有相应细菌的存在。

2. 作为分子生物学研究的重要工具 噬菌体对基因工程理论与技术的发展发挥了重要作用。噬菌体基因数量少,结构比细菌和高等细胞简单得多,而且容易获得大量的突变体,因此成为研究基因复制、转录、重组、表达、调控机制等的重要工具。

第四节 细菌遗传性变异的机制

细菌的非遗传性变异是细菌在环境因素等影响下暂时出现的变异,如大肠埃希菌在有乳糖的培养基中,乳糖操纵子通过调节基因的表达来适应营养环境的变化而产生乳糖酶。遗传性变异则是由于细菌基因结构发生改变所致,主要是通过基因突变、DNA 损伤的修复、基因的转移与重组等来实现。

一、基因突变及 DNA 损伤的修复

突变是细菌遗传物质的结构发生突然而稳定的改变而导致的细菌性状的遗传性变异。包括:①点突变:细菌 DNA 序列的一个或几个碱基置换、插入或丢失而致较少的性状变异;②染色体畸变:大片段 DNA 的改变,常导致细菌死亡。基因突变是自发、随机和不定向的。

当细菌 DNA 受到损伤时,其细胞会用有效的 DNA 修复系统进行细致的修复,但损伤修复本身也会出现错误,从而造成细菌变异。

二、基因的转移与重组

将供体菌 DNA 转移给受体菌的过程称基因转移;进入受体菌的供体菌 DNA 导致受体菌基因型发生改变称为基因重组。基因重组后的菌体,称重组体或重组菌。细菌基因转移和重组的方式有以下几种:

1. 转化 指受体菌直接摄取供体菌裂解后的游离 DNA 片段,并将其整合到自身基因组中,而得到供体菌的某些遗传性状。

2. 接合　指供体菌和受体菌间,通过质粒转移,使受体菌获得供体菌的某些遗传物质。常见有 F 质粒接合及 R 质粒接合。

3. 转导　指以噬菌体为载体,将供体菌的一段 DNA 转移到受体菌体内,使受体菌获得供体菌的部分遗传性状的方式。

4. 溶原性转换　指温和噬菌体感染宿主细胞时,以前噬菌体形式整合入宿主菌,使其获得噬菌体基因编码的某些遗传性状。

第五节　细菌变异的实际应用

一、在诊断和防治疾病中的应用

在临床细菌学检查中,不仅要熟悉细菌的典型特性,还要了解细菌的变异规律,才能作出正确的诊断,如失去细胞壁的细菌 L 型,必须采用含血清的高渗培养基培养;又如将能分解乳糖的基因转移给沙门菌,出现了能够分解乳糖的伤寒沙门菌,按常规鉴定极易被忽视等。目前,临床分离的耐药细菌中,发现有对多种抗生素耐药的菌株,必须在细菌药物敏感试验指导下正确选用药物。利用细菌的变异可诱导细菌毒力发生由强到弱的变异,制成无毒或弱毒的疫苗,用以预防疾病。

二、在致癌物质测定中的应用

一般认为肿瘤的发生是细胞内遗传物质发生了改变,使正常细胞突变为恶性细胞。因此,凡能诱导细菌细胞发生突变的物质都有可能是致癌物质。目前致突变试验检测致癌物质的原理就是依此设计的。

三、在基因工程方面的应用

基因工程是根据细菌可经基因转移与重组而获得新性状的原理设计。主要步骤包括:①将供体细胞的 DNA 上切取一段需要表达的基因,即所谓目的基因;②将目的基因结合在合适的载体(质粒或噬菌体)上;③通过载体将目的基因转移到受体菌(工程菌)内,随着细菌的大量繁殖表达出大量目的基因编码的产物。

目前通过基因工程已使工程菌能大量生产胰岛素、干扰素、生长激素、白细胞介素和乙肝疫苗等生物制品。基因工程在医学和生命科学领域中必将得到更广泛的应用。

(吕向阳)

？复习思考题

1. 细菌变异有哪些类型? 常见与医学有关的变异有哪些?
2. 细菌遗传性变异的物质基础是什么? 细菌变异的机制如何?
3. 何谓噬菌体? 与宿主菌有何关系及有哪些方面的应用?

第十四章 细菌的致病性及抗菌免疫

1. 细菌毒力和侵袭力的概念。
2. 外毒素和内毒素的特性及区别。
3. 抗菌免疫的方式。
4. 感染的概念、来源、途径及类型；医院内感染的常见原因及预防原则。
5. 细菌感染的微生物检查方法。

能使宿主致病的细菌为致病菌或病原菌。致病菌入侵机体后，在引起感染的同时，也激发宿主免疫系统产生一系列免疫应答，其结局取决于致病菌的致病力与宿主免疫力的强弱。

第一节 病原菌的致病性

细菌能引起感染的能力称为致病性。细菌的致病性是对特定宿主而言的，有的细菌只对人类有致病性，有的细菌只对某些动物有致病性，有的则对人和动物都有致病性。

病原菌的致病性强弱主要与其毒力强弱有关。不同细菌的毒力不同，同种细菌因菌株不同毒力也常有差异。细菌的毒力常用半数致死量（LD_{50}）和半数感染量（ID_{50}）表示，即在规定时间内通过指定的感染途径，能使一定体重或年龄的某种动物半数死亡或感染所需要的最小细菌数或毒素量。病原菌致病性的强弱还与病原菌侵入机体的数量及途径有着密切关系。

一、病原菌的毒力

构成病原菌毒力的物质包括侵袭力和毒素。

1. **侵袭力** 即致病菌突破宿主皮肤黏膜等生理屏障进入机体，并在体内定殖、繁殖和扩散的能力。侵袭力主要由菌体表面结构和细菌释放的胞外蛋白及酶类组成。①荚膜：具有抗吞噬和阻止杀菌物质的作用，使致病菌能在宿主体内大量繁殖；②黏附素：即存在于细菌表面的一些特殊结构，如菌毛、脂磷壁酸等。能帮助细菌黏附到宿主细胞上，并有抵抗分泌液冲刷、纤毛运动和肠蠕动等清除作用，有利于细菌定居，与致病密切相关；③侵袭性酶类：有些病原菌能释放侵袭性胞外酶类，如血浆凝固酶、透明质酸酶和链激酶等。这些酶本身不具毒性，但可协助病原菌生长繁殖或扩散或抗吞噬等。

2. **毒素** 是细菌在生长繁殖过程中合成并释放的，对宿主细胞结构和功能有损害的毒性物质。根据毒素来源、性质和作用不同，可分为外毒素和内毒素。

（1）外毒素：主要由革兰阳性菌和部分革兰阴性菌产生并释放到菌体外的毒性蛋白质，其特性是：①化学成分主要为蛋白质，理化稳定性差；②毒性作用强，少量即可毒死大量动物;③有明显的选择性毒害作用;④免疫原性强,可刺激机体产生大量相应抗体(抗毒素),并可经甲醛脱毒成类毒素;⑤依作用部位不同分为神经毒素、细胞毒素和肠毒素三大类(表14-1)。

表 14-1 外毒素的种类和作用

类型	细菌	外毒素	疾病	作用机理	症状和体征
神经毒素	破伤风梭菌	痉挛毒素	破伤风	阻断上下神经元间正常抑制性神经冲动传递	骨骼肌强制性痉挛
	肉毒梭菌	肉毒毒素	肉毒中毒	抑制胆碱能运动神经释放乙酰胆碱	肌肉松弛性麻痹
细胞毒素	白喉棒状杆菌	白喉毒素	白喉	抑制细胞蛋白质合成	肾上腺出血、心肌损伤外周神经麻痹
	葡萄球菌	毒性休克综合征毒素1、表皮剥脱毒素	毒性休克综合征、烫伤样皮肤综合征	增强对内毒素作用的敏感性表皮与真皮脱离	发热、皮疹、休克表皮剥性病变
	A 群链球菌	致热外毒素	猩红热	破坏毛细血管内皮细胞	猩红热皮疹
肠毒素	霍乱弧菌	肠毒素	霍乱	激活肠黏膜腺苷环化酶,增高细胞内cAMP水平	小肠上皮细胞内水分和钠离子大量丢失、腹泻、呕吐
	产毒型大肠埃希菌	肠毒素	腹泻	不耐热肠毒素同霍乱肠毒素,耐热肠毒素使细胞内 cGMP 增高	同霍乱肠毒素
	产气荚膜梭菌	肠毒素	食物中毒		呕吐、腹泻
	葡萄球菌	肠毒素	食物中毒	同霍乱肠毒素,作用于呕吐中枢	呕吐为主、腹泻

(2)内毒素:是革兰阴性菌细胞壁中的脂多糖(LPS)组分,只有当菌体裂解后才释放发挥作用。螺旋体、衣原体、支原体、立克次体也有类似内毒素活性的 LPS。内毒素是革兰阴性菌主要的毒力物质,其特性有:①化学成分主要为脂多糖,理化稳定性好;②毒性较外毒素弱;③免疫原性较弱,不能用甲醛脱毒成类毒素;④不同细菌产生的内毒素其生物学作用基本相同,主要有:引起发热反应;使机体白细胞数量变化;导致内毒素血症与内毒素休克;发生弥散性血管内凝血(DIC)。

二、病原菌侵入机体的数量及途径

决定病原菌致病性的强弱除与毒力有关外,还与病原菌侵入机体的数量多少及侵入途径是否正确有关。

1. 病原菌侵入的数量　病原菌除必须有一定毒力外,还需有足够数量,才能导致感染的发生。细菌毒力愈强,引起感染所需菌量愈小。

2. 病原菌侵入的途径　具有一定毒力物质和足够数量的致病菌,还必须侵入易感机体的适宜部位才能引起感染,这可能与致病菌需要特定的生长繁殖微环境有关,如破伤风梭菌的芽胞要进入创伤部位,脑膜炎奈瑟菌须经呼吸道吸入,伤寒沙门菌须从口进入才能致病。也有少数致病菌可经多种途径侵入人体致病,如结核分枝杆菌经呼吸道、消化道、皮肤创伤等部位入侵都可造成感染。

第二节　抗菌免疫

人体免疫系统在抗感染和免疫过程中,各免疫器官组织、细胞和免疫分子间互相协作、互相制约、密切配合,共同完成复杂的免疫防御功能。机体抗感染的方式包括固有性免疫和适应性免疫。

一、固有性免疫的抗菌作用

固有性免疫在抗菌免疫中作用广泛,初次接触病原菌即可发挥效应。它们对细菌免疫主要由生理性屏障结构、免疫细胞和体液中天然免疫物质共同完成。

1. 生理性屏障　人体的各种生理屏障,在抗菌免疫中通过自己的特点发挥抗病原菌感染作用。

2. 吞噬细胞　大小吞噬细胞在病原菌突破皮肤和黏膜屏障入侵血液或组织后,可聚集到病原菌所在部位对其进行吞噬消灭。吞噬作用的后果有完全吞噬和不完全吞噬,有时也可造成机体正常组织的损伤。

3. 体液中的天然杀菌物质　正常体液和组织液中含有的补体、溶菌酶、防御素等可杀伤或抑制致病菌发挥抗感染作用。

二、适应性免疫的抗菌作用

对病原菌的适应性免疫是由体液免疫和细胞免疫两方面共同实现。针对不同的病原菌及细菌的外毒素,免疫方式有所不同。

1. 对胞外菌感染的免疫　特异性体液免疫是抗胞外菌感染的主要适应性免疫机制。胞外菌感染机体后,首先刺激产生的抗体是 IgM,后转为 IgG,也有 IgA 参与。抗体作用有:①IgG 与胞外菌结合后经调理吞噬作用促进吞噬细胞吞噬,或由 ADCC 攻击胞外菌;②IgG 和 IgM 与病原菌结合后均可活化补体系统形成攻膜复合体,损伤胞外菌,或形成 C3b 经调理吞噬作用促进吞噬;③SIgA 在黏膜表面阻止致病菌定殖。

细胞免疫在某些胞外菌感染的防御中也有一定的作用。参与胞外菌免疫应答的 T 细胞主要是 CD4[+]Th2 细胞,它除辅助 B 细胞产生抗体外,尚能产生多种细胞因子,引起炎症及免疫应答。

2. 抗胞内菌感染免疫　对人有致病性的胞内菌包括结核分枝杆菌、麻风分枝杆菌、伤寒沙门菌、布鲁菌等。胞内菌感染常呈慢性过程,往往有肉芽形成,多伴有迟发型超敏反应。机体对胞内菌感染的适应性免疫机制主要是以 T 细胞为主的细胞免疫。其免疫应答包括由

CD4$^+$Th1 细胞产生的细胞因子和 CD8$^+$CTL 两方面:CD4$^+$Th1 产生的细胞因子 IFN-γ 是巨噬细胞最强的激活剂,可极大增强其杀伤和吞噬胞内菌能力。多种细胞因子还能活化 CTL 和引起迟发型超敏反应,有利于对胞内菌的清除;CD8$^+$CTL 直接将穿孔素和颗粒酶插入被胞内菌感染的细胞,破坏其完整性,使病原菌散出,再由抗体、补体等调理后由吞噬细胞吞噬。

3. 对外毒素的免疫 某些细菌(破伤风梭菌、白喉棒状杆菌、肉毒梭菌等)感染人体后只在局部生长繁殖,不进入血流,但其产生的外毒素可扩散入血,引起毒血症。人体中的特异性抗毒素(IgG、IgM 及 IgA)有中和细菌外毒素作用,外毒素与其特异抗毒素抗体结合后形成的免疫复合物可阻止外毒素与靶细胞受体结合,这种无毒复合物最终被吞噬细胞吞噬清除。当外毒素一旦与靶细胞上受体结合后抗毒素就不能再与之结合,故使用抗毒素必须要早期、足量才有效。

第三节 感染的来源与类型

一、感染的概念、来源及感染途径

感染又叫传染,指在一定条件下,致病菌侵入宿主机体生长繁殖,释放毒素等引起的不同类型的病理损伤过程。发生感染时的病原菌主要来自:

(一)外源性感染源

1. 患者 患者感染后从潜伏期到病后恢复期,都有可能通过接触而污染环境,使病原菌以各种方式传播。

2. 带菌者 指携带有病原菌但未出现临床症状的健康人,包括隐性感染后不表现临床症状者;也可曾经是患者,经治疗后恢复正常,在一定时间内持续排菌者。带菌者不易被发现,其危害性高于患者,是重要的传染源。

3. 患病及带菌动物 某些细菌可引起人畜共患病,病原菌可在人与动物中间传播,如结核分枝杆菌、炭疽杆菌和鼠疫耶尔森菌等。

(二)内源性感染源

大多是来自身体内的条件致病菌,少数是以潜伏状态存在于人体内的致病菌。其感染又称自身感染,在医院感染中较为常见。

(三)感染的途径

病原菌感染的途径有:呼吸道感染、消化道感染、泌尿生殖道、接触(直接和间接)、创伤性感染或经血感染、昆虫媒介等。

二、感染的类型

感染的发生、发展和结局是宿主和致病菌相互作用的复杂过程,根据两者力量对比,宿主可出现不同临床表现。

1. 隐性感染 感染后病原菌对机体损害较轻,不出现或出现不明显临床症状。原因是:宿主的抗感染免疫力较强,或侵入的病原菌数量不多或毒力较弱,又称亚临床感染。隐性感染后机体常可获得特异免疫力,能抗御相同致病菌的再次感染。在每次传染病流行中,常有较多的人发生隐性感染。

2. 显性感染 病原菌感染导致机体组织细胞受到不同程度的损害,并出现一系列临床症状和体征,又称为传染病。原因是宿主抗感染免疫力较弱,或侵入的致病菌数量较多,或毒力较强。

按病情缓急不同分为:

(1)急性感染:发病急,病程短,一般是数日至数周,病愈后,致病菌从宿主体内消失,如霍乱弧菌、脑膜炎奈瑟菌感染等。

(2)慢性感染:发病慢、病程长,常数月至数年,如结核分枝杆菌、麻风分枝杆菌及布鲁菌等常引起慢性感染。

按感染发生部位与性质不同分为:

(1)局部感染:入侵的病原菌只局限在宿主一定部位或某一系统生长繁殖,引起局部病变,如化脓性球菌感染所致的疖、痈。

(2)全身感染:感染发生后,病原菌或其毒性代谢产物向全身扩散,引起全身症状。全身感染在临床上常见下列几种情况:①毒血症:产生外毒素的病原菌只在局部生长繁殖,不进入血流,但产生的外毒素进入血液循环,到达易感靶器官,引起组织损害,产生特殊的毒性症状,如白喉、破伤风等;②内毒素血症:革兰阴性菌感染使宿主血液中出现大量内毒素而引起的全身中毒症状。其症状可因血中内毒素量不同而异,轻者只有发热,重者可有休克、DIC甚至死亡,如小儿中毒性细菌性痢疾、中毒性脑膜炎等;③菌血症:病原菌侵入血流,但未在其中繁殖,只是短暂地经过血循环。此时临床症状轻微,如伤寒早期的菌血症;④败血症:病原菌侵入血流,在其中大量繁殖并产生毒性产物,引起全身严重的中毒症状,如高热、皮肤和黏膜瘀斑、肝脾大等;⑤脓毒血症:化脓性细菌引起败血症时,病菌通过血流扩散到机体其他组织或器官,引起新的化脓性病灶,如金黄色葡萄球菌感染时的脓毒血症,常导致多发性肝脓肿、皮下脓肿或肾脓肿等。

3. 带菌状态 指隐性感染或显性感染经治疗症状消失后,体内仍然有菌排出的状态。处于带菌状态的宿主称带菌者,包括健康带菌者和恢复期带菌者。因带菌者常间歇排出病原菌,是重要传染源。

第四节 医院内感染

医院内感染是指人体在医院内发生的感染。根据感染来源不同,可能有下列几种原因:①交叉感染:在医院内由患者与医务人员直接或间接接触引起的感染;②内源性感染:或称自身感染,指各种原因导致患者自身体内的条件致病菌引起的感染;③医源性感染:指在治疗、诊断或预防疾病过程中,因所用器械等消毒灭菌不严而造成的感染。

引起医院内感染的病原体多为条件致病菌和对抗菌药物多重耐药的菌株。控制医院内感染应采取综合措施:①成立医院感染的管理组织;②严格执行无菌操作、实行消毒隔离制度;③加强医院环境净化;④合理使用抗生素。

第五节 细菌感染的微生物学检查

病原菌侵入宿主后可引起多种感染和传染病,其诊断除根据临床症状、体征和一般检查外,采集合适的临床标本进行微生物学检查,对确诊病因极为重要。

一、标本采集及注意事项

为了成功地检出致病菌,标本采集与送检过程应符合下列几个原则:

1. 应无菌操作,尽量避免杂菌污染。

2. 在患者不同病期,采集不同标本,尽可能采集病变明显部位的标本。

3. 采集标本应在使用药物之前,否则分离培养标本菌时要加入药物拮抗剂。

4. 标本必须新鲜,采集后尽快送检,送检过程中大多数应冷藏运送。粪便标本可用甘油缓冲盐水作为保存液。

二、检查方法

(一)病原菌的检验

1. 形态学检查　对于形态、排列及染色有特征的细菌可采用直接涂片、染色后置光学显微镜下观察。

2. 分离培养及鉴定　对于几乎所有病原菌都应做分离培养,以获得纯培养后再进行鉴定。

3. 生化反应　对于多种因形态及染色特性基本相同的肠道杆菌,常可利用其对糖和蛋白质的不同分解特点进行鉴别。

4. 抗原检测　用已知特异性抗体检测分离到的未知抗原,常用玻片凝集法,也可用ELISA、对流免疫电泳及放射免疫测定等方法,可有效地检出微量细菌抗原。

(二)特异性抗体检测

指利用已知抗原,检测患者血清中特异性抗体的有无及效价动态变化情况,作为某些传染病的辅助诊断。人体被感染的病原菌刺激产生特异性抗体的量随感染过程而逐渐增多,表现为抗体效价或称滴度升高。检测特异性抗体的血清学方法适用于免疫原性较强及病程较长或难以分离培养的病原菌感染时的诊断。若抗体效价随病程上升4倍或以上有诊断价值。常用方法有凝集反应、沉淀反应、中和试验、ELISA 等方法。

(三)其他检查方法

分子生物学技术是近年来快速发展的细菌学检验技术。主要有核酸杂交技术、聚合酶链反应(PCR)等,具有快速、灵敏及特异性强等特点。

(吕向阳)

❓复习思考题

1. 机体抗细菌感染免疫是通过哪几方面来实现的?
2. 哪几方面的因素与细菌致病力有关?
3. 内毒素和外毒素有何不同?
4. 医院内感染是怎么发生的,如何避免?
5. 被细菌感染后常用的检查方法有哪些?

第十五章 病原性细菌

 学习要点

1. 常见致病菌的生物学性状。
2. 常见致病菌的致病性与免疫性。
3. 常见致病菌的微生物学检查。
4. 临床常见致病菌的防治原则。

第一节 球 菌

球菌广泛分布于自然界和正常人体,种类多,大多不致病,少数对人有致病作用的称为病原性球菌。因其能引起化脓性炎症,又称为化脓性球菌,包括革兰阳性球菌(如葡萄球菌、链球菌、肺炎链球菌)和革兰阴性球菌(如脑膜炎奈瑟菌、淋病奈瑟菌)。

一、葡萄球菌属

葡萄球菌属因堆聚成葡萄串状而得名。广泛分布于自然界、人和动物体表及与外界相通的腔道中,大多为正常菌群,少数为致病菌。葡萄球菌是最常见的化脓性球菌,是医院交叉感染的重要来源。

(一)生物学性状

1. 形态与染色 单个菌体呈球形或略椭圆,直径 1μm 左右,葡萄串状排列(彩图 1)。无鞭毛,无芽胞,少数菌株可形成荚膜。革兰染色呈阳性,但在衰老、死亡或被中性粒细胞吞噬后常呈革兰阴性。

2. 培养特性与生化反应 营养要求不高,需氧或兼性厌氧,最适生长温度为 37℃。普通琼脂平板上形成圆形、光滑、不透明的凸起菌落,产生脂溶性色素,不同种的菌株产生不同的色素,如金黄色、白色、柠檬色。在血琼脂营养平板上,多数致病菌的菌落周围有透明溶血环。触酶试验阳性,能缓慢发酵葡萄糖、麦芽糖和蔗糖,产酸不产气。金黄色葡萄球菌能分解甘露醇。

3. 抗原构造 葡萄球菌含有多种抗原物质,其中重要的有:

(1)葡萄球菌 A 蛋白(SPA):是主要存在于金黄色葡萄球菌细胞壁表面的蛋白质抗原。可与细胞壁肽聚糖共价结合,为完全抗原。SPA 与人和多种哺乳动物血清中的 IgG Fc 段非特异性结合后,IgG 的 Fab 段仍能与相应抗原特异性结合。此作用具重要意义:①参与协同凝集反应:能简易、快速检测多种细菌抗原,用于多种传染病的诊断;②抗吞噬作用:SPA 与 IgG 结合后具有抗吞噬作用,能降低调理吞噬作用。SPA 还有促进细胞分裂、引起超敏反应和损伤血小板等多种生物学活性。

（2）多糖抗原：为型特异性半抗原，是细胞壁中核糖醇磷壁酸，检测其刺激机体所产生的相应抗体，可用于金黄色葡萄球菌感染的诊断和判断预后。

4. 分类　根据色素和生化反应葡萄球菌可分为金黄色葡萄球菌、表皮葡萄球菌和腐生葡萄球菌。金黄色葡萄球菌多为致病菌，表皮葡萄球菌偶可致病，腐生葡萄球菌一般不致病。根据是否产生凝固酶分为凝固酶阳性菌株和凝固酶阴性菌株，阳性株有致病性，有些阴性株也有致病性。

5. 抵抗力　金黄色葡萄球菌在无芽胞细菌中抵抗力最强，耐干燥、耐热，加热80℃30分钟才被杀死。1∶100 000龙胆紫溶液能抑制其生长。对青霉素、红霉素、庆大霉素及磺胺药等敏感，但易产生耐药性。对多种清热解毒类中药敏感。耐药葡萄球菌株逐年增多，如耐青霉素G的金黄色葡萄球菌菌株可高达90%以上。

（二）致病性与免疫性

1. 致病物质

（1）血浆凝固酶：由多数致病菌株产生的能使含抗凝剂的人或家兔血浆发生凝固的酶类物质，是鉴别葡萄球菌有无致病性的重要指标。凝固酶有两种：①游离凝固酶：是分泌到菌体外的一种蛋白质，被人或家兔血浆中凝固酶反应因子活化为凝固酶样物质后，可使液态的纤维蛋白原变为固态纤维蛋白，导致血浆凝固；②结合凝固酶：结合于菌体表面不释放的凝固酶，可使血浆中纤维蛋白沉积于菌体表面，阻止吞噬细胞对细菌的吞噬和杀灭，同时使细菌免受血清中杀菌物质的破坏。

（2）葡萄球菌溶血素：为外毒素，致病性葡萄球菌能产生α、β、γ、δ、ε五型溶血素，能对人致病的主要是α溶血素。除对多种哺乳动物红细胞有溶血作用外，还对白细胞、血小板、肝细胞、成纤维细胞、血管平滑肌细胞等均有毒性作用。α溶血素免疫原性强，可用甲醛处理制成类毒素。

（3）杀白细胞素：为多数致病菌株产生的能杀死多种动物白细胞的物质。

（4）肠毒素：为一组对热稳定的可溶性蛋白质，100℃ 30分钟仍保存部分活性。

金黄色葡萄球菌还可产生表皮剥脱毒素及毒性休克综合征毒素1（TSST-1）。

2. 所致疾病

（1）侵袭性疾病：①皮肤及软组织感染：如疖、痈、毛囊炎、蜂窝组织炎、伤口化脓等。病灶局限，与周围组织界限明显，脓汁黄而黏稠。②内脏器官感染：如气管炎、中耳炎、肺炎、胸膜炎、脑膜炎、心包炎、心内膜炎等。③全身性感染：因外力挤压疖、痈，或过早切开未成熟的脓肿，导致细菌向全身扩散。在机体抵抗力低时，血中细菌大量繁殖，可引起败血症。细菌也可随血流转移到肝、肾、肺、脾等器官，引起脓毒血症。

（2）毒素性疾病：①食物中毒：食入肠毒素污染的食物1~6小时后，患者出现恶心、呕吐、腹泻等急性胃肠炎症状，严重者虚脱或休克。1~2天可自行恢复，预后良好；②假膜性肠炎：部分正常人群肠道有少量金黄色葡萄球菌寄居，当肠道优势菌受抗菌药物作用被抑制或杀灭，耐药金黄色葡萄球菌乘机繁殖并产生肠毒素B，引起以腹泻为主的肠炎，为菌群失调性肠炎；③烫伤样皮肤综合征：由金黄色葡萄球菌产生的表皮剥脱毒素引起，患者皮肤有弥漫红斑、起皱、水疱，最后表皮脱落；④毒性休克综合征：由TSST-1引起，主要有高热、低血压、呕吐、腹泻、猩红热样皮疹，严重时可出现休克。多见于月经期使用阴道塞的妇女，病死率高。

3. 免疫性　人体对葡萄球菌感染具有一定的固有性免疫力。只有皮肤、黏膜受损或患慢性消耗性疾病(如糖尿病、结核、肿瘤)或机体免疫功能降低时,才易感染葡萄球菌。感染后机体产生的免疫力维持时间短,难以防止再感染。

(三)微生物学检查

1. 标本　根据疾病部位不同而异,如脓汁、血液、呕吐物、食物、粪便等。

2. 直接镜检　标本涂片、革兰染色、镜检。根据细菌形态、排列、染色性可初步诊断。

3. 分离培养和鉴定　脓汁标本接种血琼脂平板,血液标本先经肉汤培养基增菌后再接种血琼脂平板,经37℃孵育18小时,观察菌落特征,并涂片、染色、镜检。如发现葡萄球菌后,再做凝固酶试验及甘露醇发酵试验,以鉴定有无致病性。

4. 葡萄球菌肠毒素检查　取可疑食物或呕吐物培养后取滤液注射于6～8周龄幼猫腹腔,观察结果。4小时左右出现呕吐、腹泻、发热或死亡,提示有毒素存在。近年来,常用血清学方法检测葡萄球菌肠毒素,如琼脂扩散试验、ELISA等,可短时测出微量(ng)水平的肠毒素。

(四)防治原则

注意个人卫生,及时消毒处理皮肤黏膜创伤,严格无菌操作,防止医院内感染;加强对食堂和饮食行业的卫生监督。治疗应根据药敏试验选用药物。慢性反复感染者,可试用自身菌苗疗法,或葡萄球菌外毒素制成的类毒素治疗。中药银花、黄连、黄芩对葡萄球菌有较好的抑菌效果。

二、链球菌属

链球菌属广泛分布于自然界和正常人体鼻咽部、胃肠道等处,多为正常菌群。其中部分可引起人类各种化脓性炎症,如猩红热、丹毒、新生儿败血症、细菌性心内膜炎和超敏反应性疾病,是常见的化脓性球菌。

(一)生物学性状

1. 形态与染色　单个菌体呈球形或卵圆形,直径0.6～1.0μm,链状排列。在固体培养基中呈短链,液体培养基中呈长链。无芽胞和鞭毛,多数菌株在培养早期(2～4小时)可形成透明质酸荚膜,随培养时间延长而逐渐消失。革兰染色阳性,衰老、死亡或被吞噬细胞吞噬后可呈革兰阴性(彩图1)。

2. 培养特性与生化反应　营养要求较高,在含血液、葡萄糖的培养基中生长良好。需氧或兼性厌氧,少数专性厌氧。在血清肉汤中易形成长链沉于管底,在血琼脂平板上形成灰白色、表面光滑、透明或半透明的细小菌落。其溶血状况因菌株不同而异。一般不分解菊糖,不被胆汁溶解。这两个特性常被用来与肺炎链球菌鉴别。

3. 分类

(1)根据溶血现象分类:①甲型(α)溶血性链球菌:菌落周围有狭窄草绿色溶血环,可能是细菌产生的过氧化氢,使血红蛋白氧化成正铁血红蛋白所致;②乙型(β)溶血性链球菌:菌落周围有2～4mm的透明溶血环(环内红细胞完全溶解),这类链球菌致病力强,引起人类多种疾病;③丙型(γ)链球菌:不溶血,通常无致病性,偶尔引起感染。

(2)根据抗原结构分类:按链球菌细胞壁中多糖抗原不同,可分成A、B、C、D、E、F、G、H、K、L、M、N、O、P、Q、R、S和T群,近年又增加U、V群,共20群。对人致病的链球菌菌株,90%左右属A群,B、C、D、G群偶见。同群链球菌间,因表面蛋白质抗原不同,又分若干型。例如A群根据其M抗原不同,分成约80个型;B群分4个型和C群分13个型等。链球菌的群别与溶血性间无平行关系,但对人类致病的 A 群链球菌多数呈现乙型溶血。

4. 抵抗力 弱,60℃ 30 分钟即被杀死,对一般消毒剂敏感。乙型溶血性链球菌对青霉素、红霉素、磺胺药等敏感。

(二)致病性与免疫性

1. 致病物质 A 群链球菌致病力最强,可产生多种致病物质:

(1)菌体结构:能帮助链球菌致病的菌体结构有①黏附素:即脂磷壁酸(LTA),决定链球菌对宿主细胞的黏附作用;②M 蛋白:为链球菌细胞壁中的蛋白质成分,具有抗吞噬及变应原作用,一是可阻止吞噬细胞的吞噬作用;二是与人体心肌等组织有共同抗原,可造成 Ⅱ 型超敏反应,或刺激机体产生相应抗体,形成中等大小免疫复合物,导致 Ⅲ 型超敏反应,损伤机体。

(2)侵袭性酶:能帮助细菌在组织中扩散,主要有①透明质酸酶:又名扩散因子,可分解细胞间质的透明质酸,使细菌易在组织中扩散;②链激酶:亦称链球菌纤维蛋白溶解酶,能使血液中纤维蛋白溶解酶原转化为纤维蛋白溶解酶,溶解血凝块或阻止血浆凝固,有利于细菌扩散;③链道酶:亦称链球菌 DNA 酶,能分解脓汁中具有高度黏稠性的 DNA,使脓液稀薄,促进细菌扩散。

(3)外毒素:链球菌产生的外毒素主要有①致热外毒素:又称红疹毒素或猩红热毒素,是引起猩红热的主要毒素,有 A、B、C 3 个血清型。对机体具有致热和细胞毒作用,可引起发热和皮疹;②链球菌溶血素:由乙型链球菌产生,根据对氧稳定性的不同分为链球菌溶血素 O 和链球菌溶血素 S,前者是含-SH 的蛋白质毒素,对红细胞溶解作用强,对氧敏感,遇氧时-SH 被氧化成-S-S-失去溶血活性。可使中性粒细胞破坏、死亡,对巨噬细胞、神经细胞、血小板等也有毒性作用。对心脏也极度敏感,可引起心肌损伤,并能加重病毒性心肌炎病变程度。此毒素免疫原性强,感染 2～3 周至病愈后数月到 1 年内都可检出相应抗体,风湿热患者的血清抗体效价一般在 1:400 以上,可作为风湿热及其活动性的辅助诊断;后者为小分子糖肽,无免疫原性,对氧不敏感,对白细胞、血小板和多种组织细胞有破坏作用。

2. 所致疾病 链球菌引起的疾病90% 由 A 群链球菌引起,常见有:

(1)化脓性疾病:①皮肤伤口感染:引起皮肤及皮下组织炎症,如脓疱疮、蜂窝组织炎、痈、丹毒等。特点是炎症病灶与正常组织界限不清,脓汁稀薄并带血性,易扩散;②呼吸道感染:引起扁桃体炎、咽喉炎、鼻窦炎、中耳炎、脑膜炎等;③产道感染:引起产褥热;④经淋巴管扩散:引起淋巴管炎和淋巴结炎。

(2)猩红热:是由产生致热外毒素的 A 群链球菌引起,是链球菌感染引起的中毒性疾病。可经飞沫传染,潜伏期平均为 3 天,主要特征为发热、咽炎、全身弥漫性鲜红皮疹,疹退后出现明显脱屑。少数患者可因超敏反应出现心、肾损害。

(3)超敏反应性疾病:①急性肾小球肾炎:常见于儿童和青少年,临床表现为蛋白尿、浮肿、高血压;②风湿热:可由多种型别的 A 群链球菌引起,主要累及心脏、关节、中枢神经系统、皮肤和皮下组织,临床表现以心脏炎和关节炎为主。

(4)甲型链球菌感染:甲型链球菌是口咽部的条件致病菌。当拔牙或摘除扁桃体时,该菌可乘机侵入血流。若心脏先天缺陷或心瓣膜损伤,细菌在损伤部位增殖,可引起亚急性细菌性心内膜炎。

(5)其他链球菌感染:B 群链球菌可引起新生儿肺炎、脑膜炎、败血症等,死亡率高。D 群链球菌是肠道正常菌群,免疫功能低下时,可致泌尿道感染。

3. 免疫性 链球菌感染后,可获得针对某一型别的免疫力,因型别多,各型之间无交叉免疫力,很难彻底免疫,故常反复发生感染。猩红热患者可产生较牢固的免疫力。

（三）微生物学检查

1. 直接镜检 脓汁或咽拭子直接染色镜检,发现典型链状排列的革兰阳性球菌可初步判断。

2. 分离培养与鉴定 用血琼脂平板分离培养链球菌,败血症患者先取血液作肉汤培养基增菌后再分离培养。可根据形态、染色性、菌落特点、溶血性等鉴定链球菌。

3. 抗链球菌溶血素 O 抗体试验 简称抗 O 试验,如效价在 1:400 以上,并结合临床,可辅助诊断风湿热。但应注意餐后采血及胆固醇血症者易出现假阳性。

（四）防治原则

积极治疗带菌者和患者,可减少传染源。对急性咽峡炎和扁桃体炎患者应早期、彻底治疗,以防止超敏反应性疾病的发生。对 A 群链球菌感染者的治疗,首选青霉素 G,可合并使用银花、连翘等清热解毒类中药。长效青霉素可预防链球菌感染,减少超敏反应性疾病的发生。

三、肺炎链球菌

肺炎链球菌广泛分布于自然界,常寄居于人类上呼吸道,多数不致病,仅少数为条件致病菌,可引起大叶性肺炎等疾病。

（一）生物学性状

1. 形态与染色 革兰阳性,菌体呈矛头状,钝端相对尖端向外地成双排列。在痰和脓汁中呈单个或链状。无鞭毛和芽胞,有毒菌株在机体内形成较厚的荚膜,菌体周围的荚膜区呈不着色的半透明环状,需特殊染色才可见(彩图 1)。

2. 培养特性与生化反应 营养要求较高,需在含血液或血清的培养基中生长。在血琼脂平板形成的菌落与甲型溶血性链球菌相似,呈细小圆形、灰白色、半透明的菌落,菌落周围有草绿色溶血环。本菌能产生自溶酶,破坏细胞壁而使细菌溶解,故孵育时间超过 48 小时,菌落中央下陷呈脐状。

3. 抗原构造与分型 肺炎链球菌的抗原主要有:①荚膜多糖抗原:根据其免疫原性不同,可分为 90 个血清型;②C 物质:是存在于胞壁中的磷壁酸,可与血清中 C 反应蛋白结合,活化补体及增强吞噬细胞的吞噬功能。

4. 抵抗力 对理化因素抵抗力较弱,56℃ 20 分钟即死亡。有荚膜菌株抗干燥力较强。对一般消毒剂敏感,对青霉素、罗红霉素、林可霉素等敏感。

（二）致病性与免疫性

1. 荚膜 有抗吞噬作用,使细菌侵入人体后能迅速繁殖而致病。一旦细菌失去荚膜,就失去致病力。

2. 溶血素 O、紫癜形成因子及神经氨酸酶等 它们对人类的致病作用尚不明确。

肺炎链球菌为条件致病菌,只有当机体抵抗力减弱时才引起大叶性肺炎。还可继发胸膜炎、脓胸,也可引起中耳炎、乳突炎、败血症和脑膜炎等。病后可获得牢固的型特异性免疫,主要是机体产生荚膜多糖抗体。

（三）微生物学检查

取痰、脓汁或脑脊液沉淀物直接涂片、染色、镜检,如发现典型的革兰阳性具有荚膜的双球菌,即可初步诊断。也可分离培养,发现有草绿色溶血的可疑菌落,再作胆汁溶菌试验、菊糖发酵试验和奥普托辛试验等,与甲型溶血性链球菌相鉴别。必要时做小白鼠毒力试验加以鉴别。

(四)防治原则

儿童、老人和慢性感染患者,可用荚膜多糖疫苗接种,有较好预防效果。治疗主要采用大剂量青霉素、林可霉素或罗红霉素等,对耐药菌株可选用万古霉素治疗。中药黄芩、黄连对其有明显的抑菌作用。

四、奈瑟菌属

奈瑟菌属是一群革兰阴性双球菌,有十余种,形态相似,无鞭毛和芽胞,有菌毛和荚膜。对人致病的主要有脑膜炎奈瑟菌和淋病奈瑟菌。

脑膜炎奈瑟菌

脑膜炎奈瑟菌俗称脑膜炎球菌,是流行性脑脊髓膜炎(流脑)的病原菌。

(一)生物学性状

1. 形态与染色　呈肾形,直径 $0.6 \sim 0.8 \mu m$,成双排列,凹面相对(彩图 1),革兰染色阴性。在患者脑脊液中,多位于中性粒细胞内,新分离的菌株大多有荚膜和菌毛。

2. 培养特性与分类　营养要求高,最常用巧克力色血琼脂培养基。专性需氧,初次培养须在 $5\% \sim 10\% CO_2$ 的环境中,37℃孵育 24 小时,可形成圆形、无色透明似露滴状的菌落。在血琼脂平板上不溶血,可产生自溶酶。有多种抗原物质,如荚膜多糖群特异性抗原等。根据其免疫原性不同,可将脑膜炎奈瑟菌分为 13 个血清群,对人致病的有 A、B、C、Y 等群,其中以 C 群致病力最强。

3. 抵抗力　弱,对干燥、热、寒冷等十分敏感,室温中 3 小时死亡,55℃ 5 分钟内或常用消毒剂短时间可将其杀死,对磺胺、青霉素、链霉素等敏感。

(二)致病性与免疫性

1. 致病物质　有菌毛、荚膜和内毒素。菌毛可使细菌黏附于宿主细胞表面,有利于细菌入侵;荚膜有抗吞噬作用;内毒素为最重要的致病物质,可使机体发热、白细胞升高、皮肤黏膜瘀斑,严重时致中毒性休克和 DIC。

2. 所致疾病　传染源是流脑患者或带菌者,流行期间人群带菌率较高,可达50%以上。主要经飞沫传播,潜伏期 $1 \sim 4$ 天,细菌首先在鼻咽部繁殖,机体抵抗力强时,一般无症状或只表现轻微上呼吸道症状,而抵抗力弱时,细菌在局部大量繁殖后侵入血流引起菌血症或败血症。患者可有恶寒、高热、恶心呕吐、皮肤黏膜出现出血斑。少数患者(多为儿童)可因细菌突破血-脑屏障而引起蛛网膜化脓性炎症。患者出现剧烈头痛、喷射性呕吐、颈项强直等脑膜刺激症状,严重患者可出现中毒性休克,预后不良。

3. 免疫性　机体对脑膜炎奈瑟菌的免疫以体液免疫为主,感染后可获得较牢固免疫力。6 个月内婴儿极少患流脑,是因母体隐性感染或预防接种而产生的 IgG 类抗体经胎盘传给胎儿。儿童因血-脑屏障的发育尚未成熟,流脑发病率高于成人。

(三)微生物学检查

1. 标本　取患者脑脊液、血液或出血瘀斑渗出液检查,带菌者可取鼻咽拭子。标本采集后应注意保暖、保湿并立即送检,最好是床边接种。

2. 直接镜检 取脑脊液离心沉淀,取其沉渣直接涂片染色镜检,发现中性粒细胞内外有革兰阴性双球菌,即可初步诊断。

3. 分离培养与鉴定 脑脊液或血液标本可先经血清肉汤培养基增菌或直接接种巧克力色血琼脂平板,置 5% ~ 10% CO_2、37℃ 培养箱中孵育 24 小时,挑取可疑菌落作涂片染色镜检,并作生化反应和血清凝集试验鉴定。

4. 快速诊断法 脑膜炎奈瑟菌易自溶,患者脑脊液或血清中有可溶性抗原存在。常用对流免疫电泳、SPA 协同凝集试验、ELISA 等方法进行快速检测。

（四）防治原则

对易感儿童接种群特异性多糖疫苗。流行期间,成人应普遍短期服用磺胺嘧啶(SD)或用磺胺药滴鼻。对可疑患者,应尽早隔离治疗,尽早使用磺胺嘧啶及青霉素 G 或第三代头孢菌素,也可加用清热解毒类中药配合治疗。

淋病奈瑟菌

淋病奈瑟菌俗称淋球菌,是引起淋病的病原菌。淋病是目前世界上发病率较高的人类性传播疾病。

（一）生物学性状

1. 形态与染色 形态与脑膜炎奈瑟菌相似。在急性患者脓汁标本中,淋病奈瑟菌多位于中性粒细胞内,而慢性患者多在细胞外。有荚膜和菌毛,无芽胞和鞭毛。

2. 培养特性与生化反应 专性需氧,营养要求高,一般用巧克力色血琼脂平板,初次分离培养须置 5% ~ 10% CO_2 的环境,孵育 48 小时后形成圆形、凸起、灰白色的光滑型菌落。只分解葡萄糖产酸。

3. 抵抗力 极弱,对干燥、热、冷极敏感。在干燥的环境中,仅存活 1 ~ 2 小时,湿热 55℃ 仅存活 5 分钟,在患者分泌物污染的衣裤、被褥及厕所能存活 24 小时。对消毒剂极敏感,如用 1:4 000 的硝酸银作用 2 分钟,即可被杀死。对多种抗生素敏感,但易产生耐药性。

（二）致病性与免疫性

1. 致病物质 主要有菌毛、外膜蛋白、内毒素等。菌毛可使菌体黏附到泌尿生殖道上皮细胞表面,并有抗吞噬作用;外膜蛋白参与黏附宿主细胞,直接损伤中性粒细胞,抑制抗体的杀菌作用;内毒素可致病变部位发生炎症反应。淋病奈瑟菌还产生分解 SIgA 的蛋白酶,分解黏膜表面的 SIgA,有利于细菌黏附。

2. 所致疾病 本菌仅感染人类。主要经性接触传播,也可由患者分泌物污染衣服、毛巾、浴盆等传染,所致疾病统称淋病。在男性可引起淋病性尿道炎,主要表现为尿频、尿急、尿痛、排尿困难、尿道有脓性分泌物流出等症状,还可引起前列腺炎、输精管炎、附睾炎;在女性主要引起淋病性宫颈炎、阴道炎及盆腔炎等,可致不孕症。妊娠期妇女患淋病,可引起胎儿宫内感染,导致流产、早产等。新生儿出生时感染可引起眼结膜炎,眼角有大量脓性分泌物,称为脓漏眼。

3. 免疫性 人对淋病奈瑟菌无固有免疫力,均易感,多数患者可自愈。但病后免疫力不强,不能防止再次感染。

（三）微生物学检查

取泌尿生殖道脓性分泌物涂片,革兰染色镜检,如发现中性粒细胞内有革兰阴性双球菌,有诊断价值。对慢性患者及涂片、镜检阴性者,可进行标本分离培养;阳性者应进一步作生化反应鉴定。还可用免疫酶试验(EIA)、直接免疫荧光法(DFA)、PCR 技术直接检测标本中的抗原或核酸。

(四) 防治原则

淋病是一种性传播疾病,预防应大力开展性病知识宣传教育,坚决取缔娼妓。早发现患者,及时正确地诊断并进行彻底治疗。治疗首选壮观霉素(淋必治)等。婴儿出生后,均应用 1% 硝酸银溶液滴眼,预防淋病性结膜炎。

第二节 肠道杆菌

肠道杆菌属肠杆菌科,是一大群寄居于人和动物肠道中生物学性状相似的革兰阴性、无芽胞的短小杆菌。大多为肠道正常菌群,但在宿主免疫力下降或寄居部位改变时,可成为条件致病菌,引起肠道传染病。

与医学关系密切的肠道杆菌见表 15-1。

表 15-1 与医学关系密切的肠杆菌科细菌及主要区别

属	代表种	动力	乳糖	葡萄糖	VP	吲哚	脲酶	H₂S
埃希菌属	大肠埃希菌	+/-	⊕	⊕	-	+	-	-
志贺菌属	痢疾志贺菌	-	-	+	-	+/-	-	-
沙门菌属	伤寒沙门菌	+	-	+	-	-	-	-/+
	其他沙门菌	+	-	⊕	-	-	-	+
克雷伯菌属	肺炎克氏菌	-	⊕	⊕	+	-	+	-
肠杆菌属	产气肠杆菌	+	⊕	⊕	+	-	-	-
变形杆菌属	普通变形杆菌	+	-	⊕	-/+	+	+	+
耶尔森菌属	小肠结肠炎 耶尔森菌	+/-	-	+	+	+/-	+/-	-

注:⊕产酸产气,+:产酸或阳性,-:不产酸或阴性

肠道杆菌具有下列共同特性:

1. 形态结构及染色 大多数为(0.5~1.0)μm×(1.0~3.0)μm,无芽胞,有菌毛,多数有鞭毛,少数有荚膜的革兰阴性杆菌(彩图 1)。

2. 培养及生化反应特性 兼性厌氧菌,在普通培养基上生长良好,大多形成光滑型菌落,有的呈黏液型菌落。能发酵葡萄糖,还原硝酸盐,触酶试验阳性。在培养基中常需加入抑菌剂,如蔷薇酸、煌绿、胆盐等抑制致病菌的生长。通常从粪便中分离肠道传染病的选择鉴别培养基有沙门菌-志贺菌琼脂(SS 琼脂)、中国蓝琼脂、伊红-美蓝琼脂(EMB 琼脂)等。在 SS 琼脂肠道鉴别培养基上,肠道非致病菌能分解乳糖产酸产气,使菌落带色,而致病菌不分解乳糖,菌落无色。利用生化反应特性是鉴别肠道杆菌的重要依据。

3. 抗原构造 多且较复杂,主要有:①O 抗原:是细胞壁的脂多糖,为耐热性菌体抗原,100℃数小时不被破坏;②H 抗原:鞭毛蛋白质,不耐热,60℃ 30 分钟即被破坏;③荚膜抗原:也称包膜抗原,位于 O 抗原外围的多糖类物质,能阻止 O 抗原凝集,与细菌毒力有关,如大

肠埃希菌 K 抗原、克雷伯菌 K 抗原、伤寒沙门菌 Vi 抗原等；④肠道杆菌共同抗原（ECA）：存在于肠道杆菌表面，为氨基糖聚合物，肠杆菌科细菌都有 ECA。

4. 抵抗力 在自然界生存能力强，特别在水与冰中。对理化因素敏感，易被一般消毒剂杀灭。对多种广谱抗生素敏感。对黄芩、黄连、黄柏、大黄、大蒜、白头翁等中草药敏感。

一、埃希菌属

埃希菌属为肠道的正常菌群，一般不致病。其中以大肠埃希菌最为重要，当婴儿出生后数小时，该菌就进入肠道并伴随终生，并可在肠道中合成维生素 B 和 K 等供人体吸收利用。当人体免疫力下降或该菌侵入肠外组织或器官时，可引起肠道外化脓性炎症。某些血清型菌株致病性强，侵入肠道可引起感染，导致腹泻，称为致病性大肠埃希菌。在卫生学上，大肠埃希菌常被作为粪便污染的检测指标。

（一）生物学性状

1. 形态与染色 为 $(0.5 \sim 0.7)\mu m \times (1 \sim 3)\mu m$ 的革兰阴性杆菌，多数菌株有周鞭毛，能运动。有些菌株有多糖类包膜（微荚膜），致病性菌株有菌毛。

2. 培养特性与生化反应 普通培养基上生长良好，有些菌株在血琼脂平板中可产生 β 型溶血。本属细菌在肠道鉴别培养基上可形成有色菌落。IMViC 试验结果为"＋＋－－"。主要生化特性为：乳糖⊕、葡萄糖⊕、靛基质 ＋、H_2S －、尿素 －、动力 ＋/－（表 15-1）。

3. 抗原构造 有 O、H、K 共三类抗原。O 抗原有 170 多种，是分群的基础；H 抗原 60 余种；K 抗原 100 多种。根据耐热性不同，K 抗原又分为 L、A、B 三型，其中 A 型耐热，L 和 B 型不耐热。大肠埃希菌血清型表示按 O∶K∶H 排列，如 O111∶K58（B4）∶H2。

4. 抵抗力 对胆盐、煌绿、磺胺、庆大霉素、喹诺酮类、氨苄青霉素等敏感，但易产生耐药性。

（二）致病性

1. 致病物质

（1）定居因子：是特殊菌毛，由细菌质粒控制并传递，有较强的黏附肠黏膜上皮细胞能力，以保护细菌不被肠分泌液和肠蠕动清除。

（2）肠毒素：致病性大肠埃希菌产生的肠毒素有两种：①不耐热肠毒素（LT）：为蛋白质，不耐热，65℃ 30 分钟即被破坏，LT 的致病机制与霍乱肠毒素相似；②耐热肠毒素（ST）：为小分子蛋白，对热稳定，100℃ 20 分钟不被破坏。

2. 所致疾病

（1）肠道外感染：为条件致病，内源性感染，因大肠埃希菌移位至肠道外而引起，以泌尿系感染为主（如肾盂肾炎、膀胱炎、尿道炎），还可引起腹膜炎、胆囊炎、阑尾炎等。婴幼儿可发生脑膜炎。

（2）肠道内感染（急性腹泻）：由致病性大肠埃希菌感染引起。致病性大肠埃希菌主要有：①肠产毒性大肠埃希菌：由定居因子帮助黏附到小肠上皮细胞，并产生不耐热肠毒素，是婴幼儿和旅游者最常见的腹泻病原菌。临床多表现为轻度腹泻，也可出现严重的霍乱样水泻。②肠致病性大肠埃希菌：是婴儿腹泻的重要病菌，严重者可致死。成人少见，通常自限，但可转变为慢性。③肠侵袭性大肠埃希菌：引起类似志贺菌的腹泻。通常感染成人和较大儿童，主要产生内毒素侵犯肠黏膜，使细胞破坏，形成炎症和溃疡，出现黏液脓血便。较少见。④肠出血性大肠埃希菌：产生类志贺毒素，能引起散发性或暴发性出血性结肠炎和严重腹泻,还可导致出血溶血性尿毒综合征和急性肾衰竭。⑤肠凝聚性大肠埃希菌:为发展中国家中引起急、慢性腹泻的病原菌之一。

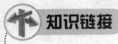

肠出血性大肠埃希菌(EHEC)的致病性

EHEC 常引起散发性或暴发性出血性结肠炎,主要因食入消毒不严的牛乳或肉类而感染。美国多次发生 EHEC 感染的流行,传染源是汉堡包中夹有污染 EHEC 的牛肉馅。日本也曾多次流行。患者症状表现不一,轻者水样便,重者大量血便,剧烈腹痛,约10%的10岁以下儿童可发生急性肾衰竭、血小板减少、溶血性贫血等,死亡率达10%左右。

（三）微生物学检查

1. 标本 根据感染情况取中段尿、血液、脓汁、脑脊液等,腹泻者取粪便。

2. 分离培养和鉴定 粪便标本直接接种在鉴别培养基,血液标本需先经肉汤培养基增菌,然后再接种于血琼脂平板。其他标本直接接种血琼脂平板和肠道选择培养基,经37℃孵育 18~24 小时,挑取可疑菌落、涂片、染色、镜检。再经生化反应加以鉴定,必要时测定肠毒素。

3. 卫生细菌学检查 大肠埃希菌常随粪便排出污染周围环境、水源和食品。样品中检出大肠埃希菌愈多,表示被粪便污染愈严重,也间接表明可能有肠道致病菌污染。卫生细菌学检查常以其中细菌总数(每毫升或每克样品中所含的细菌数)和大肠菌群数(1L 样品中的大肠菌群数,大肠菌群是指在 24h 发酵乳糖产酸产气的大肠埃希菌、枸橼酸杆菌、克雷伯菌和产气杆菌)为标准的。我国卫生标准中,每毫升饮水、汽水、果汁中细菌总数不得超过 100 个;每升饮水大肠菌群数不超过 3 个;瓶装汽水、果汁等每 100ml 中大肠菌群不得超过 5 个。

（四）防治原则

加强饮食卫生检查,避免食用不清洁的食物或饮用污染的水。母乳中 SIgA 可中和大肠埃希菌肠毒素,故母乳喂养婴儿可减少婴儿腹泻的发生。治疗选用磺胺、庆大霉素、诺氟沙星、环丙沙星等,但易产生耐药性。

二、志贺菌属

志贺菌属是引起人类细菌性痢疾最为常见的病原菌,通称痢疾杆菌,对人类致病的主要有痢疾志贺菌、福氏志贺菌、鲍氏志贺菌和宋内志贺菌等四群。

（一）生物学性状

1. 形态染色 为大小约(0.5~0.7)μm×(2~3)μm,无芽胞、荚膜、鞭毛,多数有菌毛的革兰阴性球杆状细菌(彩图1)。

2. 培养特性与生化反应 营养要求不高,在普通琼脂平板上形成中等大小、半透明、光滑型菌落。在肠道选择培养基上形成无色透明菌落。其生化特性为:乳糖 −/＋、葡萄糖 ＋、甘露醇 ＋/−、靛基质 −、H_2S −、尿素、动力 −(表15-1)。宋内痢疾杆菌能迟缓发酵乳糖。

3. 抗原构造与分类 有 O 及 K 抗原。O 抗原有群和型特异性,是分群和型的依据。可依据其不同将志贺菌属分为 4 群,共40多个血清型(含亚型)。我国以福氏志贺菌多见,其次是宋内志贺菌。

4. 变异性与抵抗力 痢疾杆菌的抗原构造、生化反应、毒力及对药物的敏感性均易发生变异,如对氯霉素、链霉素和磺胺的耐药率达80% ~ 100%。其抵抗力较其他肠道杆菌弱。在外界环境中的生存能力以宋内痢疾杆菌为最强,志贺痢疾杆菌最弱。对热敏感,56℃ 10分钟即被杀死。对酸敏感,在粪便中志贺菌数小时内死亡,故患者粪便采集后应立即送检。对消毒剂敏感,1%石炭酸15分钟可将之杀死。夏秋季节蝇类常为重要传播媒介。

（二）致病性与免疫性

1. 致病物质　主要有侵袭力和内毒素,有些菌株可产生外毒素。

（1）侵袭力:痢疾杆菌借助菌毛黏附在回肠末端和结肠黏膜上皮细胞上,然后穿入细胞内,一般在肠黏膜固有层繁殖形成感染病灶,引起炎症反应。

（2）内毒素:所有痢疾杆菌都有强烈的内毒素。作用于肠壁使之通透性升高,促进内毒素吸收,引起机体发热、神志障碍甚至中毒性休克等一系列中毒症状。内毒素破坏肠黏膜,形成炎症、溃疡、出血及典型的黏液脓血便。内毒素还可作用于肠壁自主神经系统,使肠功能紊乱、肠蠕动失调和(或)痉挛,尤以直肠括约肌痉挛最为明显,故出现腹痛、里急后重等症状。

（3）外毒素:A群志贺菌可产生耐热外毒素,称为志贺毒素。它有三种生物学活性:①神经毒性:使中枢神经系统受损,引起致死性感染(假性脑膜炎昏迷);②细胞毒性:对肝细胞、肠黏膜细胞有毒性,使细胞变性坏死;③肠毒性:具有类似霍乱弧菌肠毒素作用,引起水样腹泻。其他三群志贺菌一般不产生此毒素。

2. 所致疾病　志贺菌属可引起人类细菌性痢疾,传染源是患者和带菌者,经消化道感染。潜伏期1 ~ 3天,10 ~ 200个细菌便可致病。常见的细菌性痢疾有三种类型:

（1）急性菌痢(湿热痢):感染后发病急,症状严重。常见有发热、下腹痛、腹泻及明显里急后重、黏液脓血便等典型症状。

（2）中毒性菌痢(疫毒痢):多见于小儿,发病急,出现全身严重的中毒症状,如高热(≥ 40℃)、感染性休克、DIC等,病死率高。常无明显的消化道症状,可能是患者对内毒素特别敏感,细菌内毒素从肠壁迅速吸收入血所致。

（3）慢性菌痢:病程超过2个月,迁延不愈或时愈时发,常由急性菌痢治疗不彻底或机体抵抗力较低转变而来,多见于福氏志贺菌感染。

3. 免疫性　痢疾杆菌一般不入血。机体对痢疾杆菌免疫主要依靠肠道的局部免疫作用。病后免疫力不持久。

（三）微生物学检查

1. 标本　用药前取患者或带菌者的新鲜黏液脓血便立即送检。不能立即送检时标本应保存在30%甘油缓冲盐水中。中毒性菌痢可取肛门拭子检查。

2. 分离鉴定　标本直接接种肠道选择培养基,37℃孵育18 ~ 24小时,挑取无色半透明的可疑菌落,进行生化反应和血清学试验。

3. 快速诊断法　有免疫荧光菌球法、协同凝集试验、PCR直接检测技术等。

（四）防治原则

特异性预防可口服减毒活疫苗。如福氏和宋内依赖链霉素变异株多价活疫苗,可刺激肠道产生SIgA,但免疫原性弱且不持久。加强饮食卫生管理,防蝇灭蝇。治疗用磺胺、吡哌酸、庆大霉素、诺氟沙星、氧氟沙星等。中药可用芍药汤、白头翁汤加减,单味中药白头翁、马齿苋、大蒜等也有疗效。

三、沙门菌属

沙门菌属是一大群寄生于人和动物肠道内,生化反应和抗原构造相似的革兰阴性杆菌。仅少数对人致病,如伤寒沙门菌和甲型、肖氏、希氏副伤寒沙门菌。有些对人和动物都致病,如猪霍乱沙门菌、鼠伤寒沙门菌和肠炎沙门菌等十余种。

（一）生物学性状

1. 形态结构与染色　为(0.5~1)μm×(2~3)μm,多有周鞭毛和菌毛,无芽胞,无荚膜的革兰阴性短小杆菌(彩图1)。

2. 培养特性与生化反应　在普通琼脂平板上形成中等大小、圆形、无色半透明的 S 型菌落。生化反应对鉴定沙门菌属中各菌种和亚种具有重要意义。

3. 抗原构造　主要有 O 抗原和 H 抗原,少数菌有 Vi 抗原。

(1)O 抗原:为菌体脂多糖成分,耐热。种类多,有的是某些细菌所特有,某些为几种细菌所共有。O 抗原可刺激机体产生相应 IgM 类抗体。

(2)H 抗原:为蛋白质,不耐热,60℃ 15 分钟或乙醇处理后被破坏。H 抗原刺激机体主要产生 IgG 抗体,此抗体在人体内持续时间长。

(3)Vi 抗原:因与毒力有关而命名为毒力抗原,也称表面抗原。不稳定,加热 60℃ 或石炭酸处理易被破坏,具有抗吞噬作用,可抑制 O 抗原的凝集,可刺激机体产生 Vi 抗体。通过检测 Vi 抗体有助于诊断伤寒带菌者。

此外,近年来新发现一种 M 抗原,为表面抗原,又称黏液抗原,多种沙门菌都可产生,加热可破坏。M 抗原可阻止 O 抗原与 O 抗体发生凝集。

4. 抵抗力　沙门菌抵抗力不强,65℃ 15 分钟、70% 乙醇或 5% 石炭酸 5 分钟杀死。水中存活 2~3 周,粪便中可存活 1~2 个月,可在冰冻土壤中过冬。对喹诺酮类及氨苄青霉素敏感,对氯霉素极敏感。

（二）致病性与免疫性

1. 致病因素

(1)侵袭力:菌毛吸附小肠黏膜上皮细胞,并穿过上皮细胞到达皮下组织,被吞噬细胞吞噬。Vi 抗原的抗吞噬作用使其造成不完全吞噬,细菌可随吞噬细胞到达机体其他部位。

(2)内毒素:沙门菌释放毒力强的内毒素,激活补体系统,吸引中性粒细胞,引起肠道局部炎症。其被吸收入血可引起全身中毒,如发热、白细胞减少、中毒性休克等症状。

(3)肠毒素:某些沙门菌,如鼠伤寒沙门菌,能产生类似肠产毒性大肠埃希菌的肠毒素,引起腹泻。

2. 所致疾病

(1)伤寒与副伤寒:又称肠热症,由伤寒沙门菌和甲型、肖氏、希氏副伤寒沙门菌引起。通过粪-口途径传播。细菌(超过 10^3 个)随食物到达小肠上部,借菌毛吸附在小肠黏膜上皮细胞表面,穿越小肠黏膜上皮细胞到肠壁固有层的集合淋巴小结内,被吞噬细胞吞噬后在吞噬细胞内生长繁殖。部分细菌经淋巴液到肠系膜淋巴结大量繁殖,后经胸导管进入血流引起第 1 次菌血症,患者出现发热、乏力、全身酸痛等前驱症状。细菌随血流到骨髓、肝、脾、胆、肾等器官,被吞噬细胞吞噬并大量繁殖,再次入血引起第 2 次菌血症(病程的第 2~3 周),患者表现持续高热(39℃以上)、相对缓脉、肝脾大、胸腹部皮肤玫瑰疹(皮肤毛细血管被细菌栓塞所致)、外周血白细胞减少(与骨髓抑制有关)等。

伤寒一般病程长(3~4周),症状较重。副伤寒与之症状相似,但较轻,病程较短,1~3周即可痊愈。病后部分患者可继续排菌3周至3个月,成为恢复期带菌者。少数人(约3%)排菌达1年以上,称为长期带菌者。

(2)急性胃肠炎(食物中毒):为最常见的沙门菌感染,常见集体食物中毒。多由食入污染大量鼠伤寒沙门菌、猪霍乱沙门菌、肠炎沙门菌等的食物引起。潜伏期较短,4~24小时,有发热、头痛、恶心、呕吐、腹痛、腹泻等症状。一般2~4天可完全恢复。病后很少有慢性带菌者。除免疫缺陷者外,仅2%~4%发生菌血症,血培养通常阴性,粪便培养为阳性。

(3)败血症:多见于儿童或免疫功能低下的成人,常由猪霍乱沙门菌、丙型副伤寒沙门菌、鼠伤寒沙门菌、肠炎沙门菌感染引起。细菌侵入肠道后很快入血,肠道病变不明显,但全身症状严重,有寒战、高热、厌食、贫血等,常伴有脑膜炎、骨髓炎、心内膜炎、胆囊炎等。粪便培养阴性,而血培养阳性率高。

3. 免疫性　患伤寒或副伤寒病后可获得牢固免疫,很少再感染,主要依靠细胞免疫。食物中毒的病程短,细菌不侵入血流,故免疫力不显著。败血症患者细胞免疫和体液免疫均起重要作用。

(三)微生物学检查

1. 沙门菌的分离鉴定

(1)标本的采集:急性胃肠炎取呕吐物或粪便、败血症取血液、肠热症应采集不同病程时的不同标本,病程第1~2周采血液,第2~3周采尿液、粪便,全程均可取骨髓。

(2)分离培养和鉴定:血液和骨髓用胆汁肉汤增菌,粪便或离心后的尿渣直接接种肠道选择性SS琼脂培养基分离细菌,结合生化反应及血清学试验鉴定。

(3)快速诊断法:近年来用SPA协同凝集试验、胶乳凝集试验和酶联免疫吸附试验等方法,检测患者血清或尿液中伤寒沙门菌、副伤寒沙门菌的可溶性抗原,以早期诊断肠热症。

2. 血清学试验(肥达试验)

用已知伤寒沙门菌的O、H抗原和甲型、肖氏、希氏副伤寒沙门菌的H抗原与患者血清作定量凝集试验,以检测患者血清中的相应抗体效价,辅助诊断肠热症。肥达试验判断结果时必须结合临床症状、病程、地区特点等进行分析:

(1)正常人群的抗体水平:正常人隐性感染或预防接种,血清中可含有一定量抗体。不同地区抗体效价有差异,一般O凝集价≥1:80、H凝集价≥1:160、副伤寒H凝集≥1:80时才有诊断价值。

(2)动态观察:发病初期应每5~7天进行1次复查,若抗体效价随病程延长而上升4倍或以上有诊断价值。

(3)O与H抗体在诊断上的意义:患肠热症后,O抗体(IgM)出现较早,维持时间短,仅半年左右;H抗体(IgG)出现晚,维持时间长,可长达几年。所以,如两者均超过正常值,则患伤寒或副伤寒的可能大;若两者均低,则伤寒或副伤寒的可能性甚小;H高、O不高,则可能是预防接种或非特异性回忆反应;若O高、H不高,则可能是感染早期或其他沙门菌感染引起的交叉反应。有少数伤寒患者,因早期应用大量抗生素或免疫功能低下等,整个病程肥达试验始终阴性。

3. 伤寒带菌者检查　先用血清学方法检测可疑者血清Vi抗体,如效价≥1:10,再多次取粪便等进行病原菌分离培养,以确定是否带菌。

（四）防治原则

特异性预防肠热症可口服减毒活疫苗,有显著保护作用,有效期至少3年。加强饮用水、食品卫生等的监督管理,以切断传播途径。发现患者,应尽早隔离治疗。

治疗可选用氯霉素,能抑制胞外菌生长,疗效快,但因少数人可发生再生障碍性贫血,故目前少用。可改用喹诺酮类、氨苄青霉素、头孢菌素等。中医按卫气营血辨证施治,可用竹叶石膏汤、三仁汤、清营汤、藿香正气散等。

四、其他菌属

克雷伯菌属

克雷伯菌属是一类革兰阴性杆菌,主要有肺炎克雷伯菌、臭鼻克雷伯菌、鼻硬结克雷伯菌等。其中肺炎克雷伯菌简称肺炎杆菌,是引起医院感染的重要病原菌。

肺炎克雷伯菌主要存在于人体肠道、呼吸道等部位,是条件致病菌。当机体免疫力降低或应用免疫抑制剂或长期使用抗生素导致菌群失调时可引起内源性感染,常见有肺广泛性出血性坏死、败血症、脑膜炎、腹膜炎等疾病。

五、变形杆菌属

变形杆菌属广泛存在于自然界、人及动物肠道中,包括普通变形杆菌、奇异变形杆菌、产黏变形杆菌和潘氏变形杆菌等4种。变形杆菌属为菌体两端钝圆,呈球形或丝状,有周鞭毛和菌毛,无芽胞和荚膜的革兰阴性杆菌。在普通琼脂平板上呈扩散生长,形成以接种细菌部位为中心的厚薄交替的同心圆形分层波纹状菌苔,称为迁徙生长现象。

变形杆菌属为条件致病菌,可引起尿路感染、创伤感染、慢性中耳炎、肺炎、腹膜炎和败血症等,有的菌株可引起食物中毒与婴幼儿腹泻等。

第三节 弧 菌 属

弧菌属是一大群菌体弯曲呈弧形的革兰阴性菌,广泛分布于自然界,以水中最多。本菌属共有36种,大多数菌为非致病菌。致病的主要有霍乱弧菌和副溶血性弧菌。

一、霍乱弧菌

霍乱弧菌是烈性消化道传染病霍乱的病原菌,在人类历史上霍乱发生过七次世界性大流行。前6次均起源于印度恒河三角洲,由古典生物型引起,第七次起源于印尼苏拉威西岛,由ElTor生物型引起(因1905年在埃及西奈半岛ElTor检疫站分离到而命名)。1992年10月在印度和孟加拉湾又暴发了一种由O_{139}血清群引起的一种新型霍乱。

（一）生物学性状

1. 形态与染色 菌体弯曲呈弧状或香蕉状,大小为$(0.5\sim0.8)\mu m\times(1.5\sim3)\mu m$,有菌毛,菌体一端有一根粗而长的单鞭毛,运动活泼。有些菌株有多糖荚膜。患者粪便做悬滴法检查,可见穿梭样运动的细菌。涂片、革兰染色镜检,可见大量首尾相接、平行排列呈鱼群状的革兰阴性弧菌(彩图1)。

2. 培养特性与生化反应 营养要求不高,耐碱不耐酸,在pH 8.2~9.0碱性蛋白胨水中,经37℃孵育6~8小时可形成菌膜。常用硫代硫酸盐-枸橼酸盐-胆盐-蔗糖琼脂平板(TCBS),经37℃ 18小时培养,可形成较大黄色菌落。氧化酶阳性,触酶阳性,分解甘露醇,分解葡萄糖和蔗糖产酸不产气。

3. 抗原构造与分型　霍乱弧菌有耐热的O抗原和不耐热的H抗原。O抗原又包括群特异性和型特异性抗原,依此可将霍乱弧菌分为155个血清群。O_1群和O_{139}群可引起霍乱流行。O_1群霍乱弧菌根据O抗原的型别差异可分为3个血清型:小川型、稻叶型、彦岛型。每个血清型又包括古典生物型和ElTor生物型。

4. 抵抗力　ElTor生物型菌株在自然界生存力较古典生物型强,可在河水、井水存活2周以上。对理化因素抵抗力较弱,55℃ 15分钟、100℃ 1~2分钟可将其杀死。怕酸耐碱,在正常胃酸中仅存活4分钟。耐低温,对多种化学消毒剂很敏感,如用0.5ppm氯澄清液或1g/L高锰酸钾溶液浸泡蔬菜、水果30分钟可消毒。对链霉素、氯霉素等抗生素敏感,耐多黏菌素B和庆大霉素。

（二）致病性与免疫性

1. 致病物质

（1）鞭毛与菌毛:霍乱弧菌进入小肠后,靠菌毛黏附于肠壁上皮细胞刷状缘的微绒毛上,产生黏液素酶液化黏液,靠活泼的鞭毛运动穿过黏液屏障。

（2）霍乱肠毒素（CE）:为不耐热的蛋白质外毒素。完整的CE由一个A亚单位与5个B亚单位结合而成。A亚单位是具有生物活性的毒性单位,又分A_1和A_2组分,以二硫键相连接,A_1是CE的毒性部分,A_2与B亚单位结合在一起;B亚单位是载体亚单位,可与小肠黏膜腺上皮细胞上的神经节苷脂受体结合,使肠毒素分子变构,帮助A_1亚单位进入细胞,并使肽链活化,作用于细胞内腺苷酸环化酶,使其活性增强。CE可促进细胞内大量ATP转变为cAMP,使肠黏膜腺上皮细胞分泌功能增强,造成肠腔中液体大量增加,导致严重腹泻和呕吐。

2. 所致疾病　传染源是患者与带菌者。主要经污染的水源或食物经口感染。人类是霍乱弧菌唯一易感者。细菌进入胃后,易被胃酸杀死。当胃酸缺乏或暴饮暴食使胃酸降低,部分霍乱弧菌可进入小肠,黏附于肠黏膜并迅速繁殖,释放大量肠毒素。霍乱肠毒素由一个A亚单位与4~6个B亚单位结合而成。A亚单位是毒性单位,B亚单位是结合单位,可与小肠黏膜上皮细胞上GM_1神经节苷脂受体结合,使毒性分子变构,A亚单位脱离B亚单位,进入细胞中,作用于腺苷酸环化酶,使细胞内cAMP增高,细胞活性增强,主动分泌功能增强。一般在吞食细菌后2~3天,突然出现剧烈腹泻和呕吐,造成严重失水,血容量明显减少,出现微循环衰竭,同时可大量丧失电解质,引起代谢性酸中毒,严重者可因肾衰、休克而死亡。古典生物型霍乱病情较重,如不及时治疗,死亡率高达60%~75%;ElTor型引起的霍乱,一般病情较轻,死亡率低。病愈后,部分患者在一定时间内带菌,细菌主要存在胆囊中。

3. 免疫性　病后可获得牢固免疫力,少见再感染。主要因为SIgA的免疫作用,可阻断细菌黏附及中和肠毒素。

（三）微生物学检查

应根据临床表现迅速进行诊断,防止疫情蔓延和扩散,尤其是在发现第一例患者时更为重要。

1. 直接镜检　取患者米泔水样粪便或呕吐物做悬滴法检查,观察穿梭样活泼运动的细菌。涂片进行革兰染色镜检,发现鱼群样排列的革兰阴性弧菌,可初步报告。

2. 分离培养和鉴定 先将标本接种碱性蛋白胨水,37℃孵育 6～8 小时后,革兰染色镜检,进一步分离培养。用 TCBS 平板选择性抑制肠道杆菌,有利霍乱弧菌生长,挑选可疑黄色较大菌落做生化反应并与 O_1 和 O_{139} 群血清做凝集反应。

3. 快速诊断法 常用免疫荧光菌球法和 SPA 协同凝集试验,检测霍乱弧菌的可溶性抗原。

（四）防治原则

接种霍乱弧菌死疫苗,可增强人群特异性免疫力,但维持时间仅 3～6 个月。目前正在研制口服减毒重组活疫苗与类毒素的混合疫苗,诱导机体产生有效的抗毒素及抗菌性免疫。加强饮水消毒和食品卫生管理,加强国际检疫,检出患者应严格隔离。治疗关键是及时补充液体和纠正电解质失衡,并正确使用抗菌药物。药物可选喹诺酮类、复方新诺明等。

 知识链接

霍乱的疾病性质

霍乱为烈性肠道传染病,为我国法定甲类传染病、国际检疫病。人类是唯一易感者,目前人与人之间的直接传播不常见。O_1 群霍乱症状有轻有重,O_{139} 群霍乱症状比 O_1 群严重,表现为严重脱水和高死亡率。霍乱的病死率与治疗与否直接有关。如不治疗死亡率高达 60%,及时治疗后,死亡率可降低到 1%。

二、副溶血性弧菌

副溶血性弧菌是存在于近海海水、海底沉积物、海产品（如鱼类、贝类）中的一种嗜盐弧菌。呈弧形、杆状、丝状等多形态,无芽胞和荚膜,有单鞭毛,运动活泼,革兰染色阴性。培养营养要求不高,嗜盐,在含 35g/L NaCl 及 pH 7.7～8 的培养基中生长最好。不耐酸,不耐热。

人因食入未煮熟的海产品如蟹类、鱼、黄泥螺等或污染本菌的盐渍食物而感染,常引起食物中毒。潜伏期 2～26 小时,最短仅 1 小时,主要症状有腹痛、腹泻、呕吐和发热等。恢复较快,病后免疫力不强,可重复感染。本菌是夏秋季节沿海地区食物中毒的主要病原菌。

预防应将动物性食品煮熟,生熟食物操作应分开,海蜇等海产品食用前用冷开水反复冲洗,并用食醋调味杀菌。治疗可用庆大霉素、吡哌酸、诺氟沙星等。

第四节 厌氧性细菌

厌氧性细菌为专性厌氧菌,广泛存在自然界、人及动物与外界相通的腔道内。种类繁多,目前发现有 3 个菌属,245 种。分为厌氧芽胞杆菌属和无芽胞厌氧菌。

一、厌氧芽胞梭菌属

厌氧芽胞梭菌属是一群专性厌氧、并能形成芽胞的粗大杆菌。革兰染色阳性,因芽胞直径多大于菌体宽度,使菌体膨胀呈梭形故名。本属病原菌都能产生强烈外毒素,引起特殊疾病,对人体危害极大。

破伤风梭菌

破伤风梭菌存在于人和动物的肠道内,经粪便污染土壤,再由伤口感染而致病。

（一）生物学性状

菌体细长，大小为$(0.5 \sim 1.7)\mu m \times (2.1 \sim 18.1)\mu m$，有周鞭毛，芽胞呈圆形位于菌体顶端，比菌体大，呈鼓槌状，无荚膜，革兰染色阳性（彩图1）。专性厌氧，常用庖肉培养基培养，生长后肉渣被消化，肉汤变混浊，微变黑，有腐臭味。不发酵糖类。芽胞抵抗力强，能耐煮沸1小时。繁殖体对青霉素敏感。

（二）致病性与免疫性

1. 感染途径及致病条件　破伤风梭菌经伤口侵入机体，因侵袭力弱，只在局部繁殖，伤口缺氧有利于芽胞发芽及细菌繁殖产生外毒素而致病。致病条件：①伤口深而窄，混有泥土杂物；②伤口坏死组织多、出血严重；③伤口中同时伴有需氧菌或兼性厌氧菌混合感染；④使用被芽胞污染又未彻底灭菌的接生用具感染新生儿脐带残端，或使用未彻底灭菌的器械处理伤口。

2. 致病物质　破伤风梭菌产生的外毒素有破伤风溶血毒素和破伤风痉挛毒素。①破伤风溶血毒素：与链球菌溶血毒素O相似，对人体致病作用不详；②破伤风痉挛毒素：为神经毒素，毒性很强，对人的致死量小于$1\mu g$，不耐热，可被蛋白酶破坏，故在胃肠道内无致病作用。有免疫原性，可刺激机体产生相应抗毒素抗体，经0.3%甲醛脱毒成为类毒素，可特异性预防破伤风。

3. 所致疾病　为全身或局部破伤风。细菌经伤口感染后可在局部繁殖，产生外毒素，沿神经纤维间隙逆行至脊髓前角，上达脑干；也可经淋巴液及血流到中枢神经系统。毒素对脑干和脊髓前角细胞有高度亲和力。毒素与脊髓及脑干组织中的神经节苷脂受体结合，阻止抑制性中间神经元和Renshaw细胞释放抑制性介质（甘氨酸和γ-氨基丁酸），使抑制性神经冲动传递受阻；下位运动神经元不能得到抑制性神经冲动，使伸肌与屈肌受刺激后同时表现为强烈收缩，直至痉挛，造成牙关紧闭、苦笑面容、颈项强直、角弓反张等症状，最后常因呼吸肌痉挛、窒息而死亡。

新生儿也可在出生时因接生用器械未灭菌而感染引起新生儿破伤风。本病潜伏期多为4~7天，此期愈短，病情愈重，病死率愈高，早期症状为哭闹、口张不大、吃奶困难，如用压舌板压舌时，用力愈大，张口愈困难，有助于早期诊断。随后出现牙关紧闭、面肌紧张、口角上牵，呈"苦笑"面容，伴有阵发性双拳紧握、上肢过度屈曲、下肢伸直，出现角弓反张，呼吸肌和喉肌痉挛可引起青紫甚至窒息。痉挛发作时患儿神志清楚，任何轻微刺激即可诱发痉挛发作。经合理治疗1~4周后痉挛逐渐减轻，发作间隔时间延长，能吮乳，完全恢复约需2~3个月，病程中常并发肺炎和败血症，病死率极高。

4. 免疫性　机体对破伤风梭菌外毒素的免疫主要靠抗毒素发挥中和作用。病后不产生牢固免疫力。

（三）微生物学检查

主要根据病史和典型症状诊断。伤口标本涂片寻找典型芽胞，或用庖肉培养基厌氧培养，用培养物滤液做毒性试验等进行诊断。

（四）防治原则

1. 人工主动免疫　对易受外伤的人群、儿童注射破伤风类毒素。小儿注射百白破三联疫苗可同时获得对三种疾病的免疫。

2. 人工被动免疫　受伤后24小时内紧急注射破伤风抗毒素（TAT）1 500~3 000U（症状严重者可加倍）可获得被动免疫。也可同时注射类毒素进行主动免疫。近年来，已开始使用人抗破伤风免疫球蛋白进行紧急预防,不引起超敏反应,且疗效优于 TAT。

3. 正确处理伤口 及早清创扩创、清除异物、切除坏死组织,用 3% 过氧化氢冲洗伤口,预防厌氧微环境的形成。

4. 手术及接生用器械应严格灭菌。

5. 治疗 特异性治疗应早期、足量注射 TAT,一般剂量为 10 万 ~20 万单位。大剂量使用青霉素,抑制破伤风梭菌在创口中繁殖,也可抑制混合感染的需氧菌及兼性厌氧菌生长。同时需用镇静解痉药对症治疗。

产气荚膜梭菌

产气荚膜梭菌是引起气性坏疽的主要病原菌。该菌为有芽胞、无鞭毛的革兰阳性粗大杆菌,芽胞椭圆形,不大于菌体宽度,位于菌体中央或次极端(彩图 1)。在牛乳中分解乳糖产酸而使酪蛋白凝固,同时产生大量气体将凝固的酪蛋白冲成蜂窝状,气势凶猛,此现象称为汹涌发酵。

产气荚膜梭菌在临床上可引起气性坏疽、食物中毒、坏死性肠炎等疾病。其中气性坏疽发病急,后果严重,早期诊断及治疗极为重要。在感染早期,可用多价抗毒素血清预防,对被感染者应及时进行清创、扩创、切除坏死组织等措施。治疗选用大剂量青霉素杀菌。用高压氧舱疗法也有一定效果。

肉 毒 梭 菌

肉毒梭菌广泛分布于土壤和动物粪便中。该菌为有芽胞、无荚膜、有周身鞭毛的革兰阳性大杆菌,芽胞呈椭圆形,位于次极端,比菌体宽,使菌体呈网球拍状(彩图 1)。食用被本菌污染的食物后,可引起最严重的食物中毒。本病起病突然,以神经系统症状为主,如眼睑下垂、眼球肌肉麻痹、斜视、吞咽困难、呼吸肌和心肌麻痹而死亡。

预防本病主要是加强食品卫生管理和监督,食品加热消毒是预防的关键。对患者应尽早注射多价抗毒素以中和毒素。加强护理,注意预防呼吸肌麻痹和窒息。

艰 难 梭 菌

为革兰阳性粗大杆菌,菌体次极端有卵圆形芽胞,厌氧程度较高,难培养,故得名。本菌为人体正常菌群,但肠道中较少,且为劣势,难以大量繁殖。当长期大量使用某些广谱抗生素后,导致肠道菌群失调,发生假膜性肠炎。患者表现为水样腹泻、排出假膜,发热、白细胞增多等全身中毒症状,严重者可危及生命。本菌对万古霉素及甲硝唑敏感,但因芽胞不易被杀死,有可能复发。

二、无芽胞厌氧菌

无芽胞厌氧菌种类繁多,包括革兰阳性及阴性的杆菌和球菌。主要分布于人和动物体内,尤以各种腔道内最多。与兼性厌氧菌共同构成人体的正常菌群,在某些条件下可作为条件致病菌引起内源性感染。与医学有关的主要无芽胞厌氧菌的种类及分布见表 15-2。

(一)致病性

1. 致病条件 能致病的无芽胞厌氧菌多为条件致病菌,可引起内源性感染。感染条件主要有:①正常寄居部位的改变:如手术、拔牙、肠穿孔等造成某些厌氧菌居住部位改变;②菌

表 15-2 人体正常菌群中与医学有关的无芽胞厌氧菌的种类和分布

染色与形态	常见菌属	分布部位
革兰阳性杆菌	双歧杆菌属（有益）	肠道
	丙酸杆菌属	皮肤
	真杆菌属	肠道
	放线菌属	呼吸道、肠道
革兰阴性杆菌	类杆菌属（脆弱类杆菌、产黑色素类杆菌）	口腔、肠道
	梭杆菌属	口腔、肠道
	普雷沃菌属	口腔
	紫单胞菌属	口腔
革兰阳性球菌	消化球菌属、消化链球菌属	肠道
革兰阴性球菌	韦荣菌属	口腔

群失调：长期应用抗生素使腔道菌群分布失调；③机体免疫力下降：因患多种疾病或使用激素、免疫抑制剂等；④局部形成厌氧微环境：因组织坏死、异物压迫使局部组织供血不足，需氧菌混合感染，形成厌氧微环境。

2. 致病物质 致病物质因菌种不同而异。主要有荚膜、菌毛，侵袭性酶，如 IgA 分解酶、胶原酶、透明质酸酶、DNA 酶等。

3. 感染特征 无芽胞厌氧菌多为慢性感染，无特定类型，大多为化脓性感染，也能侵入血流引起败血症。具有下列感染特征之一时，应考虑感染的可能：①发生在各种腔道的炎症、脓肿；②分泌物为血性或黑色等，有恶臭气体，脓液黏稠；③直接涂片可见形态怪异的细菌，而有氧培养则无细菌生长；④有氧血培养阴性的败血症、感染性心内膜炎、脓毒血栓性静脉炎等；⑤使用氨基糖苷类抗生素（如链霉素、卡那霉素、庆大霉素）长期治疗无效者。

4. 所致疾病 无特定临床病型，大多为化脓性感染，可形成局部炎症、脓肿、组织坏死，亦可侵入血流引起菌血症、败血症。感染部位遍及全身，以腔道多见，如腹腔、肺部、口腔、女性生殖道和盆腔等部位感染比例较高，应引起足够重视。

 知识链接

常见无芽胞厌氧菌参与感染的疾病

口腔感染：溃疡性牙龈炎、牙周炎、坏疽性口腔炎等。
腹腔感染：因创伤、手术、肠道感染、肠穿孔等原因引起。
盆腔感染：脓肿、输卵管及卵巢脓肿、脓毒性流产等。
肺部及胸膜感染：肺脓肿、吸入性肺炎、坏死性肺炎、脓胸等。
颅内感染：因慢性中耳炎、乳突炎、鼻窦炎等直接扩散引起。
败血症：原发灶可能是盆腔或腹腔感染。

（二）微生物学检查

因无芽胞厌氧菌是人体正常菌群，采集标本时应避免被正常菌群污染。所采标本应避免与空气接触。脓汁标本可先直接涂片染色，观察细菌形态及染色性。

分离培养与鉴定常用牛心脑浸液血培养基,接种后置于37℃厌氧培养2~3天,挑取菌落进行鉴定及药敏试验。

（三）防治原则

无特异性预防方法。避免正常菌群寄居部位的改变,并防止局部出现微厌氧环境。手术时应注意防止体内无芽胞厌氧菌污染创口。外科清创引流是预防厌氧菌感染的重要措施。

大多数无芽胞厌氧菌对氨基糖苷类及四环素族抗生素不敏感,而对青霉素、氯林可霉素、头孢菌素敏感。脆弱类杆菌可产生β-内酰胺酶,破坏青霉素及头孢菌素等药物。甲硝唑等对厌氧菌感染有很好的疗效。

第五节 分枝杆菌属

分枝杆菌属是细长弯曲,呈分枝生长趋势的杆菌。因本属细菌细胞壁含有大量脂类,故其染色性、抵抗力、致病性均与其他细菌有所不同。分枝杆菌种类较多,主要有结核分枝杆菌、非结核分枝杆菌和麻风分枝杆菌。

一、结核分枝杆菌

结核分枝杆菌是引起结核病的病原菌。结核病至今仍为重要的传染病之一,据WHO报道,目前全世界约有1/3的人口感染结核分枝杆菌,有2亿多活动性结核病患者,每年约有800万新增结核病例发生,至少有300万人死于该病。有些地区因艾滋病、吸毒等原因,结核病的发病率也有上升趋势。

（一）生物学性状

1. 形态与染色 结核分枝杆菌为细长微弯曲的杆菌,大小约$(0.2 \sim 0.4)\mu m \times (2 \sim 4)\mu m$,无特殊构造,排列呈分枝状或束状。抗酸染色呈阳性(彩图2)。在体内经抗结核药物作用可成为L型:菌体呈多形性,菌体膨大,出现球形、丝状或串珠状。

2. 培养特性 专性需氧。营养要求高,常用含有鸡蛋黄、甘油、马铃薯、无机盐、孔雀绿等的罗琴(Lowenstein-Jensen,LJ)培养基。最适生长温度为37℃,pH 6.5~6.8为宜。生长缓慢,约18~24小时分裂1次,10~30天出现肉眼可见的粟米大小、乳白或淡黄色的R型菌落,多个菌落堆集可呈花菜状。

3. 抵抗力 对干燥的抵抗力极强。在3%的盐酸、6%的硫酸和4%的氢氧化钠中可存活半小时,实验室可用此浓度的酸、碱处理标本杀死杂菌和消化标本中的黏稠物。结核分枝杆菌对染料类化学消毒剂如1:75 000结晶紫和1:13 000孔雀绿有抵抗力,可加入培养基抑制杂菌生长。对紫外线、湿热(巴氏消毒法)、70%~75%酒精敏感。对链霉素、异烟肼、利福平等抗结核药敏感,但长期用药易出现耐药性。

（二）致病性

结核分枝杆菌无侵袭性酶,不产生毒素。致病性可能与在组织细胞内大量繁殖引起的炎症、菌体成分、代谢产物的毒性及机体对菌体成分产生的免疫损伤有关。

1. 致病物质

（1）脂质:脂质的含量与毒力强弱有密切关系。脂质的毒性成分有:①磷脂:促使单核细胞增生,抑制蛋白酶的分解作用,形成结核结节和干酪样坏死;②分枝菌酸:存在于细胞壁表面,与分枝杆菌的抗酸性有关,具有减弱溶酶体酶、抗体及其他杀菌物质对结核分枝杆菌的杀伤作用;③索状因子:是分枝菌酸与海藻糖结合的一种糖脂(6,6-双分枝菌酸海藻糖),存在于结核分枝杆菌细胞壁中,能损伤细胞线粒体和抑制氧化磷酸化过程,抑制粒细胞游走和引起慢性肉芽肿;④蜡质D:是分枝菌酸与肽糖脂的复合物,可刺激机体产生迟发型超敏反应;⑤硫酸脑苷脂:可抑制吞噬细胞中的吞噬体与溶酶体结合。

(2)蛋白质:结核菌素是主要蛋白成分,与蜡质D结合后能诱发人体对结核菌素的超敏反应。刺激机体产生相应抗体,但这种抗体对机体无保护作用。

2. 所致疾病　结核分枝杆菌引起结核病,中医称瘰病。主要通过呼吸道、消化道和损伤的皮肤侵入易感机体,其中以呼吸道传染引起的肺结核(中医称肺痨)最多见。临床表现为咳嗽、咯血、午后低热、盗汗、体重减轻等症状。由于感染结核分枝杆菌的毒力、数量、次数和感染者的免疫状态不同,肺结核分为原发感染和原发后感染。

(1)原发感染:多发生于儿童。细菌经呼吸道侵入易感者体内,在肺泡局部引起渗出性炎症,称为原发灶。结核分枝杆菌经淋巴管扩散至肺门淋巴结,引起肺门淋巴结肿大。原发灶、淋巴管炎和肿大的肺门淋巴结称为原发综合征。感染3~6周后,机体产生特异性细胞免疫,同时出现迟发型超敏反应。因病灶中结核分枝杆菌细胞壁磷脂的作用,使病灶中产生周围包着上皮样细胞的干酪样坏死物,外面有淋巴细胞、巨噬细胞和成纤维细胞,形成结核结节。随着特异性免疫的产生,90%以上的原发感染可经纤维化或钙化而自愈。有少数患者因免疫力低下,结核分枝杆菌可经血流扩散,引起全身粟粒性结核,或侵犯淋巴结、骨、关节、肾及脑膜等,引起相应的结核病。

(2)原发后感染:多发生于成年人或年龄较大的儿童。结核分枝杆菌潜伏于原发感染灶内(内源性感染)或从外界再次进入(外源性感染)。由于机体已形成对结核分枝杆菌的特异性细胞免疫,故对再次侵入的结核分枝杆菌有较强的抵抗能力。病灶常被限于局部,被纤维囊包围的干酪样坏死灶,可钙化痊愈。若干酪样坏死发生液化,结核分枝杆菌则在液化灶中大量繁殖。

(三) 免疫性与超敏反应

1. 免疫性及超敏反应　人类对结核分枝杆菌有一定的免疫力。机体感染后产生的多种抗体,对机体无保护作用,抗结核免疫主要是细胞免疫。

在结核分枝杆菌的感染中,感染、免疫、超敏反应同时存在。结核分枝杆菌主要引起Ⅳ型超敏反应,由结核菌素蛋白和蜡质D结合引起。郭霍(Koch)现象可以说明这一过程:将一定量的结核分枝杆菌初次注入健康豚鼠皮下,10~14天后局部发生溃烂不愈,附近淋巴结肿大,结核分枝杆菌扩散至全身,表现为原发感染的特点;若用同量结核分枝杆菌经皮下注入曾感染过结核分枝杆菌的豚鼠,1~2日内局部迅速出现溃烂,浅而易愈,附近淋巴结不肿大,结核分枝杆菌亦很少扩散。由此可见,原发感染时机体尚未形成特异性免疫,也无超敏反应的参与。而原发后感染时的表现说明机体已有一定免疫力,但其溃烂发生快,说明在产生免疫的同时伴有超敏反应的参与。

2. 结核菌素试验　结核菌素试验是用结核分枝杆菌蛋白质来检测受试者对其是否能发生迟发型超敏反应的皮肤试验。结核菌素包括:①旧结核菌素(OT):是结核分枝杆菌在甘油肉汤中的培养物经杀菌、过滤、浓缩而成,主要成分是结核分枝杆菌蛋白;②纯蛋白衍生物(PPD):将结核分枝杆菌用三氯醋酸沉淀纯化而制成。最常用的是OT。常规试验取5U OT注射于人体前臂屈侧皮内,48~72小时后观察结果,如局部出现红肿、硬结,直径为0.5~1.5cm,为阳性,表明机体曾感染过结核分枝杆菌,并建立了抗结核免疫;如大于1.5cm,为强阳性,表明体内可能有活动性结核病灶,需要做进一步检查;小于 0.5cm 为阴性,表明机体未感染结核分枝杆菌,未建立抗结核免疫。但应考虑下列情况也有可能出现阴性:①原发感染早期,机体尚未产生反应;②粟粒样结核等全身严重结核病;③患某些严重传染病致机体细胞免疫功能低下;④严重营养不良或者极度虚弱者;⑤肿瘤、器官移植使用免疫抑制剂者及艾滋病患者等。

结核菌素试验的主要用途:①选择卡介苗接种对象;②测定卡介苗接种效果;③诊断婴幼儿结核病;④测定细胞免疫功能;⑤结核分枝杆菌感染的流行病学调查。

（四）微生物学检查

根据结核分枝杆菌感染部位不同,采集不同标本,如痰、尿、粪便、脑脊液等。

1. 直接涂片检查　①标本直接涂片:经抗酸染色后镜检,若发现抗酸阳性菌,可作初步诊断。若用金胺染色结核分枝杆菌,在荧光显微镜下,结核分枝杆菌显现出金黄色的荧光,可提高检出的阳性率。②浓缩集菌:有杂菌的标本如痰、尿、粪等,需经 4% NaOH 或 3% HCl 或 6% H_2SO_4 处理 15 分钟杀死杂菌,去除标本中的黏稠成分,然后离心沉淀,取沉淀物再作涂片染色镜检。

2. 分离培养　标本处理后接种于固体培养基上,37℃培养,每周观察 1 次,一般需 2～6 周形成肉眼可见的菌落。必要时可取培养物做生化反应或动物试验。

（五）防治原则

1. 预防　特异性预防是接种卡介苗,我国规定新生儿出生后 2～3 天内接种卡介苗,7岁时复种,在农村 12 岁时再复种 1 次。卡介苗接种后 2～3 个月后作结核菌素试验,如仍为阴性说明接种失败,需再接种。1 岁以上者应先作结核菌素试验,阴性者接种卡介苗。

 知识链接

卡介苗的免疫效果在下降

因为结核分枝杆菌的不断变异,卡介苗的保护效率近年来下降,在不同人群的保护效率波动于 0%～80% 之间。目前多种新型疫苗如 RNA(rRNA)疫苗、基因工程疫苗、多肽抗原疫苗等正在研制中。

2. 治疗　抗结核药物治疗的原则是:早期发现及治疗,联合、适量、规律、全程用药,彻底治愈。常用的药物有:异烟肼、利福平、链霉素、对氨基水杨酸钠、乙氨丁醇、吡嗪酰胺等。近来,WHO 呼吁采用"DOTS"疗法,又称"直接督导短程疗法",即在医务人员的监督下用药,以确保药物的正确使用及完整的疗程,提高治愈率。中医以养阴清火为基本原则,可用百合固金汤加减治疗。

二、麻风分枝杆菌

麻风分枝杆菌是麻风病的病原菌。麻风是一种潜伏期很长、发病慢、病程长的慢性传染病,主要侵犯皮肤、黏膜和周围神经,少数病例可累及深部组织和内脏器官。

麻风分枝杆菌的形态、大小、染色性质与结核分枝杆菌相似。多存在于细胞内,并常聚集成束或球团状(彩图 2)。胞内含有大量的麻风分枝杆菌,且胞浆呈泡沫状的细胞,称为麻风细胞。

麻风患者是麻风病唯一的传染源。麻风分枝杆菌感染途径主要通过破损的皮肤黏膜接触麻风患者的痰、泪、乳汁、精液、阴道分泌物及未经治疗的瘤型麻风患者鼻黏膜病变部位分泌物等被传染。人对麻风分枝杆菌的抵抗力较强,主要靠细胞免疫。

麻风分枝杆菌侵入人体后能否发病以及发病后的病理演变过程、临床表现等均取决于免疫力。根据机体的免疫状态、病理变化、临床表现和细菌学检查,可将麻风病分为结核样型、瘤型及界线类等类型。

第六节 其他致病菌

一、棒状杆菌属

棒状杆菌属与分枝杆菌属和诺卡菌属一样,是放线菌中细胞壁含短链分枝菌酸的菌属。革兰阳性,菌体一端或两端膨大呈棒状的杆菌。菌体染色不均匀,出现节段浓染或有异染颗粒。排列不规则,呈栅栏状。无荚膜、无鞭毛,不产生芽胞。此属细菌种类较多,广泛分布于动、植物上。可定植于人皮肤、上呼吸道和泌尿生殖道黏膜。大多为条件致病菌,能引起人类致病且具传染性的主要为白喉棒状杆菌。

白喉棒状杆菌

白喉棒状杆菌是引起白喉的病原菌。

(一)生物学性状

1. 形态与染色　菌体细长稍弯,一端或两端膨大呈棒状,排列不规则,常呈 V 和 L 或栅栏状,无特殊构造,革兰染色阳性,如用美蓝染色可见着色较深的颗粒,称异染颗粒,是鉴别白喉棒状杆菌的主要依据(彩图2)。

2. 培养特性　需氧或兼性厌氧。最适温度为37℃,pH 7.0～7.6。在含有凝固血清的吕氏(Loffler)培养基上生长迅速,培养12～18小时即能形成细小、灰白色、圆形突起的光滑型菌落。

3. 抵抗力　对干燥、日光及寒冷抵抗力较强。不耐湿热,煮沸1分钟或60℃ 10分钟可死亡。对普通消毒剂敏感,3%来苏10分钟、5%石炭酸1分钟死亡。对青霉素、红霉素及常用广谱抗生素敏感,对磺胺不敏感。

(二)致病性及免疫性

1. 致病物质　携带 β-棒状杆菌噬菌体的白喉棒状杆菌分泌的外毒素,毒性强,能抑制敏感细胞蛋白质合成,破坏细胞正常生理功能,引起组织坏死。

2. 所致疾病　白喉多在秋冬季流行。白喉患者及带菌者为传染源。随飞沫或污染物品传播。细菌通常在鼻咽部黏膜细胞内繁殖,产生毒素,引起局部炎症及全身中毒症状。由于细菌和毒素的作用使局部黏膜上皮细胞坏死、血管扩张、组织水肿、炎性细胞浸润,血管渗出液中含有纤维蛋白,将炎性细胞、黏膜坏死组织和细菌凝聚一起,形成灰白色膜状假膜。假膜下段易脱落,引起呼吸困难或窒息,此为白喉早期致死的主要原因。白喉外毒素进入血液,迅速与敏感组织如周围神经、心肌、肾上腺、肝、肾等结合,引起各种临床症状,如心肌炎、软腭麻痹、声嘶、肾上腺功能障碍等。

人对白喉棒状杆菌普遍易感。经隐性感染或预防接种等可获得牢固免疫力。机体对白喉的免疫状态可通过锡克试验来测定,此试验是用少量白喉外毒素检测人体内有无抗白喉棒状杆菌抗毒素。

(三)防治原则

特异性预防应用(百白破三联疫苗)进行人工自动免疫,紧急预防可注射白喉抗毒素

1 000～3 000U。治疗应早期足量使用白喉抗毒素以中和游离毒素，同时使用青霉素或红霉素。中药用养阴清肺汤加减，重者加连翘、金银花、土牛膝等。

二、动物源性细菌

动物源性细菌引起人畜共患病，即一种病原菌既可引起人类的某些传染病又能引起动物的传染病，称人畜（兽）共患病，而且大多以动物作为传染源，故又称动物源性疾病。常见的有布鲁菌属、鼠疫耶尔森菌、炭疽芽胞杆菌。

布鲁菌属

布鲁菌属是一类人畜共患病的病原菌，猪、牛、羊等家畜最易感染，可引起母畜传染性流产。人类接触病畜或食用病畜及其乳制品，可引起感染，临床上称为布鲁菌病。

布鲁菌属为革兰阴性短杆菌或小球杆菌，大小为(0.4～0.8)μm×(0.5～1.5)μm。有微荚膜，无其他特殊构造（彩图2）。属需氧菌，营养要求高，最适pH值为6.6～6.8，在血琼脂平板或肝浸液培养基上37℃培养48小时才出现无色、透明的光滑型细小菌落。在自然界中抵抗力较强，对常用的广谱抗生素较敏感。

致病物质主要是内毒素。荚膜与侵袭酶（透明质酸酶、过氧化氢酶等）为该菌的侵袭力，使细菌能通过完整的皮肤黏膜侵入机体。布鲁菌侵入机体被吞噬细胞吞噬，由于荚膜抗吞噬细胞的裂解，内毒素毒害吞噬细胞，故在吞噬细胞内繁殖成为胞内寄生菌，经淋巴管到达局部淋巴结生长繁殖形成感染灶；侵入血流，出现发热等菌血症症状。细菌可随血液到达肝、脾、骨髓等脏器细胞内繁殖并再次入血，形成菌血症而致体温升高。如此反复形成的菌血症使患者出现不规则的波浪状热型，故布鲁菌病又称波浪热。其免疫以细胞免疫为主，病后可获得较强的免疫力。

控制和消灭家畜布鲁菌病，切断传播途径和预防接种是主要的预防措施。

鼠疫耶尔森菌

鼠疫耶尔森菌俗称鼠疫杆菌，可引起鼠疫，为自然疫源性的烈性传染病，人类鼠疫是被感染疫鼠的鼠蚤叮咬而传染。至今，鼠疫依然威胁着人类的生命安全。

鼠疫耶尔森菌为两端浓染的卵圆形短杆菌，革兰染色阴性。有荚膜，无鞭毛，无芽胞（彩图2）。培养营养要求不高，兼性厌氧，最适生长温度28～30℃。对寒冷、潮湿的抵抗力较强，对理化因素抵抗力较弱。

鼠疫为自然疫源性传染病，先在鼠类间发病和传染，再通过鼠蚤的叮咬传染人，尤其当大批病鼠死亡后，失去宿主的鼠蚤转向人群。人患鼠疫后，可通过人-蚤或呼吸道等途径在人群间流行。鼠疫耶尔森菌的致病因素主要有F1抗原、V-W抗原、鼠毒素及内毒素等。细菌自皮肤侵入到达局部淋巴结，引起淋巴结的肿胀、出血和坏死，称为腺鼠疫，最常见，好发于腹股沟(70%)、腋下及颈部；通过呼吸道感染引起肺鼠疫，患者常因缺氧、休克、心力衰竭等于2～3天内死亡，死前患者皮肤高度发绀而呈紫黑色，故有"黑死病"之称。腺鼠疫和肺鼠疫的鼠疫耶尔森菌可侵入血流导致败血症。鼠疫病后可获得持久免疫力，很少再次感染。

灭鼠、灭蚤切断鼠疫传播途径，是消灭鼠疫的根本措施。要做到早发现、早隔离、早治疗。加强关口检疫。流行地区接种鼠疫活疫苗，增强人群免疫力。治疗采用磺胺类、链霉素、氨基糖苷类抗生素等均有效，必须早期足量用药。

炭疽芽胞杆菌

炭疽芽胞杆菌是人类历史上第一个被发现的病原菌,俗称炭疽杆菌。牛、羊等食草动物的发病率高,人可通过摄食或接触病畜及畜产品而感染。

炭疽芽胞杆菌是致病菌中最大的革兰阳性杆菌,(5~10)μm×(1~3)μm,两端截平。无鞭毛、有荚膜。芽胞在有氧条件下形成,呈椭圆形,位于菌体中央(彩图2)。专性需氧。培养营养要求不高。细菌繁殖体的抵抗力不强,芽胞抵抗力强。对青霉素、红霉素、氯霉素等均敏感。

荚膜和炭疽毒素是其主要致病物质。荚膜有抗吞噬作用,炭疽毒素主要损害微血管内皮细胞,增加血管通透性,使有效血容量不足引起微循环障碍,发生 DIC 和感染性休克。炭疽芽胞杆菌主要是牛、马、羊等草食动物炭疽病的病原菌。人感染主要引起:①皮肤炭疽:最多见,特征为黑色焦痂,患者常有高热、寒战等全身症状,如不及时治疗,可转为败血症而死亡;②肺炭疽:病初出现呼吸道症状,随后出现全身中毒症状,病情危重,死亡率高;③肠炭疽:全身中毒症状为主,伴有呕吐、肠麻痹及血便,2~3 天死于毒血症。

炭疽病后可获得持久性免疫力。预防炭疽病主要措施是加强病畜的管制,严格隔离或处死深埋,死畜必须焚毁或深埋于 2 米以下。对易感家畜进行预防接种。治疗首选青霉素,也可选用其他广谱抗生素。

三、鲍特菌属

鲍特菌属是一类革兰阴性小球杆菌,常寄居于人和动物的上呼吸道。主要包括百日咳鲍特菌、副百日咳鲍特菌、支气管败血鲍特菌和鸟鲍特菌。前两种菌为致病菌,分别引起人类百日咳和急性呼吸道感染。后两种只感染动物。

百日咳鲍特菌俗称百日咳杆菌,是人类百日咳的病原体。

百日咳鲍特菌为革兰阴性短杆菌,两端着色较深。多次传代后形态呈多形性。无鞭毛,不形成芽胞。有毒菌株有荚膜和菌毛(彩图2)。专性需氧菌。最适生长温度 35~36℃,最适 pH 6.8~7.0。营养要求高,生长缓慢。常用鲍-金培养基进行培养,35℃培养 3~5 天后形成细小、光滑、表面隆起、灰白色、不透明的珍珠样菌落,有不清晰的溶血环。生化反应弱。百日咳鲍特菌常发生菌落由 S 型至 R 型变异。抵抗力较弱,日光直射 1 小时,56℃加热 30 分钟可致死亡。干燥尘埃中能存活 3 天。

百日咳鲍特菌致病物质包括荚膜、菌毛、毒素及多种生物活性物质。百日咳毒素是百日咳鲍特菌的主要毒力因子,为典型的 A-B 结构外毒素,B 寡聚体介导毒素与呼吸道纤毛上皮细胞结合进入机体,A 亚单位是 ADP 转移酶,具有很高的生物活性。并与阵发性咳嗽发生有关。相应抗体对机体有保护作用。百日咳鲍特菌不侵入组织和血流,主要造成局部组织损伤。

百日咳传染源为带菌者和患者,尤其是轻症非典型患者。通过飞沫传播,细菌首先附着于纤毛上皮细胞,在局部繁殖,产生毒素,引起局部炎症、坏死,上皮细胞纤毛运动受抑制或破坏,黏稠分泌物增多而不能及时排出,导致剧烈咳嗽。潜伏期 7~14 天后,出现临床症状:①卡他期:类似普通感冒,有低热、打喷嚏、轻度咳嗽,呼吸道分泌物传染性很强。持续 1~2 周。②痉咳期:出现阵发性痉挛性咳嗽,伴有呕吐、呼吸困难、发绀等。由于气管痉挛,咳时常伴吸气吼声(鸡鸣样吼声)。持续 1~6 周。③恢复期:阵咳减轻。完全恢复需数周至数月不等。病程较长，故称百日咳。5 岁以下儿童易感。1% ~10% 患者发生肺炎链球菌、金黄色葡萄球菌、溶血性链球菌继发感染及中枢神经系统症状。

感染后机体出现多种特异性抗体。黏膜局部 SIgA 具有抑制病菌黏附气管黏膜细胞的作用。病后免疫力较持久，再次感染少见。新生儿对百日咳鲍特菌也易感，提示母体血清 IgG 未能提供保护作用。

我国目前采用 I 相百日咳杆菌死疫苗与白喉、破伤风类毒素制成三联疫苗（DPT）进行人工主动免疫，取得了良好的预防效果。治疗首选红霉素、氨苄青霉素等。本菌对青霉素不敏感。

四、螺杆菌属

螺杆菌属是从弯曲菌属中划分出来的新菌属，只在 37℃ 生长而在 25℃ 和 42℃ 均不能生长的革兰阴性螺形杆菌。至少有 9 个种，代表菌种是幽门螺杆菌。

幽门螺杆菌

幽门螺杆菌是螺杆菌属的代表菌种，1983 年从胃活检组织中分离培养成功。

（一）生物学性状

菌体大小约 0.5 ~1.0μm，弯曲成弧形、S 形或海鸥状，菌体一端或两端可有多根带鞘鞭毛，运动活泼。

培养营养要求高，微需氧，需动物血清或血液，最适生长 pH 值为 6.0 ~7.0，另还需一定的湿度（相对湿度 98%），培养 3 天可见针尖状无色透明菌落。

生化反应不活泼，不分解糖类。过氧化氢酶和氧化酶阳性。尿素酶丰富，可迅速分解尿素释放氨，是鉴别该菌的主要依据之一。另外，具有碱性磷酸酶、DNA 酶、亮氨酰肽酶等特征也能与其他弯曲菌相区别。

（二）致病性与免疫性

幽门螺杆菌在人群中的感染非常普遍，尤其在胃炎、胃溃疡和十二指肠溃疡患者的胃黏膜中，本菌的检出率可高达 80% ~100%。

幽门螺杆菌的传染源主要是人，传播途径主要是粪-口途径。临床证据表明，幽门螺杆菌是慢性胃炎的重要致病因子，是大多数胃溃疡、十二指肠溃疡的病因，也与胃窦、胃体部位的胃腺癌关系密切。此外，幽门螺杆菌还和胃黏膜相关 B 细胞淋巴瘤（MALT）密切关联，针对细菌的治疗可使淋巴瘤得到缓解。

幽门螺杆菌可刺激机体产生 IgM、IgG 和 IgA 型抗体，但是否对机体有保护作用目前不清楚。

 知识链接

幽门螺杆菌与致癌有关

1. 幽门螺杆菌的代谢产物（亚硝胺、亚硝基化合物）以及 NO 的合成导致 DNA 亚硝基化脱氨作用，使黏膜细胞发生转化。

2. 细菌 DNA 片段整合于宿主细胞引起转化。

3. 细菌感染累及胃壁 MALT，与胃淋巴瘤发生有关。

（三）微生物学检查

标本最好取自胃黏膜活体组织。

1. 直接镜检　进行活检标本的组织检查。采用 Warthin-Starry 银染法观察细菌,其特异性和敏感性可达 100%。

2. 尿素酶活性检测　可直接用临床活检标本或分离培养物在 2 小时内可检测到尿素酶的碱性副产物。临床活检标本的敏感性达 70% ~95%,特异性为 100%。

3. 分离培养　可将活体组织磨碎后接种于鉴别培养基,经 2 ~7 天培养后再进行鉴定。

（四）防治原则

目前尚无有效的预防措施,幽门螺杆菌疫苗已研制成功,很快会用于临床。治疗可用抗菌疗法,多采用以胶体次枸橼酸铋或抑酸剂为基础,再加两种抗生素的三联疗法。

五、弯曲菌属

弯曲菌属是一类呈逗点状或 S 形的革兰阴性杆菌。有 13 个种,广泛分布于动物界,可引起动物和人类的腹泻、胃肠炎和肠道外感染。对人致病的有空肠弯曲菌、大肠弯曲菌、胎儿弯曲菌等,其中以空肠弯曲菌常见。

空肠弯曲菌

空肠弯曲菌是形态细长、呈弧形或螺旋形的革兰阴性菌。菌体一端或两端有鞭毛,运动活泼,无芽胞。

空肠弯曲菌是散发性细菌性胃肠炎最常见的菌种之一。该菌通过污染饮食、牛奶、水源等被食入。在发展中国家,50% 以上感染是由污染的鸡肉而引起。因空肠弯曲菌对胃酸敏感,经口食入至少 10^4 个细菌才有可能致病。该菌在小肠内繁殖,侵入肠上皮引起炎症。临床表现为痉挛性腹痛、腹泻、血便或果酱样便及头痛、不适、发热等。该病通常为自限性,病程 5 ~8 天。

目前尚无特异性疫苗。预防主要是注意饮水和食品卫生,加强人、畜、禽类的粪便管理。治疗可用红霉素、氨基糖苷类抗生素等。

六、嗜血杆菌属

嗜血杆菌属是一类革兰阴性小杆菌,常呈多形态性。无鞭毛、无芽胞。生长需求较高,在人工培养时需新鲜血液才能生长,故名。新鲜血液中含有该菌的生长因子 X 和 V,X 因子是一种高铁血红素(hematin),V 因子是辅酶 Ⅰ 或 Ⅱ(NAD 或 NADP)。根据对 X 因子和 V 因子的需求不同,将本属分为 17 个种。对人具有致病的有流感嗜血杆菌,埃及嗜血杆菌、杜克嗜血杆菌等。

流感嗜血杆菌

流感嗜血杆菌首先从流感患者鼻咽腔分离出来,故被认为是流感的病原体,直至流感病毒分离成功后,才明确流感嗜血杆菌是流感流行时引起呼吸道继发感染的细菌。现已知流感嗜血杆菌是小儿及老人常见感染的病原体,可引起多种组织的化脓性病变,最常见的是婴幼儿脑膜炎及某些病毒性疾病的继发感染。

（一）生物学性状

菌体大小（1.0～1.5）μm×（0.3～0.4）μm。短小球杆菌，长期培养后可呈球杆状、长杆状、丝状等多形态（彩图2）。无芽胞、鞭毛，有毒株在新鲜培养上生长6～18小时后可见明显荚膜，陈旧培养物中则常消失。革兰氏染色阴性。需氧菌。最适生长温度为37℃，最适pH值7.6～7.8。生长需要血液中的V和X因子，在加热过的血琼脂平板上生长较好。培养18～24小时后呈现无色透明小菌落，表面光滑，边缘整齐。48小时后转变为较大的灰白色菌落。当流感嗜血杆菌与金黄色葡萄球菌在血平板上共培养时，因后者能合成较多的V因子供流感嗜血杆菌生长，故葡萄球菌周围的流感嗜血杆菌菌落较大，距葡萄球菌菌落越远的越小，此称为卫星现象。

本菌抵抗力较弱。50～55℃30分钟被杀死。对一般消毒剂极敏感。在干燥痰中生存时间不超过48小时。

（二）致病性与免疫性

流感嗜血杆菌产生内毒素，在致病过程中起重要作用。无外毒素。多糖荚膜有抗吞噬作用。可产生IgA蛋白酶，水解局部的分泌型IgA而使细菌发挥致病作用。

流感嗜血杆菌寄居于正常人上呼吸道，绝大多数无荚膜。所致人类疾病可分为原发性外源性感染和继发性内源性感染两类。原发性感染为强毒株引起的急性化脓性感染，常见的有脑膜炎、鼻咽炎、急性气管炎、化脓性关节炎和心包炎等。继发性感染常发生在流感、麻疹、百日咳及肺结核等感染之后，如支气管肺炎和中耳炎等。

体液免疫为主。病后有特异性抗体产生，能增强吞噬作用及补体溶菌作用。

（三）微生物学检查

标本可采集脑脊液、鼻咽分泌物、痰及血液等。脑脊液检材行涂片染色镜检，若可疑菌较多，可直接用特异性血清进行荚膜肿胀试验，阳性即可确诊。脑脊液沉渣及其他检材接种于巧克力平板和血平板上进行分离培养，依可疑菌落的形态、培养特性、卫星现象及荚膜肿胀试验等可以鉴定。

快速诊断方法有荧光抗体染色、对流电泳、乳胶凝集试验及ELISA等。

（四）防治原则

治疗可用氨苄青霉素、氯霉素等。特异性免疫血清与磺胺药物合用对脑膜炎治疗非常有效。荚膜多糖菌苗接种18个月以上小儿有较好的抗体反应，1年内保护率在90%以上。

七、假单胞菌属

假单胞菌属（Pseudomonas）是一大类革兰阴性杆菌，有荚膜和鞭毛，无芽胞、需氧。广泛分布于土壤、水和空气中。种类繁多，目前已超过200种，与人类关系较大的有铜绿假单胞菌、荧光假单胞菌和类鼻疽单胞菌等。

铜绿假单胞菌

铜绿假单胞菌俗称绿脓杆菌，广泛分布于自然界及正常人皮肤、肠道和呼吸道，是临床上较常见的条件致病菌之一。由于在生长过程中产生绿色水溶性色素，感染后的脓汁或敷料上出现绿色，故得名。

（一）生物学性状

大小为（1.5～3.0）μm×（0.5～0.8）μm，G⁻杆菌。菌体一端一般有一根鞭毛，运动活泼(彩图2)。无芽胞,米液型菌株有多糖荚膜或糖萼,具有抗吞噬作用。

在普通培养基上生长良好,专性需氧。菌落形态不一,多数直径2~3mm,边缘不整齐,扁平湿润。在血琼脂平板上形成透明溶血环。液体培养呈混浊生长,并有菌膜形成。绿脓杆菌能产生两种水溶性色素:一种是绿脓素,为蓝绿色,无荧光性,具有抗菌作用。另一种为荧光素,呈绿色。绿脓素只有绿脓杆菌产生,故有诊断意义。但广泛使用有效抗生素后筛选出的变异株常丧失其合成能力。

（二）致病性与免疫性

绿脓杆菌能产生多种与毒力有关的物质,如内毒素、外毒素A、弹性蛋白酶、胶原酶、胰肽酶等,其中以外毒素A最为重要。

绿脓杆菌外毒素A为一种热不稳定的单链多肽,分子量约66 000,经甲醛或戊二醛处理可脱毒成类毒素,并被特异性抗毒素中和。毒性强,注入动物后,主要靶器官肝脏可出现细胞肿胀、脂肪变性及坏死;其他脏器病变有肺出血和肾脏坏死。

外毒素A机制与白喉毒素有些类似,即最终使核糖体上延长因子2(EF-2)失活,抑制宿主细胞的蛋白质合成,但具体过程不同。

绿脓杆菌感染可发生在人体任何部位和组织、常见于烧伤或创伤部位、中耳、角膜、尿道和呼吸道。也可引起心内膜炎、胃肠炎、脓胸、甚至败血症。

患者感染后可产生特异性抗体,有一定的抗感染作用。应用抗绿脓杆菌免疫力血清可降低病人继发败血症的发生率和病死率。

（三）微生物学检查

标本可取创面渗出物、脓汁、尿、血等。分离培养,根据菌落特征、色素以及生化反应予以鉴定。必要时可用血清学试验确诊。

（四）防治原则

治疗选用青霉素类、氨基苷类、头孢类等抗生素。联合用药可减少耐药菌株的产生。绿脓杆菌是院内感染的常见病原菌,消毒措施对预防感染有重要作用。

八、军团菌属

1976年在美国费城召开全美退伍军人会议,期间暴发流行一种严重肺炎,与会者149人,有34人死亡。从死者肺组织中分离到一种新菌,命名为军团菌。军团菌属包括39个种和61个血清型,从人体分离的已有19种,其中主要致病菌为嗜肺军团菌。

嗜肺军团菌

（一）生物学性状

大小为(2~20)μm×(0.3~0.9)μm。革兰氏染色微弱阴性。通常Gimenez染色法或Dieterle镀银染色法染色。抗酸染色常阴性。无芽胞、无荚膜,但有菌毛和一至数根鞭毛,能运动。在不同生长阶段形态亦不同,如菌丝状,短菌丝状,杆状等(见彩图2)。细胞壁内含有大量支链脂肪酸,占总脂肪酸量的68%以上。此特点与分枝杆菌相似,而与其他革兰阴性杆菌显著不同。

需氧,常接种于复合培养基中,生长环境中必须含半胱氨酸和铁。2.5%~5%CO_2能促进生长。最适生长温度35℃,最适pH 6.1。生长缓慢,3天后可见圆形菌落,直径1~2mm,颜色多变,有光泽、湿润,半透明,特殊臭味。

军团菌在自然界中抵抗力很强,尤以在水中最强,自来水中可生存1年左右。对化学消毒剂尚敏感,0.05%苯酚1分钟即致死。对酸有抵抗力,对pH 2的盐酸可耐受30分钟。

（二）致病性与免疫性

军团病多发于夏秋季,既可暴发流行也可散发。临床表现有两种类型:①军团病:又称肺炎型。潜伏期为2~6天,症状为高热、呼吸系统症状及全身中毒性表现为特点。常有干咳或少量黏液痰,亦可见血丝、咯血。胸痛、腹泻常见。病人可因休克、呼吸衰竭、肾衰竭而死亡。病死率约为16%。胸片出现肺部点状和结节状浸润,尸检常见大叶性肺炎或大叶融合性肺炎。②庞提亚克热:又称流感样型。病情温和,有自限性,以肌痛、发热、头痛为特点。无肺部炎症表现,胸片检查无异常,预后良好,无死亡病例。

嗜肺军团菌为胞内寄生菌,其致病性依赖于胞内寄生能力。当细菌侵入体内后,一般先被中性粒细胞和巨噬细胞吞噬,但不能将细菌杀死,反而有利于扩散。经过7~10天后,机体免疫系统产生了对病菌的特异性细胞免疫,与非特异性免疫相互配合,抑制胞内细菌繁殖并增强NK细胞活性杀伤感染细胞。此外,特异性抗体也有一定作用,能起调理素作用并激活补体,增加巨噬细胞的吞噬作用。

（三）微生物学检查

标本为痰、胸水、血液或肺活检组织。可用Dieterle镀银法着染标本涂片,亦可用特异性荧光抗体对标本直接进行检查。分离培养用缓冲的活性炭酵母浸液(BCYE)琼脂培养基,根据菌落特征、形态染色、生化反应等作出鉴定。此外,也用特异性核酸探针和聚合酶链反应进行诊断。

（四）防治原则

目前尚无嗜肺军团菌特异性疫苗。加强水源管理及人工输水管道和设施的消毒处理,防止军团菌造成空气和水源的污染,是预防军团菌病扩散的重要措施。

治疗首选红霉素,亦可选用螺旋霉素和利福平等药物。

（张亚光）

复习思考题

1. 葡萄球菌及链球菌有哪些致病因素及引起哪些疾病?如何鉴别致病性与非致病性葡萄球菌?葡萄球菌和链球菌引起的化脓性感染各有哪些特点,为什么?

2. 致病性大肠埃希菌主要有哪几种?痢疾杆菌致病因素有哪些,粪便检查时应注意什么?沙门菌引起哪些疾病?伤寒时诊断主要用何方法?

3. 厌氧性细菌包括哪几部分?简述破伤风梭菌的生物学特性、感染条件、致病物质及作用机制。破伤风如何预防?

4. 总结所学习过的细菌有哪些可引起食物中毒?各有何特点?

5. 主要的动物源性细菌有哪些?各引起哪些人畜共患病?

6. 简述结核分枝杆菌的主要生物学特征、致病物质的致病机制及免疫特点。结核菌素试验的原理是什么,结果如何判断,意义如何?

第十六章 其他原核型微生物

 学习要点

1. 支原体、衣原体、立克次体、螺旋体、放线菌的概念,主要种类、形态结构、致病性和防治原则。
2. 支原体、衣原体、立克次体、螺旋体、放线菌的培养特性。
3. 支原体与细菌 L 型的区别,沙眼衣原体的传播途径。
4. 梅毒的特点和危害性,梅毒的血清学诊断。

第一节 支 原 体

支原体(mycoplasma)是一类缺乏细胞壁,形态上呈高度多形性,可通过细菌滤器,可在无生命培养基中生长繁殖的一类最小原核细胞型微生物。因该类微生物无细胞壁,形态多变,能形成丝状与分枝形状,故称为支原体。支原体在自然界中广泛分布,人、家畜及家禽多有携带,但多为腐生菌,少数具有致病性。

一、生物学性状

(一)形态与结构

体积微小,一般为$(1 \sim 10)\,\mu m \times (0.2 \sim 0.3)\,\mu m$。没有细胞壁,呈高度多形态性,有球形、杆形、丝状或分枝状等。革兰染色阴性,但难于着色,故常用 Giemsa 染色,可呈淡紫色。电镜下可见胞膜有内、中、外三层结构,内外层主要为蛋白质及糖类,中间层为脂质,其中胆固醇含量约占 36%,对保持细胞膜的完整性具有一定作用。凡能与胆固醇结合的抗菌物质,如皂素、二性霉素 B、毛地黄苷等均能破坏支原体的细胞膜。有的支原体细胞膜外还有一层多糖组成的荚膜,有毒力,与支原体的致病有关。

(二)培养特性

支原体的营养要求较高,在含有 10% ~20% 血清、10% 酵母浸膏及胆固醇的培养基中缓慢生长 2~3 天后,形成典型的荷包蛋样微小菌落(图 16-1)。主要以二分裂形式增殖,也可通过出芽、分枝等方式繁殖。最适 pH 7.8 ~8.0,低于 7.0 则死亡(溶脲脲原体最适 pH 6.0 ~6.5)。最适温度 36 ~37℃。

(三)抗原结构

支原体的抗原主要由细胞膜外层的蛋白质、构成荚膜的肽聚糖和中层脂类组成。细胞膜外层蛋白质是特异性抗原,很少有交叉反应,对鉴别支原体有重要意义。

(四)抵抗力

对热及干燥敏感,低温或冷冻干燥可长期保存。对酸、有机溶剂敏感,易于被清洁剂和消毒剂灭活。由于支原体无细胞壁,故对于干扰细胞壁合成的抗生素,如青霉素、头孢菌素等不敏感,但对干扰蛋白质合成的抗生素,如红霉素、强力霉素、氯霉素以及喹诺酮类抗菌药物相当敏感。

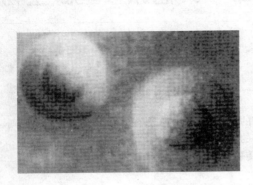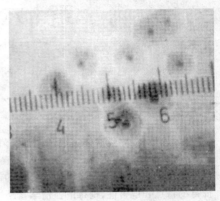

图 16-1 支原体的油煎蛋状菌落

（五）与细菌 L 型的区别

细菌 L 型的生物学性状和致病性与支原体非常相似,如呈多形形态,能够通过滤菌器,对渗透压敏感,在固体培养基上形成荷包样菌落等,二者均可引起泌尿生殖道感染,所以在进行支原体分离鉴定时应注意区别(表 16-1)。

表 16-1 支原体与细菌 L 型的主要区别

主要性状	支原体	细菌 L 型
来源	自然界广泛存在的独立微生物	细胞壁缺陷的变异细菌
返祖	在任何情况下不能变成细菌	去除诱因可恢复为细菌的原有形态
遗传	在遗传上与细菌无关	在遗传上与细菌有关
培养	培养基中加胆固醇	一般无需胆固醇

二、主要致病性支原体

（一）肺炎支原体

该支原体主要引起人类原发性非典型肺炎,约占非细菌性肺炎的 50%。该病主要通过呼吸道飞沫传播,引起支原体肺炎。通常是夏末秋初发病,抵抗力低下的青少年感染多见。支原体借助黏附蛋白吸附于呼吸道黏膜细胞表面,释放神经毒素、核酸酶、超氧负离子和过氧化氢等引起上皮细胞肿胀、坏死和脱落,微纤毛运动减弱或停止。其病变以间质性肺炎为主,亦可合并支气管肺炎,故称为原发性非典型性肺炎。临床表现一般较轻,可出现咳嗽、发热、头痛等症状,病情轻重不一,婴幼儿病情通常较重。X 线检查肺部有明显浸润。个别病例可伴有呼吸道以外的并发症。由于支原体肺炎具有传染性,故应注意隔离。临床使用大环内酯类和喹诺酮类抗菌药物可获良好效果。

（二）溶脲脲原体

在固体培养基上生长可形成微小菌株,简称"T"株,能分解尿素产氨。溶脲脲原体是引起人类泌尿生殖道感染重要的病原体之一。主要通过性接触传播,引起人类泌尿生殖道感染,在非淋菌性泌尿生殖道感染中仅次于衣原体,列第二位。可形成继发感染,是某些淋病患者治愈后仍有后遗症的原因之一。还可通过垂直传播引起胎儿早产、死胎、流产与先天缺陷,分娩时可导致新生儿呼吸道感染。有研究证明,溶脲脲原体可吸附于精子表面,阻碍精子与卵子结合,从而引起不孕症。此外,人型支原体和生殖器支原体也可导致人类泌尿生殖道感染;穿透支原体为条件致病性支原体,可能是艾滋病的辅助致病因素。

第二节 衣 原 体

衣原体(chlamydia)是一类严格活细胞内寄生、有独特发育周期、能通过除菌滤器的原核细胞型微生物。广泛寄生于人类、哺乳动物及禽类体内,成为衣原体的自然宿主。能引起人类疾病的衣原体主要包括沙眼衣原体、肺炎衣原体和鹦鹉热衣原体。衣原体感染很普遍,近年来发病率有上升趋势,尤其是前两种衣原体与人类疾病关系密切,值得临床重视。

衣原体的共同特征:①为球形或椭圆形,革兰染色阴性,光镜可见;②含有两种核酸,具有肽聚糖组成的细胞壁;③有独特的发育周期,以二分裂方式增殖;④缺乏能量来源,严格活细胞内寄生;⑤对多种抗生素敏感。

一、生物学性状

(一)形态结构与发育周期

衣原体严格寄生于细胞内,有独特发育周期。在其发育周期内,可见两种形态:

1. 原体 小而致密,直径 0.2~0.4μm,有细胞壁,是发育成熟的衣原体。Giemsa 染色呈紫色,Macchiavello 染色呈红色。为细胞外形式,有传染性。

2. 始体 由原体逐渐发育而成,直径 0.8~1μm,无细胞壁,代谢活跃,细胞内纤维疏松呈网状,故又称为网状体。Macchiavello 染色呈蓝色。为细胞内形式,无传染性,为繁殖阶段。

3. 发育周期 原体吸附于宿主细胞,经宿主细胞吞饮作用进入细胞内,形成空泡,在空泡内逐渐发育、增大成始体;始体以二分裂繁殖,形成许多子代原体,它们聚集成不同形态的包涵体;成熟子代原体钻出包涵体再从宿主细胞内释出,感染新的宿主细胞,开始新的发育周期。通常一个发育周期约需 48~72 小时(图 16-2)。

(二)培养特性

严格活细胞内寄生,不能在人工培养基上生长。绝大多数能用鸡胚卵黄囊接种培养。此外,也可在某些原代或传代细胞株中生长。

(三)分类

根据生物学性状和所致疾病差异,沙眼衣原体可分为沙眼生物亚种、性病淋巴肉芽肿生物亚种和鼠生物亚种 3 个亚种。每个生物亚种又分不同血清型,如沙眼生物亚种有 A、B、Ba、C、D、Da 等 15 个血清型,性病淋巴肉芽肿生物亚种有 3 个血清型。三种衣原体的主要特性比较(表 16-2)。

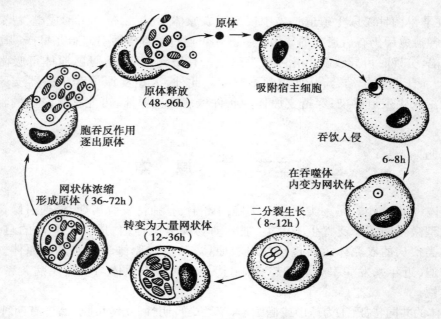

图 16-2 衣原体的发育周期

表 16-2 三种衣原体主要特性比较

性状	沙眼衣原体	肺炎衣原体	鹦鹉热衣原体
自然宿主	人、小鼠	人	低等哺乳类、禽类
血清型	18	1(TWAR 株)	3?
原体形态	圆或椭圆	梨形	圆或椭圆
所致人类疾病	沙眼、性传播疾病	肺炎、呼吸道感染	肺炎、呼吸道感染

（四）抵抗力

对热敏感,耐低温。60℃ 仅存活 5 ~ 10 分钟,耐低温, −70℃ 可保存数年。对酒精、甲醛、石炭酸、四环素、红霉素、利福平等敏感。

二、致病性与免疫性

（一）致病机制

衣原体侵入机体后,其表面蛋白和脂多糖吸附易感细胞,同时促进易感细胞对衣原体的内吞作用。衣原体的主要外膜蛋白能阻止吞噬体与溶酶体融合,使衣原体在吞噬体内繁殖并破坏细胞。同时能产生与革兰阴性菌内毒素相似的毒素样物质,抑制宿主细胞代谢,直接破坏宿主细胞。

（二）所致疾病

1. 沙眼 由沙眼生物变种 A、B、Ba 及 C 血清型引起。主要通过眼-眼或眼-手-眼途径传播,可侵犯睑结膜上皮细胞引起炎症。发病缓慢,早期表现有流泪、结膜充血等,后期可出现滤泡增生、眼睑内翻、倒睫及角膜血管翳,严重者可影响视力,甚至导致失明。就目前来说,沙眼仍然是世界范围内致盲的主要原因。

2. **包涵体结膜炎** 由沙眼衣原体生物变种的 D-K 血清型引起。婴儿经产道感染,成人因性接触经手至眼,也可因污染的游泳水而感染,两者均可引起滤泡性结膜炎,但不侵犯角膜,愈后较好。

3. **泌尿生殖道感染** 由沙眼衣原体除 A 和 C 血清型外的其他型别引起,通过性接触传播,引起非淋病性泌尿生殖道感染,是泌尿生殖道感染的主要病原体。男性多表现为尿道炎,可自愈,但未经治疗者易发展为慢性、呈周期性加重,亦可合并副睾炎、直肠炎等;女性可引起尿道炎、宫颈炎、输卵管炎和盆腔炎等反复发作,并可致不孕或宫外孕等。淋病奈瑟菌常与之合并感染,并能促其繁殖。因此,合并淋病奈瑟菌感染者,沙眼衣原体分离的阳性率明显升高。

4. **性病淋巴肉芽肿** 由性病淋巴肉芽肿生物变种引起,通过性接触途径在人类之间传播。在男性常侵犯腹股沟淋巴结,引起化脓性淋巴结炎和慢性淋巴肉芽肿,常形成瘘管;女性多侵犯会阴、肛门和直肠等组织,可形成肠-皮肤瘘管,引起会阴-肛门-直肠组织狭窄与梗阻。亦可引起静脉炎,伴有耳前、颌下和颈部淋巴结肿大。

5. **呼吸道感染** 主要由肺炎衣原体和鹦鹉热衣原体感染引起。前者只感染人类,经呼吸道传播,可导致咽炎、鼻窦炎、支气管炎、肺炎等,还可引起心包炎、心肌炎与心内膜炎;后者主要经呼吸道或接触传染,导致的肺炎也称为鹦鹉热或鸟疫。

近年来发现肺炎衣原体感染与冠状动脉粥样硬化性心脏病有关。

衣原体感染后,机体的特异性免疫以细胞免疫为主,但免疫力不强,常可发生持续或反复感染。

三、防治原则

目前,沙眼尚无特异性的预防方法,注意个人卫生,不使用公共毛巾和脸盆;避免直接或间接接触传染源。大力开展性传播疾病的知识宣传,提倡健康的性行为,加强自我保护。积极治疗衣原体感染者及其携带者,可选用多种抗菌药物治疗,如磺胺药、红霉素、阿奇霉素以及喹诺酮类等。

第三节 立 克 次 体

立克次体(rickettsia)是一类体积微小,绝大多数为自身代谢不完善,严格活细胞内寄生的原核细胞型微生物。立克次氏体的共同特征有:①大小介于细菌与病毒之间,以球杆形或杆状为主,革兰染色阴性,光镜可见;②大多为人畜共患病的病原体;③节肢动物既是储存宿主,又是传播媒介;④细胞器和酶系统不完整,专性活细胞内寄生,二分裂繁殖;⑤对多种抗生素敏感,但磺胺可刺激其增殖。

在我国对人具有致病性的立克次体主要有:普氏立克次体、斑疹伤寒立克次体、恙虫病立克次体及 Q 热柯克斯体。

一、生物学性状

大小为 $(0.3 \sim 0.6)\mu m \times (0.8 \sim 2.0)\mu m$,呈多形态性,以球杆状为主。常用 Giemsa 法染成紫色或蓝色或 Macchiavello 法染成红色(彩图 2)。结构及化学组成与革兰阴性菌非常相似。严格活细胞内寄生,二分裂繁殖,最适培养温度为 $32 \sim 35℃$。立克次体有群特异性和型特异性两种主要抗原,可用于分群、定型。常用外斐反应(Weil-Felix reaction),可用于某些立克次体病的辅助诊断。

二、致病性与免疫性

致病物质主要包括内毒素和磷脂酶 A 等。立克次体先与细胞膜表面的胆固醇受体结合,然后被吞入宿主细胞内。在吞噬体内的立克次体通过磷脂酶 A 溶解溶酶体膜而进入胞浆,大量生长繁殖后导致细胞破裂。

(一)流行性斑疹伤寒

本病由普氏立克次体引起,传播媒介为体人虱,病人是唯一的传染源,故又称之为虱型斑疹伤寒。感染方式为人虱叮咬患者后,立克次体进入虱肠道上皮细胞内繁殖,并随虱粪排出,虱粪中的立克次体经人体搔抓的皮肤破损处侵入人体而致病。临床表现骤然高热、剧烈头痛、周身疼痛和皮疹,可伴有神经系统和心血管系统及其他实质性器官损害,病后可获得持久免疫力。

(二)地方性斑疹伤寒

地方性斑疹伤寒由莫氏立克次体(斑疹伤寒立克次体)引起。鼠类是主要储存宿主和主要传染源,又称鼠型斑疹伤寒。通常先以鼠蚤为媒介在鼠群中传播,鼠蚤粪便中立克次体经皮肤小伤口感染人体,也可以人虱为媒介在人群中传播。该病发病缓慢,症状及体征较轻,主要表现为头痛、发热、皮疹等,病变很少累及中枢神经系统、心脏及肾脏等。病后可获得牢固免疫力。

(三)恙虫病

本病由恙虫病立克次体感染引起。恙虫病为一种自然疫源性疾病,流行于啮齿动物。在我国主要见于西南和东南地区。野鼠和家鼠为主要传染源,鸟类等也能感染或携带恙螨而成为传染源。因此,恙螨既是传播媒介,又是储存宿主。恙虫病立克次体寄生在恙螨体内并可经卵传代,故恙螨感染后要在下一代幼虫才具有传染性。恙螨叮咬人体时,立克次体随唾液传入,并随血流扩散,在血管内皮细胞和单核细胞中增殖。经 1~3 周潜伏期,突然发病。被立克次体叮咬的局部出现丘疹,形成水疱,破溃后形成溃疡,周围红晕,上盖黑色痂皮(称为焦痂),此为恙虫病的重要特征之一。

(四)Q 热

Q 热由贝纳柯克斯体或 Q 热柯克斯体引起。Q 热,为疑问热,此指不明原因的发热。Q 热柯克斯体在动物间的传播是以吸血的蜱为传播媒介,并可经卵代传。牛、羊等家畜既是传染源,也是储存宿主。受染的尿、粪污染环境后,人类经接触或经呼吸道、消化道等途径感染。乳牛感染可发生慢性乳腺炎,如食入未经严格消毒的乳制品也可致病。Q 热主要表现为发热、头痛、腓肠肌疼痛等,由呼吸道感染者常有肺部病变。部分病例可发生肝炎或亚急性心内膜炎。

三、防治原则

预防立克次体病同其他节肢动物传播的疾病一样,其重点应控制和消灭储存宿主及其媒介节肢动物。灭虱、灭蚤、灭螨、灭蜱、灭鼠和注意个人卫生与防护是预防立克次体病的重要措施。特异性预防可用灭活疫苗或减毒活疫苗接种。治疗用氯霉素、四环素、红霉素或阿奇霉素等,但禁忌使用磺胺类抑菌药物。

第四节 螺 旋 体

螺旋体(spirochete)是一类细长、柔软、弯曲呈螺旋状、运动活泼的原核细胞型微生物。具有与细菌相似的基本结构,对多种抗生素敏感,但胞壁与胞膜之间相连的轴丝能使其活泼运动。螺旋体分布广泛,种类繁多。根据其抗原性、螺旋数目、大小与规则程度以及螺旋间距不同,对人有致病性的螺旋体主要有3个属:①钩端螺旋体属:螺旋致密而规则,菌体一端或两端弯曲呈钩状,故名钩端螺旋体,其中对人致病的主要螺旋体为问号钩端螺旋体(彩图2)。②密螺旋体属:有细密规则的螺旋,两端尖。其中梅毒螺旋体、雅司螺旋体和品他螺旋体对人致病。③疏螺旋体属:有3~10个稀疏而不规则的螺旋,呈波状。对人致病的主要有回归热螺旋体(彩图2)、伯氏疏螺旋体、奋森螺旋体等。

一、钩端螺旋体

钩端螺旋体(简称钩体)种类较多,分为致病性与非致病性两大类。致病性钩体能够引起人和动物钩体病。本病呈世界性分布,我国南方各省多见,被我国列为重点防治的传染病之一。

(一)生物学性状

1. 形态与染色　菌体细长,大小为(6~20)μm×(0.1~0.2)μm,螺旋细密而规则,形似串珠,一端或两端弯曲成钩状,使菌体屈曲呈 C、S 形(彩图2)。革兰染色阴性,但不易着色,常用 Fontana 镀银染色法将菌体染成深褐色,可用暗视野显微镜直接观察。

2. 培养特性　需氧,最适温度28~30℃,常用含10% 兔血清的柯氏培养基培养。生长缓慢,在液体培养基经7~14日培养,呈半透明、云雾混浊状生长;固体培养基上形成透明、不规则的扁平菌落。

3. 抗原构造与分型　致病性钩体主要有属特异性蛋白抗原、型特异性抗原和群特异性抗原。目前全球已发现的钩体有25个血清群,273个血清型,我国至少存在19个血清群,74个血清型。

4. 抵抗力　钩体抵抗力弱,60℃ 1 分钟即可死亡。对干燥、日光、热、酸及常用化学消毒剂如石炭酸、来苏敏感,对青霉素也很敏感。沼泽地是主要的疫源地,钩体在其中可存活数月至数年,这在疾病的传播上具有重要意义。

(二)致病性与免疫性

钩端螺旋体的致病物质有:①溶血素:作用与磷脂酶相似,破坏红细胞膜导致溶血;②细胞毒因子:注入小鼠脑内,1~2 小时后可出现肌肉痉挛,呼吸困难,最后死亡;③内毒素样物质:作用与细菌内毒素相似。

钩体病为人畜共患传染病,鼠类和猪是其主要传染源和储存宿主。钩体在被感染的猪或鼠体内繁殖,随尿液排出,污染环境。人与污染的水或土壤接触,钩体可通过破损的皮肤或黏膜侵入而导致感染。钩体在人体局部迅速繁殖,并经淋巴系统或直接进入血循环,引起钩体血症,出现中毒症状,如乏力、发热、头痛、肌痛(以腓肠肌尤重)、眼结膜充血、淋巴结肿大等,随后出现肝、肺、肾等功能的损害。钩体也可通过胎盘垂直感染胎儿,导致流产。钩体病的病程发展及临床表现因与人体感染钩体的型别、数量、毒力及机体免疫状况不同而差异较大,常见的有黄疸出血型、流感伤寒型、肺出血型、脑膜脑炎型、肾衰竭型等,其中以肺大出血最危险。

隐性或显性感染后,机体对同型钩体获牢固免疫力,以体液免疫为主。

(三)防治原则

切实做好防鼠、灭鼠工作,加强对带菌家畜的管理,保护水源,避免与疫水接触。对易感人群进行多价死疫苗接种,接种的疫苗必须是当地流行的血清型。钩端螺旋体病的治疗首选青霉素,对青霉素过敏者可使用强力霉素、庆大霉素等。其次,穿心莲、板蓝根等中药也有治疗作用。

二、梅毒螺旋体

梅毒螺旋体又称苍白密螺旋体,是引起人类梅毒病的病原体。梅毒是常见而严重的性传播疾病之一,近年来,呈现死灰复燃趋势。

(一)生物学性状

1. 形态与染色 大小为$(0.1 \sim 0.2)\mu m \times (6 \sim 15)\mu m$,有 8 ~ 14 个致密而规则的小螺旋,两端尖直,运动活泼。用普通染色法不易着色,镀银染色成棕褐色,暗视野显微镜可观察。

2. 培养及抵抗力特性 人工培养至今尚未成功。对冷、热、干燥等极为敏感,离体干燥 1 ~ 2 小时死亡,加热 50℃ 5 分钟或在 4℃血液中 3 天即可死亡。对一般化学消毒剂敏感。青毒素、四环素、红霉素、砷剂等对其具有杀灭作用。

(二)致病性与免疫性

梅毒螺旋体的致病因素有:①荚膜样物质:为菌体表面黏多糖和唾液酸,可阻止抗体等大分子和菌体结合,干扰补体的作用;②透明质酸酶:促进梅毒螺旋体在体内扩散。自然情况下,人是梅毒的唯一传染源,主要经性接触传染,导致后天(获得)性梅毒;也可经胎盘垂直传感染,引起先天(胎传)性梅毒。

后天性梅毒分为三期,多表现为反复、潜伏和再发性感染。

1. 第一期梅毒 感染后约经 3 周左右,于外生殖器局部出现无痛性硬下疳,其溃疡渗出物中含有大量梅毒螺旋体,传染性极强。1 月左右病变自然愈合,但螺旋体潜伏于体内,经 2 ~ 3 个月无症状期后进入第二期。

2. 第二期梅毒 主要表现为全身皮肤黏膜梅毒疹及周身淋巴结肿大,有时可累及骨、关节及其他器官。在梅毒疹和淋巴结中含有大量的梅毒螺旋体,传染性强。如不治疗,一般 3 周 ~ 3 个月体征自行消退。一、二期梅毒又称早期梅毒。

3. 第三期梅毒 也称晚期梅毒。一般发生在感染后 2 年。此期传染性小,但对机体破坏性大,不仅皮肤黏膜出现溃疡性坏死病灶,而且侵犯内脏器官或组织,严重者 10 ~ 15年后,则引起心血管及神经系统疾病,如动脉瘤、脊髓痨、全身麻痹等,可危及生命。

先天性梅毒又称胎传梅毒,梅毒螺旋体可经胎盘传给胎儿,引起胎儿全身感染,导致流产、早产或死胎;若能出生则为梅毒儿,表现为间质性角膜炎、先天性耳聋、锯齿牙等。

机体对梅毒免疫为传染性免疫,即有梅毒螺旋体感染时才有免疫力。感染可激发机体的体液免疫和细胞免疫,但以后者所介导的迟发型超敏反应为主。机体对梅毒螺旋体的免疫较弱,不能彻底清除螺旋体,导致潜伏感染状态。在感染的所有阶段,梅毒螺旋体均可刺激机体产生抗梅毒螺旋体抗体和抗心磷脂抗体（反应素）。后者对机体无保护作用,仅可用于梅毒血清学诊断。

（三）防治原则

梅毒是一种严重的性传播疾病,应加强健康教育和社会管理。对患者早期诊断和彻底治疗是控制此病流行的关键环节。治疗首选青霉素,要求足量、足疗程。治疗结束后应定期复查,在治疗 3 个月～1 年后血清学指标阴转者为治愈,否则要继续治疗。

三、伯氏疏螺旋体

（一）生物学性状

1. 形态染色　伯氏疏螺旋体长 10～40μm,宽 0.1～0.3μm。有 5～10 个不规则的螺旋,其运动活泼,扭曲,翻滚。革兰染色阴性,但不易着色。Giemsa 或 Wright 染色效果好。

2. 培养特性　营养要求高。常用 BSK（Barbour Stoenner-kelly）培养基,BSK 培养基是含有牛血清蛋白和加热灭活兔血清等营养丰富的液体培养基,适宜生长温度为 35℃、pH 7.5、5%～10% CO_2 可促其生长,通常培养 2～3 周。

3. 抗原构造与分类　现发现的伯氏螺旋体都属于一个种,因为各分离株间 DNA 核苷酸序列的差异≤1%。但其中不同菌株在基因组和遗传表型上存在异质性。根据 DNA 分析将目前常见的伯氏螺旋体至少可分为Ⅰ、Ⅱ、Ⅲ等 3 个基因种。

（二）致病性与免疫性

1. 致病性　伯氏螺旋体是莱姆病的病原体。人被疫蜱叮咬后,伯氏螺旋体先是在局部繁殖,数日或数周后通过血液或淋巴扩散至全身多个器官。早期在叮咬处皮肤上出现一个或数个慢性游走性红斑（ECM）,同时伴有发热、头痛、关节痛、轻度颈强直、眼结膜炎或淋巴结炎等。数日内 ECM 向周围扩散,逐渐出现皮损,继而形成关节炎、心脏、神经系统或其他深部组织炎症。未经治疗的病例一般在起病后约 2 个月内可缓解,但常复发。早期病例血液中存在的病原体经一般常规处理,并贮存于 4℃ 血库 48 小时仍有感染性,故须警惕输血传播的可能性。晚期一般在发病后数月或数年后出现深部组织持续性感染并伴有严重功能损害,如关节畸形、慢性萎缩性皮肌炎、心内膜炎、心包炎以及神经麻痹等。

2. 免疫性　人和动物感染伯氏螺旋体后均可产生特异性抗体,此为清除该病原体主要免疫机制。抗体还有促进吞噬细胞的吞噬作用;中性粒细胞和单核细胞在抗螺旋体感染中发挥至关重要的作用。

（三）微生物学检查

莱姆病的诊断主要依靠血清学试验和分子生物学技术检测。目前常用的检测方法:①特异性抗体检测:发病后数周取病人血清用 ELISA 和间接免疫荧光法可检出抗该螺旋体的抗体,常用 ELISA 检测抗该螺旋体的 IgM 和 IgG,对结果可疑的再用印迹法加以证实。②PCR:用 PCR 技术检查各种标本内的伯氏螺旋体 DNA,其方法快速,敏感性较高。

（四）防治原则

本病以预防为主,严防蜱咬伤。目前运用于家养动物的疫苗正在观察中;人类亚单位疫苗也处于研制阶段。该病早期可口服四环素、青霉素、红霉素等,如伴有神经系统等深部组织损害者可使用头孢菌素。

第五节 放 线 菌

放线菌(*Actinomyces*)是一大类呈分枝状生长的单细胞原核细胞型微生物,因其菌落呈放射状而得名。放线菌广泛分布于自然界中,大多数不致病,为抗生素的重要来源。对人致病的放线菌主要是放线菌属与诺卡菌属。

一、生物学性状

为非抗酸性丝状菌,菌丝细长无隔,直径 0.5～0.8μm,有分枝,革兰染色阳性。在血琼脂培养基中经 37℃,4～6 天培养后,可形成灰白或淡黄色、粗糙、微小圆形菌落。在患者的病灶组织和脓样物质中,可找到肉眼可见的黄色小颗粒,被称为硫磺样颗粒(图 16-3)。显微镜下可见颗粒呈菊花状,此为放线菌感染的诊断依据。

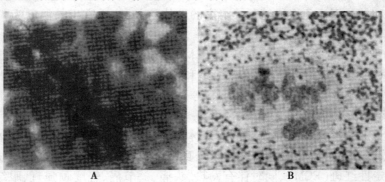

图 16-3 脓液中的硫磺样颗粒
A. 脓液中的硫磺样颗粒　B. 在组织中的放线菌颗粒

二、常见放线菌种类

(一) 产生抗生素的放线菌

主要有链毒菌属、诺卡菌属、小单孢菌属、游动放线菌属等,大约在 1 000 种以上,可产生近 3 000 余种抗生素。

(二) 致病性放线菌

1. 衣氏放线菌　可存在于正常人的口腔、齿垢、扁桃体及咽部,属于正常菌群。当机体抵抗力下降或拔牙、口腔黏膜损伤时可引起内源性感染,导致软组织慢性或亚急性肉芽肿性炎症。感染部位多发于面颈部,亦可发生在胸、腹部。

2. 诺卡菌属　对人致病的有星形诺卡菌和巴西诺卡菌。前者主要经呼吸道引起肺部感染,尤其见于免疫力低下者。可引起急性感染,如肺炎、肺脓肿,慢性感染类似肺结核、肺真菌病。巴西诺卡菌经皮肤创伤感染,引起慢性化脓性肉芽肿及形成瘘管,感染好发于脚和腿部,称足分枝菌病。

注意口腔卫生,及时治疗牙病,对脓肿和瘘管应进行外科手术处理,彻底切除坏死组织,同时配合敏感抗生素治疗。青霉素是首选的抗生素,其次也可使用磺胺药、克林霉素以及红霉素等。

(李　丹)

复习思考题

1. 支原体与细菌 L 型有什么区别？致病性支原体可导致哪些疾病？

2. 衣原体的发育周期有何独特性？说出沙眼衣原体的致病性。

3. 支原体和衣原体感染时为何不能用青霉素治疗？

4. 阐述钩端螺旋体、梅毒螺旋体和伯氏螺旋体致病性和疾病特点。

5. 放线菌与人类具有何种关系？诊断其感染的主要依据是什么？

第十七章 真 菌

学习要点

1. 真菌的概念以及形态结构,培养特性和抵抗力,致病性与免疫性。
2. 真菌的检测方法和防治原则。
3. 浅部真菌感染和深部真菌感染的区别。
4. 真菌感染的方式与所致疾病的关联性。

第一节 概 述

真菌(fungus)是一种真核细胞微生物。细胞结构比较完整,具有细胞壁和典型的细胞核,不含叶绿素,无根、茎、叶分化。少数为单核细胞,大多数为多细胞。真菌在自然界分布广泛而种类繁多,有十余万种,大多数对人类有益无害。如酿酒、生产抗生素、酶类制剂等。引起人类疾病的真菌有 300 余种,包括致病性真菌、条件致病性真菌、产毒以及致癌真菌。近年来,真菌的感染率呈明显上升趋势,这与滥用广谱抗生素引起的菌群失调、不适当应用免疫抑制剂以及抗癌药物所致的免疫力低下有关。同时,临床研究发现真菌与某些中药材霉变也有密切的关系。

一、真菌的生物学性状

(一)形态与结构

真菌与细菌在大小、结构和化学组成方面有很大差异。真菌比细菌大数倍至数十倍。真菌的形态多种多样,在不同条件下呈多形性。其结构也比较复杂,由于细胞壁不含肽聚糖,主要由多糖(75%)和蛋白质(25%)组成。真菌的细胞壁一般由四层不同的结构组成。从外到内分别为糖苷类、糖蛋白、蛋白质、几丁质微原纤维。因真菌的细胞缺乏肽聚糖,故 β-内酰胺类抗生素对真菌无作用。真菌按其结构分可为单细胞和多细胞两大类。

1. 单细胞真菌 圆形或椭圆形,如酵母型和类酵母型真菌。对人类致病的真菌主要有新生隐球菌和白假丝酵母菌(白色念珠菌),这类真菌以出芽方式繁殖,芽生孢子成熟后脱落成独立菌体。

2. 多细胞真菌 多细胞真菌由菌丝和孢子组成,菌丝伸长分枝,交织成团,称为丝状菌,又称霉菌,常见有孢子丝菌、皮肤癣真菌等。有些真菌可因环境条件和营养、温度、氧气等改变,两种形态可互变,这类真菌称二相真菌。多细胞真菌的菌丝和孢子形态不同,此为鉴别真菌的重要依据。

(1)菌丝:真菌孢子在适宜环境条件下,出芽形成芽管,再逐渐延长呈长丝状,称为菌丝

（图 17-1）。菌丝继续生长形成许多分枝,并交织成团,称菌丝体。菌丝按其功能可分为:
①营养菌丝:菌丝向下伸入培养基中吸取营养,以供生长,称营养菌丝;②气中菌丝:部分菌丝向上生长,露出培养基表面的菌丝,称气生(中)菌丝;③生殖菌丝:能产生孢子的气中菌丝,称生殖菌丝。

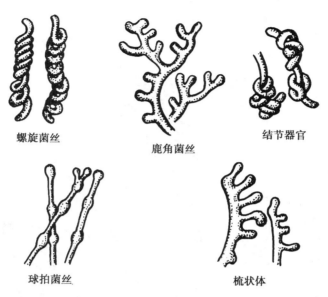

螺旋菌丝　　　　　　鹿角菌丝　　　　　　结节器官

球拍菌丝　　　　　　　　　梳状体

图 17-1　真菌的各种菌丝

菌丝按其结构可分为有隔菌丝和无隔菌丝两类:①有隔菌丝:大部分真菌的菌丝在一定间距形成间隔称隔膜,将菌丝分成一连串的细胞。隔膜中有小孔,可允许胞浆流通。②无隔菌丝:菌丝中无隔将其分段,整条菌丝是一个细胞,含有多个核,是一种多核单细胞。不同的真菌有不同的菌丝,故菌丝形态有助于真菌的鉴别。

（2）孢子:孢子是真菌的繁殖器官,一条菌丝可长出多个孢子。在适宜的条件下孢子可发芽伸出芽管,发育成菌丝。真菌的孢子与细菌的芽管不同,它的抵抗力不强,加热 60 ~ 70℃可将其杀死。真菌孢子可分为有性孢子和无性孢子两种。有性孢子是由同一菌体或不同菌体上的 2 个细胞融合经减数分裂而成;无性孢子是生殖菌丝上的细胞分化或出芽生成。病原性真菌大多为无性孢子,无性孢子根据其形态可分为三种（图 17-2）。

1）叶状孢子:由菌丝内细胞直接形成,主要有 3 种:①芽生孢子:由菌细胞出芽生成。常见于念珠菌和隐球菌。一般芽生孢子长到一定大小即与母体脱离,若不脱离则形成假菌丝。②厚膜孢子:菌丝内胞浆浓缩、胞壁增厚,在不利环境中形成,抵抗力增强。③关节孢子:在陈旧培养基中较常见。菌丝胞壁增厚,形成长方形节段,呈链状排列。

2）分生孢子:由生殖菌丝末端细胞分裂或收缩形成,也可在菌丝侧面出芽形成。根据其大小、组成和细胞的多少可分为:①大分生孢子:通常体积较大,由多个细胞组成,常呈梭状、棍棒状、梨状。②小分生孢子:体积较小,一个孢子只有一个细胞,有球形、卵圆形、梨形及短棍棒状等。

3）孢子囊孢子:菌丝末端膨大成囊状,内含许多孢子,孢子成熟则破囊而出,如毛霉菌、根霉菌的孢子囊孢子。

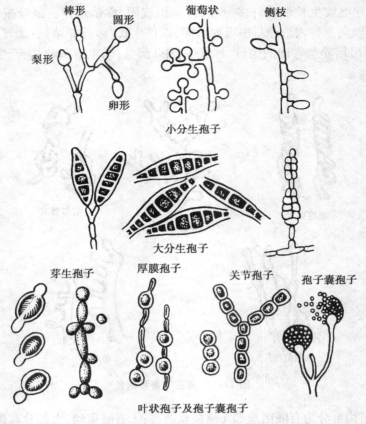

图 17-2 真菌的各种孢子

（二）培养特性及抵抗力

1. 培养特性 真菌培养的营养要求不高，在一般的细菌培养基上都能生长。检查时常用沙保培养基培养。此培养基成分简单，主要含有 1% 蛋白胨、4% 葡萄糖和 2% 琼脂。常用此培养基的原因是为了统一标准，因为在不同培养基上真菌及其菌落的形态有很大差别，鉴定时以沙保培养基的形态为准。在沙保培养基中可加入放线菌和氯霉素，前者用以抑制污染真菌，后者用以抑制细菌生长。有些深部感染病原性真菌，如白色念珠菌、组织胞浆菌、芽生菌、新生隐球菌等加入放线菌即不能生长，故需使用无抗生素的血琼脂平板，见有生长后再移种于沙保培养，并同时做玻片培养以观察自然状态下的形态与结构。真菌生长最适酸碱度为 pH 4.0 ~ 6.0，同时还需较高的湿度与氧气，培养真菌的温度为 22 ~ 28℃，但深部感染真菌培养需 37℃。大多数病原性真菌生长缓慢，需 1 ~ 4 周才能出现典型的菌落。真菌的菌落主要表现为以下两种类型。

（1）酵母型菌落：此型菌落是单细胞真菌的菌落形式，通常菌落光滑湿润，柔软致密。形态与一般细菌菌落相似。镜下可见卵圆形单细胞酵母菌以出芽方式繁殖，如新生隐球菌菌落。有部分单细胞真菌在出芽繁殖后，芽管延长不与母细胞形成假菌丝。假菌丝向下生长，伸入培养基，这种菌落称为类酵母菌落，如白色念珠菌菌落。

（2）丝状型菌落：此为多细胞真菌的菌落形式，由许多疏松的菌丝体构成，外观呈棉絮状、绒毛状或粉末状，菌落正背两面可呈现不同的颜色。丝状型菌落的形态、结构与颜色等特征,可作为鉴别真菌的重要依据。

真菌易于发生变异,在培养基上人工传代或培养时间过久,其形态、培养特征、毒力均可发生变异。

2. 抵抗力 真菌对干燥、阳光、紫外线及一般消毒剂均有较强的抵抗力。但不耐热,加热60℃ 1 小时即可杀死,因此,凡是能够杀灭细菌的温度均能杀死真菌。实践证明,致病性真菌对1% ~3%的石炭酸、2.5%碘酊、0.1%升汞及 10%甲醛等极为敏感。对多种抗生素不敏感;灰黄霉素、二性霉素 B、制霉菌素、伊曲康唑、酮康唑、克霉唑等对多种真菌具有较强的抑制作用。

二、致病性和免疫性

(一) 致病性

真菌感染所致疾病在临床并不少见,不同真菌致病形式也有所不同,引起的疾病有致病性真菌感染、条件致病性真菌感染、真菌过敏、真菌中毒以及真菌毒素致癌等。真菌所致的疾病主要包括以下几种:

1. 致病性真菌感染 主要为一些外源性真菌感染,可引起皮肤、皮下组织和全身性真菌感染。如各种癣症、皮下组织真菌感染等。

2. 条件致病性真菌感染 主要由一些内源性真菌感染所致,如假丝酵母菌、曲霉菌、毛霉菌等。这类真菌的致病力不强,只有在机体免疫力低下时才会发生。如恶性肿瘤、糖尿病、免疫缺陷、长期使用广谱抗生素、皮质激素、免疫抑制剂、放射性治疗或在应用导管以及围术期易于并发这类感染。

3. 真菌超敏反应性疾病 过敏体质者吸入或食入真菌的菌丝或孢子可导致各种类型超敏反应,如荨麻疹、超敏反应性皮炎、过敏性鼻炎以及哮喘等。

4. 真菌性中毒症 某些真菌能污染受潮粮食、水果或饮料,使其发生霉变而产生大量毒素,当人或动物食用后可引起急、慢性中毒,称为真菌毒素中毒症。由于真菌的种类不同,产生的毒素不同,所引起的病变也不一样,有的可损伤肝、肾等器官,有的则引起造血系统或神经系统的损害。真菌中毒症没有传染性,不引起流行;受环境条件影响,其发病有明显的地区性和季节性。

5. 真菌毒素与肿瘤 近年来研究发现某些真菌的代谢产物与恶性肿瘤发生有关,其中研究最多的是黄曲霉菌毒素。此毒素毒性最强,小剂量就可导致癌变。在恶性肿瘤高发地区其花生、玉米、大豆等粮油作物中,黄曲霉素污染率很高,黄曲霉素的含量高达 1ppm。医学研究业已证明,黄曲霉菌毒素与恶性肿瘤,尤其是与原发性肝癌、食管癌、胃癌的发生密切相关。

(二) 免疫性

1. 天然免疫 真菌感染的发生与机体的天然免疫状态有关,其中最主要的是皮肤黏膜屏障。一旦皮肤黏膜破损、受伤或留置导管,真菌即可入侵。皮脂腺分泌饱和脂肪酸及不饱和脂肪酸均有杀灭真菌的作用。儿童皮脂腺分泌量比成人少,故易患头癣。由于成人手、足汗较多,而手掌缺乏皮脂腺故易患手足癣。近年来发现 tuftsin(促癣吞噬肽)可结合到中性粒细胞上以提高其吞噬和杀菌活性并有促趋化作用。血浆中的另一种转铁蛋白,为一种球蛋白,该蛋白具有抑制细菌与真菌的作用。

2. 获得性免疫 真菌感染因其胞壁厚,即使有抗体和补体也不能完全杀灭真菌。但特异性抗体可以阻止真菌吸附。如白假丝酵母菌（白色念珠菌）的 SIgA 抗体即可与其表面甘露聚糖复合体结合阻止其吸附。但一般认为真菌感染的恢复主要依靠细胞免疫，真菌抗原刺激特异性淋巴细胞增殖，释放 IFN-γ 和 IL-2 等激活巨噬细胞、NK 细胞和 CTL 等，参与对真菌的杀伤。故细胞免疫低下或缺陷时极易患真菌感染，特别是深部感染，这在临床上应特别注意。

三、微生物学检查与防治原则

（一）微生物学检查

各种真菌的形态和结构有一定的特殊性，一般可通过直接镜检和培养进行鉴定，但具体方法应根据标本种类和检查目的而酌情选择。

1. 标本采集　浅部感染真菌的检查可用 70% 酒精棉球擦拭局部后，采集皮屑、毛发、指（趾）甲屑等标本。深部感染真菌的检查可根据病情取痰、血液、尿液、脑脊液等标本。

2. 直接镜检　将皮屑、毛发、指（趾）甲屑等标本置于玻片上，滴加 10% KOH 少许，用盖玻片覆盖后置于火焰上微加温，使被检组织的角质软化，再轻压盖玻片，使标本变薄且透明，然后置于低倍或高倍镜下观察。如发现菌丝或孢子，即可初步诊断患有真菌癣症，但一般不能鉴定其菌种。通常皮肤癣标本的检查多用湿标本，而不加染色。白假丝酵母菌感染需取材涂片后进行革兰染色镜检；隐球菌感染应取脑脊液离心，沉淀物用墨汁作负染色后镜检。若见有肥厚的酵母型细胞即可诊断。

3. 分离培养　当直接镜检不能确诊时，应作真菌培养。将皮肤、毛发、甲屑标本经 70% 乙醇或 2% 石炭酸浸泡 2~3 分钟可杀死杂菌，用无菌盐水洗净后接种于含放线菌酮和氯霉素的沙保培养基上，经 25~28℃ 数日至数周培养，观察其菌落特征。阴道、口腔黏膜的棉拭子可直接接种于血平板上进行分离，血液标本可先增菌，脑脊液标本可取沉淀物接种于血平板上。

4. 血清学检查　此为辅助检查。可用 ELISA 夹心法、免疫斑点法等方法检测患者血清中白色念珠菌甘露糖抗原和新生隐球菌荚膜多糖抗原。

（二）防治原则

预防真菌感染，目前尚无特异性方法。由于皮肤癣菌的传播主要依靠孢子，当体表角质层破损或糜烂时，更易引起感染。预防的主要措施是注意个人清洁卫生，保持鞋袜干燥，防止真菌孳生。可将含有福尔马林的棉球置于鞋内杀灭真菌，尽量避免直接或间接接触。对于深部真菌感染应除去诱发因素，提高机体的免疫能力，增强细胞免疫力，对于正在使用免疫抑制剂、抗癌化疗、放疗以及糖尿病、年老体弱或长期留置导管的患者更应防止并发真菌感染。

真菌感染的局部治疗，可用 5% 硫磺软膏、咪康唑霜、克霉唑软膏或 0.5% 碘伏涂抹病变处；如疗效不佳或深部感染，可口服抗真菌药物，如二性霉素 B、制霉菌素、咪康唑、酮康唑、伊曲康唑等。

第二节　主要致病性真菌

真菌按其侵犯的部位及其临床表现，可将其分为浅部感染真菌和深部感染真菌。

一、浅部感染真菌

引起表面角化组织,如皮肤、指(趾)甲、毛发感染的真菌称为浅部感染真菌。浅部真菌一般不会引起全身性感染,主要是导致癣病,其中以手足癣是最为常见的人类真菌感染。

1. 角层癣菌 寄居于人体皮肤角层和毛干的最表层,如秕糠马拉癣菌,可致皮肤表面出现黄褐色的花斑癣,似汗渍斑点,俗称汗斑。

2. 皮肤癣菌 是引起浅部真菌感染的最主要病原菌,包括毛癣菌属、表皮癣菌属(彩图2)和小孢子癣菌属。具有嗜角质蛋白的特性,可引起皮肤、毛发和指(趾)甲等浅部组织感染,如手足癣、体癣、头癣、股癣等。由于指甲受侵犯时会失去光泽并增厚变形,故甲癣也称为灰指甲。

二、深部感染真菌

1. 新生隐球菌 该菌广泛分布于自然界,正常人体表、口腔、粪便中有时也能查见此菌。新生隐球菌为圆形酵母型菌,直径为 4 ~ 20μm,外周有宽厚的荚膜,折光性强,一般染色法不易着色而难以发现,故称隐球菌(彩图2)。新生隐球菌通常是外源性感染,呼吸道是主要的入侵途径。人因吸入带菌鸽粪污染的空气而感染,免疫功能低下者是重要的易感人群。大多感染者症状不明显,且能自愈,某些感染者可出现支气管肺炎,严重病例呈暴发性感染而迅速死亡。部分患者可经血行播散累及中枢神经系统及其他组织。主要引起脑膜的亚急性和慢性感染。临床表现类似结核性脑膜炎,预后往往不良。

2. 白假丝酵母菌 俗称白色念珠菌,此为假丝酵母菌属中极为常见的病原菌(彩图2)。此菌为人体正常菌群的组成菌,当条件致病时,可引起皮肤、黏膜和内脏的急慢性炎症,即念珠菌病。因此,念珠菌病是最常见的深部感染真菌病。该菌一般不致病,但当正常菌群失调或机体抵抗力下降时,即可引起深部组织感染。值得一提的是,近年来随着广谱抗生素、皮质激素以及免疫抑制剂的广泛应用,白色念珠菌感染呈现上升趋势,故应引起临床重视。念珠菌病主要表现为以下几种类型:①皮肤黏膜感染:皮肤念珠菌感染好发于皮肤皱褶部位,如腋窝、腹股沟、乳房下、肛门周围、会阴部和指(趾)间等潮湿部位,皮损特点为界限清楚的糜烂面。黏膜感染有鹅口疮、口角糜烂、外阴炎及阴道炎等,其中以鹅口疮最多,好发于新生儿。偶尔可侵犯指(趾)甲,引起甲沟炎及甲床炎。②内脏感染:主要有食管炎、念珠菌肠炎、肺炎、气管炎、膀胱炎、肾盂肾炎等。③中枢神经系统感染:主要有脑膜炎、脑膜脑炎、脑脓肿等。

3. 卡氏肺孢菌 过去认为是原虫,现已证实为真菌,属于条件致病性真菌。该菌广泛分布于自然界,通过呼吸道感染。大多数人表现为隐性感染,在免疫缺陷者体内可引起肺孢子菌肺炎,本病是艾滋病患者常见的并发症,重症患者常因窒息而死亡。

4. 曲菌 该菌广泛分布于自然界,生长迅速,在沙保培养基上形成丝状菌落。开始为白色,随着分生孢子的产生而呈各种颜色。引起人类疾病最多的青烟曲菌,主要经过呼吸道入侵,引起支气管哮喘和肺部感染。在扩张的支气管和鼻窦中形成曲菌栓子或在肺中形成曲菌球,系大量曲菌繁殖成丛与纤维素、黏膜以及炎症细胞的碎片等凝聚而成。严重病例可播散至脑、心肌和肾脏等器官。有些曲菌能产生毒素与恶性肿瘤,尤其与肝癌的发生密切相关。

5. 毛菌 该菌广泛分布于自然界,在沙保培养基上生长迅速,形成丝状菌落。开始为白色,逐渐变成灰黑色。其特征是一般只有无隔菌丝、分枝成直角、产生孢子囊孢子。此菌通常为面包、水果或土壤中的腐生菌。毛菌引起的感染称为毛霉病。通常于机体免疫力低下或医源性输液和污染的绷带等导致感染,大多数发病急剧,可累及脑、肺和胃肠道等多个器官。好侵犯血管,形成血栓,病死率极高。

(李 丹)

复习思考题

1. 真菌具有哪些形态特点和培养特性,其抵抗力、致病性与免疫性各具哪些特点?
2. 真菌的检测方法有几种,其标本如何采集?
3. 常见的致病性真菌包括哪几种? 各自可引起哪些疾病?
4. 指出新生隐球菌感染与播散的途径以及念珠菌病的主要类型。
5. 防治真菌感染的原则是什么?

第十八章 病毒学概论

 学习要点

1. 病毒的概念与特性。
2. 病毒的结构与化学组成。
3. 病毒的感染与免疫。
4. 病毒感染的防治原则。

病毒(virus)是一类体积微小、结构简单、仅有一种类型核酸(DNA 或 RNA)、严格活细胞内寄生、以复制方式进行增殖的非细胞型微生物。病毒在自然界分布广泛,人、动物、植物、昆虫、真菌以及细菌等均可有病毒寄生并引起感染,人类因病毒感染引起的疾病约占微生物感染的 75% 左右。病毒性疾病不仅传染性强、流行广泛,而且很少有特效药物。有些病毒感染还与肿瘤、自身免疫病、胎儿畸形的发生有密切关系,因此病毒已成为多学科关注的热点。

在中医文献中,对于病毒的描述有"瘟疫"、"疫毒"、"疠气"、"乖戾之气"等,是一类具有强烈传染性的病邪。《瘟疫论》是我国第一部系统研究急性传染病的医学书籍。

第一节 病毒的基本性状

一、病毒的大小与形态

完整成熟的病毒颗粒称为病毒体(virion),是病毒在细胞外的存在形式,并具有感染性。病毒体个体微小,必须用电子显微镜才能看见,其测量单位为纳米(nm)。各种病毒体大小相差悬殊,最大的约 200~300nm,如痘类病毒;最小的仅 20~30nm,如脊髓灰质炎病毒。多数病毒大小在 80~150nm 之间,如流感病毒、腺病毒、人类免疫缺陷病毒等。

对人和动物致病的病毒大多呈球形或近似球形,少数为杆状、丝状、砖状或子弹状,噬菌体呈蝌蚪状(图 18-1)。

二、病毒的结构与化学组成

(一)基本结构

病毒体的基本结构是由核心(core)和衣壳(capsid)构成的核衣壳(nucleocapsid)。有些病毒核衣壳就是病毒体,因外面没有包膜包裹故称裸露病毒。

1. **核心** 位于病毒体的中心,主要成分是核酸(DNA 或 RNA)。病毒核酸的存在形式具有多样性,有线状或环状、可为双链或单链、还有的分节段。核酸构成病毒的基因组,携带着病毒的全部遗传信息,是主导病毒感染、增殖、遗传和变异的物质基础。所以核酸一旦破坏,病毒即失去活性。此外,病毒核心还有少数功能蛋白,如核酸多聚酶、转录酶或逆转录酶等。

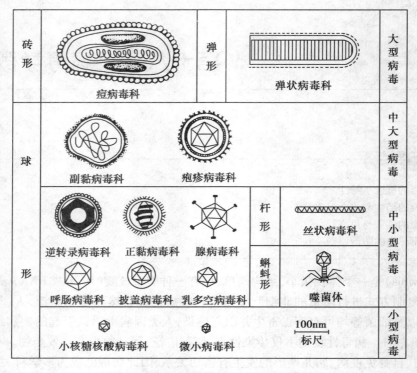

图 18-1　各种病毒的形态与大小比较

2. 衣壳　是包绕在核酸外的一层蛋白质,由一定数量的壳粒组成,每个壳粒由 1 个或多个多肽分子组成。衣壳蛋白可以保护核酸免受核酸酶和其他理化因素破坏,并能吸附易感细胞引起感染。此外,衣壳蛋白还具有免疫原性,是病毒体的主要抗原成分。由于核酸结构、壳粒数目和排列方式的不同,病毒衣壳有 3 种对称类型:①螺旋对称型:壳粒沿着螺旋形的病毒核酸链对称排列,见于黏病毒、弹状病毒等;②20 面体立体对称型:核酸浓集成球形或近似球形,壳粒在外周排列成正 20 面体对称型,多见于球状病毒;③复合对称型:其壳粒排列既有螺旋对称又有立体对称,如痘类病毒、噬菌体等。

（二）其他结构

有些病毒体除基本结构外,在核衣壳外面还包裹着一层含有脂质成分的包膜,称为包膜病毒。人和动物的病毒多数具有包膜。包膜是病毒以出芽方式释放过程中通过宿主细胞的核膜和(或)胞质膜时获得的,故含有宿主细胞脂质成分,还有少量糖类以及由病毒基因编码的蛋白质,所以包膜病毒对脂溶剂敏感。包膜表面常有不同形状的突起,称为包膜子粒或刺突,其化学成分为糖蛋白。包膜和刺突都与病毒的致病性和免疫性有关(图 18-2)。

三、病毒的增殖

病毒具有严格的细胞内寄生性,必须在活的易感细胞内才能增殖。病毒增殖的方式为复制,整个过程包括吸附、穿入、脱壳、生物合成、组装与释放 5 个阶段,又称复制周期(图 18-3)。

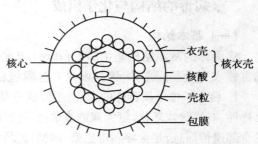

图 18-2　病毒体结构模式图

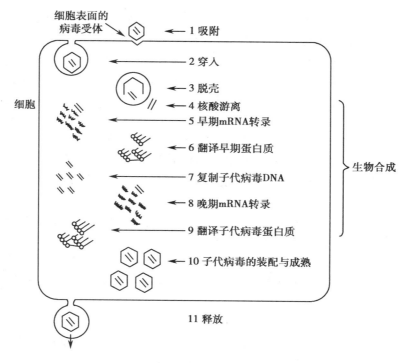

图 18-3　病毒的复制周期

（一）病毒的复制周期

1. 吸附　指病毒体吸附于易感细胞,是病毒感染的第一步。吸附是病毒体通过其表面的吸附蛋白与易感细胞表面的特异性受体相结合来完成的。不同细胞表面有不同受体,它决定了病毒的嗜组织性和感染宿主细胞的范围。

2. 穿入　病毒体吸附在易感细胞后,通过一定的方式使核衣壳进入细胞内称为穿入。有包膜的病毒多数通过包膜与宿主细胞膜融合后进入细胞,无包膜病毒多以胞饮方式进入细胞。

3. 脱壳　是脱去蛋白质衣壳,使基因组核酸裸露的过程。多数病毒在细胞溶酶体酶的作用下脱壳并释放出病毒基因组,少数病毒的脱壳过程较复杂,需自身编码产生脱壳酶才能完成。

4. 生物合成　病毒基因组一经脱壳裸露,就能利用宿主细胞提供的低分子物质合成大量的病毒核酸及结构蛋白等。病毒在细胞内合成的部位因病毒的种类不同而有差异,多数 DNA 病毒在细胞核内合成核酸,多数 RNA 病毒在胞浆内合成病毒的全部组分。

由于病毒基因组类型复杂多样,其生物合成方式也较复杂,不同生物合成类型的病毒,其生物合成过程不同:①DNA 病毒的合成:感染人与动物的 DNA 病毒多为双链 DNA（dsDNA）病毒。这类病毒首先以病毒 DNA 为模板,依靠宿主细胞核内的依赖 DNA 的 RNA 多聚酶,转录出早期 mRNA,在胞质核糖体转译成早期蛋白（功能性蛋白）,又称非结构蛋白,即合成病毒子代 DNA 所需要的依赖 DNA 的 DNA 多聚酶与多种调控病毒基因组转录及抑制宿主细胞代谢的酶等。在依赖 DNA 的 DNA 多聚酶作用下,以亲代 DNA 为模板,复制出大量子代 DNA,继而以子代 DNA 为模板转录晚期 mRNA,再翻译出晚期蛋白或称结构蛋白,包括衣壳蛋白及其他结构蛋白;②RNA 病毒的合成:感染人与动物的 RNA 病毒多为单正链 RNA(+ssRNA)病毒。其基因组不仅可作为模板复制子代病毒 RNA,同时具有 mRNA 的功能,直接附着于胞质的核糖体,转译出病毒的非结构蛋白与结构蛋白。非结构蛋白包括供病毒 RNA 复制所需要的依赖 RNA 的 RNA 多聚酶等,结构蛋白则包括衣壳蛋白等。单负链 RNA(-ssRNA)病毒携带有依赖 RNA 的多聚酶,通过自身内部先转录出互补的正链 RNA 作为 mRNA,才能在核糖体上转译出相应的蛋白质。-ssRNA 病毒在复制子代病毒 RNA 前,都需合成另一互补链,成为复制中间型后,再分别解链进行复制;③逆转录病毒的合成:逆转录病毒含 +ssRNA 和逆转录酶(依赖 RNA 的 DNA 多聚酶)。在逆转录酶作用下,以病毒 RNA 为模板,合成互补的负链 DNA 后,形成 RNA:DNA 中间体,并复制出双股 DNA 整合于宿主细胞的 DNA 中,再转录复制出子代病毒。

5. 组装与释放　新合成的子代病毒核酸与蛋白质在宿主细胞内组合成病毒体的过程称为组装。DNA 病毒(除痘类病毒)均在细胞核内组装,RNA 病毒与痘类病毒则在细胞质内组装。宿主细胞内的子代病毒可通过 2 种方式向细胞外释放:①破胞释放:裸露病毒一般随宿主细胞破裂而释放病毒;②出芽释放:包膜病毒则以出芽方式逐个或分批释放到细胞外,一般不直接引起细胞死亡。

(二)病毒的异常增殖

病毒进入宿主细胞后,若病毒本身基因组不完整或发生变化,或细胞缺乏病毒复制所需酶、能量等条件,则不能复制出有感染性的子代病毒,称为病毒的异常增殖。

1. 顿挫感染　病毒进入宿主细胞后,如宿主细胞不能为病毒复制提供所需的酶、能量等必要成分,致使病毒在其中不能合成,或虽能合成,但不能组装和释放出完整的病毒体,称为顿挫感染。

2. 缺陷病毒　由于病毒基因组不完整或基因位点改变,因而不能复制出有感染性的子代病毒,称为缺陷病毒。当缺陷病毒与另一病毒共同培养或同时感染同一细胞时,若后者能为其提供所缺乏成分,则能使缺陷病毒完成正常增殖。这种具有辅助作用的病毒称为辅助病毒。如丁型肝炎病毒是缺陷病毒,它缺乏产生病毒表面抗原的基因,只能与乙型肝炎病毒共存时才可增殖并致病,乙型肝炎病毒为其辅助病毒。

四、病毒的干扰现象及干扰素

(一)干扰现象

两种病毒同时或先后感染同一宿主细胞时,可发生一种病毒抑制另一种病毒增殖的现象,称为病毒的干扰现象。干扰现象可发生在不同种病毒之间,也可发生在同种、同型或同株病毒之间,甚至灭活病毒也能干扰活病毒。病毒之间的干扰现象能阻止发病,也可以使感染终止。干扰现象发生的原因主要是病毒诱导宿主细胞产生了干扰素,也可能是病毒的吸附受到干扰或影响了宿主细胞代谢途径,从而阻止了另一种病毒的吸附和穿入等过程。

(二)干扰素

干扰素(interferon,IFN)是机体多种细胞受病毒或干扰素诱生剂刺激后产生的小分子糖蛋白,具有抗病毒、抗肿瘤和免疫调节等多种生物学活性。

1. 种类与性质　由人类细胞诱生的干扰素根据其来源及免疫原性可分为 α、β、γ 3 种。IFN-α 主要由白细胞产生,IFN-β 主要由成纤维细胞产生,两者均属于 I 型干扰素,其抗病毒作用强于免疫调节作用。IFN-γ主要由T细胞和NK细胞产生,属于Ⅱ型干扰素,其免疫调节作用强于抗病毒作用,是具有免疫调节作用的重要细胞因子。目前上市的3种干扰素均为基因工程产品。

2. 抗病毒活性 IFN对所有病毒均有一定的抑制作用,但并非直接灭活病毒,而是作用于敏感细胞表面的干扰素受体,诱导细胞合成抗病毒蛋白,通过抑制病毒蛋白质合成、影响病毒的组装与释放,发挥抗病毒作用。同时干扰素还能激活NK细胞和巨噬细胞,增强其抗病毒作用。

3. 抗病毒作用特点 ①广谱性:IFN对所有病毒均有一定的抑制作用;②间接性:IFN抑制病毒增殖而不是直接灭活病毒;③种属特异性:IFN一般只对产生IFN的同种系细胞发挥作用。

五、理化因素对病毒的影响

由于理化因素的作用使病毒失去感染性称为灭活。灭活的病毒仍能保留多种性状,如免疫原性、红细胞吸附、血凝及细胞融合等。

(一)物理因素

1. 温度 大多数病毒耐冷不耐热,56℃ 30分钟或100℃几秒钟(肝炎病毒除外)即可被灭活。病毒在室温下存活时间不长,但在干冰温度(-70℃)或液氮温度(-196℃)条件下,其感染性可保持数月至数年。反复冻融可使病毒感染活性下降甚至灭活。

2. 酸碱度 大多数病毒在pH 5~9的范围内比较稳定,在此基础上升高或降低均可使病毒迅速灭活。

3. 射线和紫外线 X线、γ射线、紫外线等均可灭活病毒。有些病毒经紫外线灭活后,再用可见光照射可复活,称为光复活,故不宜使用紫外线来灭活病毒制备疫苗。

(二)化学因素

1. 脂溶剂 有包膜病毒对脂溶剂敏感,如乙醚、氯仿、丙酮、去氧胆酸盐等脂溶剂可使包膜脂质溶解,从而灭活病毒。但对无包膜病毒几乎无作用。

2. 消毒剂 多数病毒都易被酚类、醛类、氧化剂、卤素及其化合物等灭活。醛类消毒剂能使病毒灭活且保持免疫原性,故常用甲醛制备灭活疫苗。

3. 抗生素和中草药 抗生素对病毒无抑制作用。近年来的研究及临床实践表明,多种中草药如大青叶、板蓝根、黄芪、黄芩、黄连、葛根、柴胡、甘草等对某些病毒有一定的抑制或灭活作用。

第二节 病毒的感染与免疫

一、病毒的感染方式与途径

(一)水平传播

指病毒在人群个体之间的传播或受染动物与人之间的传播,是大多数病毒的传播方式。

1. 通过黏膜传播 黏膜上皮细胞表面具有许多病毒受体,因此这些病毒可通过呼吸道、消化道、泌尿生殖道等黏膜处侵入机体而引起感染。如流感病毒、脊髓灰质炎病毒等。

2. 通过皮肤传播 有些病毒通过昆虫叮咬、动物咬伤或机械性损伤等,从皮肤破损处侵入机体而引起感染,如流行性乙型脑炎病毒、狂犬病毒等。

3. 通过血源或医源性传播 有些病毒可经注射、输血、拔牙、手术、器官移植等操作通过血液传播而引起感染,如乙型肝炎病毒(HBV)、人类免疫缺陷病毒(HIV)等。

(二)垂直传播

指病毒由亲代传给子代的传播方式,主要通过胎盘或产道传播,也可见于其他方式,如哺乳、生活的密切接触或病毒基因经生殖细胞遗传等。多种病毒可经垂直传播,如风疹病毒、巨细胞病毒、HIV、HBV 等(表 18-1)。

表 18-1 常见病毒的感染途径与方式

传播方式	主要传播途径	病毒种类
水平传播	呼吸道	流感病毒、副流感病毒、冠状病毒、鼻病毒、麻疹病毒、风疹病毒、腮腺炎病毒等
	消化道	脊髓灰质炎病毒、轮状病毒、甲型肝炎病毒、戊型肝炎病毒、其他肠道病毒等
	输血、注射	人类免疫缺陷病毒、乙型肝炎病毒、丙型肝炎病毒、巨细胞病毒等
	眼、泌尿生殖道	人类免疫缺陷病毒、单纯疱疹病毒Ⅰ、Ⅱ型、肠道病毒 70 型、腺病毒、人乳头瘤病毒
	破损皮肤或昆虫叮咬	脑炎病毒、狂犬病病毒、出血热病毒等
垂直传播	胎盘、产道	乙型肝炎病毒、人类免疫缺陷病毒、巨细胞病毒、风疹病毒等

二、病毒的感染类型

病毒侵入机体后,因病毒种类、毒力强弱和机体免疫力等不同,可表现出不同的感染类型。

(一)隐性感染

由于机体免疫力较强或病毒毒力较弱,病毒进入机体后对组织细胞的损伤较轻,不引起临床症状或仅有轻微症状,称为隐性感染,又称亚临床感染。隐性感染后机体可产生特异性免疫力。也有部分隐性感染者一直不产生免疫力,成为病毒携带者,是重要的传染源。

(二)显性感染

由于机体免疫力较弱或病毒毒力较强,病毒进入机体后对组织细胞损伤较重,或由于毒性代谢产物的作用,使机体出现明显临床症状,称为显性感染。显性感染根据发病缓急及病毒在体内的持续时间,可分为急性感染和持续性感染。

1. 急性感染 发病急,病程短(数日至数周),愈后病毒从体内消失,并可获得特异性免疫力,如流行性腮腺炎、乙型脑炎、甲型肝炎等。

2. 持续性感染 病毒在机体内持续数月至数年,甚至数十年,可出现症状,也可不出现症状而长期携带病毒,成为重要传染源。根据致病机制及临床表现,主要有 3 种类型:①慢性感染:隐性或显性感染后,病毒可持续存在于血液或组织中并不断排出体外,患者症状较轻或无明显症状,病程长达数月至数十年,如乙型肝炎、丙型肝炎;②潜伏感染:隐性或显性感染后,病毒存在于某些组织或细胞中,呈潜伏状态,不产生有感染性的病毒体,用一般方法不能分离出病毒。但在某些条件下,病毒可被激活转为急性感染,如单纯疱疹病毒、水痘-带状疱疹病毒;③慢发病毒感染:又称迟发病毒感染,感染后潜伏期长达数年至数十年,缓慢出现进行性病变,常导致患者死亡,如麻疹病毒感染后引起的亚急性硬化性全脑炎(SSPE)。近年研究发现,有些原因不明的疾病如多发性硬化症、动脉硬化症以及糖尿病等,可能与某些慢发病毒感染有关。

三、病毒的致病机制

(一)病毒对宿主细胞的直接损伤

1. 杀细胞效应 病毒在宿主细胞内增殖,造成细胞裂解并死亡,称为杀细胞效应。多见于无包膜、杀伤性强的病毒,如脊髓灰质炎病毒、腺病毒等。其损伤机制是:①阻断细胞核酸与蛋白质的合成:如病毒核酸编码的早期蛋白能阻断宿主细胞 RNA 和蛋白质的合成,使细胞代谢功能紊乱,造成细胞病变与死亡;②破坏细胞的溶酶体:病毒可使胞浆内溶酶体破坏,释出溶酶体酶引起细胞自溶;③病毒蛋白的毒性作用:可直接杀伤宿主细胞,如腺病毒表面的蛋白纤维突起有毒性作用,可使细胞团缩、死亡;④损伤宿主细胞器:病毒使细胞核、内质网、线粒体和核糖体等损伤,表现为细胞混浊、肿胀等改变。

2. 稳定状态感染 某些病毒在感染细胞内增殖却不引起细胞即刻裂解、死亡,称为稳定状态感染。常见于包膜病毒,如流感病毒、疱疹病毒等。这类病毒以出芽方式释放子代,宿主细胞不会立即溶解死亡,但感染可引起宿主细胞膜的改变:①出现新抗原:即细胞膜表面出现嵌合有病毒特异抗原的蛋白成分,可被机体的特异性抗体或 CTL 所识别,从而使感染细胞成为免疫应答的靶细胞;②细胞融合:某些病毒的酶类或感染细胞释放的溶酶体酶,能使感染细胞膜发生改变,导致感染细胞与邻近的细胞融合。细胞融合是病毒扩散的方式之一。

3. 包涵体形成 有些病毒感染细胞的胞浆或胞核内可出现光镜下可见的圆形、椭圆形或不规则形的斑块结构,称为包涵体。包涵体是由病毒颗粒或未装配的病毒成分组成,可作为病毒感染后留下的痕迹,对诊断某些病毒感染具有重要意义。

4. 细胞凋亡 当病毒感染宿主细胞后,通过病毒基因的表达,激活细胞的死亡基因,导致细胞出现胞膜鼓泡、胞核浓缩、染色体 DNA 降解等,最终导致细胞的凋亡。

5. 细胞转化 某些病毒感染细胞后,将其核酸整合于宿主细胞 DNA 中,并随宿主细胞分裂传给子代细胞。整合作用可使宿主细胞的遗传性状发生改变,引起细胞转化,甚至发生恶性转化,导致细胞癌变。

(二)病毒感染的免疫病理损伤

病毒诱导的免疫应答,可以表现为抗病毒保护作用,也可导致对机体的免疫病理损伤。

1. 体液免疫损伤 有些病毒感染细胞后,受染细胞膜上可出现新抗原或宿主细胞表面成分发生改变形成自身抗原。这些抗原与相应的抗体结合,通过激活补体、ADCC 效应或调理吞噬作用等引起细胞溶解、破坏,即Ⅱ型超敏反应;有些病毒感染后,病毒抗原与相应抗体结合形成中等大小的免疫复合物,在一定条件下沉积于毛细血管壁,引起肾炎、关节炎或肺毛细支气管炎等Ⅲ型超敏反应。

2. 细胞免疫损伤 由受染细胞表面的病毒抗原或自身抗原致敏的T细胞,通过直接杀伤或释放淋巴因子等作用,破坏病毒感染的靶细胞,即Ⅳ型超敏反应。

3. 病毒直接损伤淋巴细胞或淋巴器官 如HIV可直接破坏CD4$^+$T细胞,麻疹病毒、冠状病毒等可抑制宿主的免疫应答功能。

四、抗病毒免疫

(一)固有免疫的抗病毒作用

1. 屏障作用 完整的皮肤、黏膜及其附属腺体构成的皮肤黏膜屏障是抗病毒感染的第一道防线;发育完善的血-脑屏障可保护中枢神经系统;胎盘屏障可以阻止母体内的病毒及毒性代谢产物进入胎儿体内,保护胎儿在子宫内的正常发育。

2. 巨噬细胞和NK细胞 巨噬细胞在抗病毒感染中具有重要作用,它不仅可以吞噬、灭活病毒,还能产生多种生物活性物质参与抗病毒免疫,如果巨噬细胞功能受损,病毒易侵入血流引起病毒血症。NK细胞是抗病毒感染中重要的非特异性杀伤细胞,可以杀伤病毒感染的靶细胞。此外活化的NK细胞还可以通过释放细胞因子、活化靶细胞的核酸内切酶等破坏靶细胞。

3. 干扰素 是机体多种细胞受病毒或干扰素诱生剂刺激后产生的小分子糖蛋白,是后天获得的重要的非特异性细胞因子。IFN具有广谱抗病毒作用,但不能直接灭活病毒,而是通过诱导细胞合成抗病毒蛋白发挥效应。IFN的抗病毒作用有相对的种属特异性,一般在同种细胞中活性最高,对异种细胞无活性。

(二)适应性免疫的抗病毒作用

1. 体液免疫的抗病毒作用 机体受病毒感染后针对病毒抗原可产生多种抗体,针对病毒表面抗原的抗体称为中和抗体(IgG、IgM、SIgA)。中和抗体能与病毒表面的抗原结合,阻止病毒吸附和穿入易感细胞,使病毒失去感染能力。此外,中和抗体与病毒感染细胞膜上出现的新抗原结合,经激活补体、调理吞噬或ADCC作用,裂解和破坏病毒感染的细胞。

2. 细胞免疫的抗病毒作用 细胞免疫对清除病毒、促进机体恢复起着至关重要的作用。对细胞内的病毒,主要通过致敏的CTL的特异性杀伤以及Th1释放的细胞因子发挥抗病毒作用。

第三节 病毒感染的检查方法与防治原则

一、病毒感染的检查方法

(一)标本的采集与送检

病毒性疾病的标本采集要根据患者的临床症状及流行病学分析,结合侵犯部位决定采集何种标本,如呼吸道感染采集鼻咽分泌物、肠道感染采集粪便、中枢神经系统感染取脑脊液;若做血清学检查应取急性期和恢复期双份血清。此外根据需要还可采集疱疹内积液、活检组织或尸检组织等。由于病毒在室温下很容易被灭活,所以病毒标本应遵循早采、冷藏、快速的原则,尤其在采集和运送标本中注意冷藏。病变组织可放入含有抗生素及50%甘油缓冲盐水中低温送检。

（二）病毒的分离培养与鉴定

实验室分离培养病毒的主要方法有动物接种、鸡胚培养、组织细胞培养等,目前最常用的方法是组织细胞培养。

1. 动物接种　根据病毒种类不同,选择敏感动物的适宜途径及部位接种,观察动物发病及死亡作为感染指标。此为最原始的病毒培养方法,目前已很少应用,但对狂犬病毒和乙脑病毒的分离培养还需应用动物接种,并结合抗体中和试验、免疫荧光染色等以鉴定病毒种类。

2. 鸡胚培养　鸡胚对多种病毒敏感,通常选用孵化 9～14 天的鸡胚。根据病毒种类不同接种于绒毛尿囊膜、尿囊腔、羊膜腔及卵黄囊等不同部位。接种 2 天后观察鸡胚的活动和死亡情况,取尿囊液或羊水,用血凝及血凝抑制实验等作病毒鉴定。

3. 组织（细胞）培养　指在一定条件下用离体的活组织块或活细胞培养病毒的方法,是目前病毒分离鉴定最常用的方法。病毒在敏感的活细胞内经过培养后,选择不同的方法进行鉴定。病毒增殖的鉴定指标有:①细胞病变:病毒在体外组织细胞中培养,可使细胞变圆、聚集、融合、裂解或脱落等,在光学显微镜下可见,称为细胞病变效应（CPE）,有的病毒还可形成包涵体;②红细胞吸附:流感病毒等感染细胞后使细胞膜上出现血凝素,可吸附动物红细胞;③干扰作用:如先感染的病毒干扰后感染病毒的复制;④培养液 pH 值改变:病毒感染细胞可使培养液的 pH 值改变,说明细胞的代谢在病毒感染后发生了变化。这种培养环境的生化改变也可作为判断病毒增殖的指征。

（三）病毒感染的快速诊断

1. 形态学检查法

（1）光学显微镜检查:仅用于大病毒颗粒（如痘类病毒）和病毒包涵体的检查。包涵体经 Giemsa 染色后镜检,对某些病毒性疾病有一定诊断意义。

（2）电镜和免疫电镜检查:含有高浓度病毒颗粒（10^7 颗粒/ml）的标本,经磷钨酸负染后,用电镜可直接检查病毒颗粒的形态和大小。病毒含量少的标本可用免疫电镜法检查。

2. 血清学检查法

（1）病毒抗原检测:用已知特异性抗体,检测可疑标本中有无相应的病毒抗原。常用的方法有免疫荧光法、酶联免疫吸附法（ELISA）及固相放射免疫沉淀法等,其中 ELISA 应用最为广泛,具有快速、敏感、特异性高等特点。

（2）病毒抗体检测:是病毒感染的常规血清学诊断,要做双份血清检查,恢复期血清抗体效价比急性期增高 4 倍以上有诊断意义。检查患者血清中特异性 IgM 抗体有助于早期诊断。

3. 病毒核酸检测法

（1）核酸杂交技术:核酸杂交是病毒诊断领域中发展较快的一项新技术,是根据双股 DNA 具有解离和重新组合的特性,用一条已知的单链 DNA 标记上放射性核素制成探针,与固定在硝酸纤维膜上的待测单股 DNA 进行杂交,再用放射自显影技术检测,以确定待测核酸中有无与探针 DNA 同源的 DNA 存在。此方法的敏感性一般不高,但对于标本中含病毒核酸量较多时则很实用。

（2）聚合酶链反应（PCR）:是一种快速的体外核酸扩增技术,能在 1 至数小时内,通过简单的酶促反应使待测 DNA 成数量级扩增,然后取反应物进行琼脂糖凝胶电泳,观察核酸条带进行诊断。该技术特异性强,敏感性高,简便快速,但操作时需注意因污染而出现的假阳性。

(3)基因芯片技术:将已知病毒探针或基因探针大规模或有序地排列在小块硅片等载体上,与待检样品中的生物分子或基因序列互相作用和并行反应。在激光的激发下,产生荧光谱信号被接收器收集,计算机自动分析结果,可以一次性完成大量样品的检测,在流行病学调查中发挥重要作用。

二、病毒感染的防治原则

(一)病毒感染的预防

目前对于病毒感染的治疗尚缺乏特效药物,因此通过人工免疫预防病毒感染显得尤为重要。

1. 人工主动免疫　制备有效的病毒疫苗进行预防接种是控制病毒性疾病最有效的手段。常用疫苗有灭活疫苗、减毒活疫苗、亚单位疫苗、基因工程疫苗及核酸疫苗等。

2. 人工被动免疫　常用生物制剂有人血清丙种球蛋白、胎盘丙种球蛋白、转移因子、特异性抗病毒免疫球蛋白等。注射丙种球蛋白对传染性肝炎、麻疹、脊髓灰质炎等有紧急预防作用。此外,特异性抗病毒免疫球蛋白可用于某些病毒感染的紧急预防,如抗狂犬病的免疫球蛋白。

3. 中草药　在许多病毒性疾病的预防中,中草药发挥着越来越重要的作用,如板蓝根、大青叶、金银花、连翘、黄连等。

(二)病毒感染的治疗

1. 中草药　运用中医中药治疗病毒性疾病有着悠久的历史与丰富的经验。近几年的实验研究与临床资料显示,大青叶、板蓝根、黄芪、黄芩、黄连、葛根、柴胡、甘草等对某些病毒有一定的抑制或灭活作用,其作用机制尚在研究中。目前中药制剂的抗病毒作用已成为国内外医学研究的热点之一,中成药、单味药及复方制剂已广泛应用于临床。进一步研究中草药抗病毒机制,发掘有效抗病毒药物,对人类健康有十分重要的意义。

2. 抗病毒化学制剂　常用抗病毒化学药物主要有:①核苷类药物:碘苷(疱疹净)、无环鸟苷(阿昔洛韦)、阿糖腺苷、3-氮唑核苷(病毒唑)、叠氮胸苷(AZT);②非核苷类反转录酶抑制剂:奈韦拉平、吡啶酮等,用于治疗 HIV 感染;③蛋白酶抑制剂:如赛科纳瓦、英迪纳瓦及瑞托纳瓦等,能抑制逆转录酶的活性,影响病毒结构蛋白的合成。

3. 干扰素及诱生剂　干扰素(IFN)具有广谱抗病毒作用,没有明显的毒性和免疫原性,在临床已广泛应用。对某些病毒感染,已取得较好疗效,如 HBV、HCV、人类疱疹病毒、乳头瘤病毒等感染的治疗。干扰素诱生剂能够诱导、刺激细胞产生干扰素,促进机体增强抗病毒感染的能力,如多聚肌苷酸和多聚胞啶酸(Poly I: C)、甘草甜素、云芝多糖等。Poly I: C 为目前最受重视的 IFN 诱生剂,制备较易,作用时间较长,但因对机体具有一定毒性,尚未达到普及阶段。

(陈瑞玲)

❓复习思考题

1. 比较病毒与其他微生物基本特性(大小、形态结构、增殖方式、抵抗力等)的异同点。
2. 试述病毒的感染途径及感染类型。
3. 病毒感染血清学诊断常用的方法及原理。
4. 病毒感染的防治原则。

第十九章　常见侵犯人类的病毒

1. 呼吸道病毒的主要种类、致病性与防治原则，流行性感冒病毒抗原变异与流感流行的关系。
2. 肠道病毒的种类、致病性与特异性预防。
3. 肝炎病毒的生物学性状、致病性、免疫性与防治原则，乙型肝炎病毒抗原抗体系统的检测意义。
4. 疱疹病毒的致病特点及所致疾病。
5. 人类免疫缺陷病毒、狂犬病毒、流行性乙型脑炎病毒、汉坦病毒的致病性、免疫性及防治原则。

第一节　呼吸道病毒

呼吸道病毒是指由呼吸道侵入，引起呼吸道局部或其他组织器官病变的病毒，包括正黏病毒科的流行性感冒病毒，副黏病毒科的副流感病毒、呼吸道合胞病毒、麻疹病毒、腮腺炎病毒及其他病毒科的风疹病毒、腺病毒、鼻病毒、冠状病毒与呼肠病毒等。据统计，大约90%以上的呼吸道感染由病毒引起，多数呼吸道病毒具有传播快、传染性强、潜伏期短、可反复感染等特点。

一、流行性感冒病毒

流行性感冒病毒（简称流感病毒）分甲（A）、乙（B）、丙（C）三型，可引起人和动物流行性感冒（简称流感）。其中甲型流感病毒常引起大流行甚至世界性大流行，乙型流感病毒可引起局部流行或小流行，丙型流感病毒仅引起散发流行。

（一）生物学性状

1. 形态与结构　流感病毒多为球形或丝状，球形病毒直径80~120nm，丝状病毒多见于新分离株。核酸为 – ssRNA，核衣壳呈螺旋对称，有包膜。结构可分为三部分（图19-1）：

（1）核心：含病毒核酸、核蛋白（NP）和 RNA 多聚酶（PB1、PB2、PA）。核酸分 7~8 个节段，每个节段为一个基因，这一结构特点使病毒在复制中易发生基因重组，导致新的病毒株出现。核蛋白为可溶性抗原，免疫原性稳定，很少发生变异，具有型特异性，可刺激机体产生的相应抗体但无中和病毒能力。

（2）包膜内层：为基质蛋白（M 蛋白），由病毒基因编码，位于包膜与核心之间，具有保护核心与维持病毒外形的作用。其免疫原性稳定，具有型特异性。

（3）包膜外层：是来自宿主细胞的脂质双层膜，其上镶嵌两种糖蛋白刺突，即血凝素（HA）和神经氨酸酶（NA）。HA 是呈柱状的三聚体糖蛋白，与病毒吸附、穿入宿主细胞有关。NA 是呈蘑菇状的四聚体糖蛋白，具有酶活性，可水解宿主细胞表面神经氨酸，促使病毒释放；还可破坏细胞膜表面的病毒特异受体，使病毒从感染细胞膜上解离，有利于病毒的释放和扩散。HA 及 NA 即流感病毒的表面抗原,能诱导机体产生相应抗体,HA 的抗体为保护性抗体,可中和病毒。HA 及 NA 免疫原性极不稳定,常发生变异,是划分流感病毒亚型的重要依据。

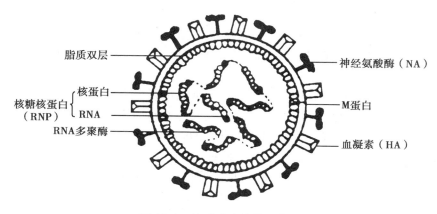

图 19-1　流感病毒结构示意图

2. 分型、命名与变异

(1)分型与命名:根据核蛋白(NP)和基质蛋白(M)免疫原性不同可将流感病毒分为甲、乙、丙三型;甲型流感病毒又根据 HA、NA 免疫原性的不同分为若干亚型,目前已发现 16 种 HA 亚型($H_1 \sim H_{16}$),9 种 NA 亚型($N_1 \sim N_9$),所构成的亚型均可从禽类中分离到。至今人类流行的亚型主要是 H_1、H_2、H_3 和 N_1、N_2 等抗原构成的亚型,其中对禽类危害最大的为 H5、H7 和 H9 亚型毒株。1997 年以来发现 H_5N_1、H_9N_2、H_7N_7、H_7N_2、H_7N_9 等型禽流感病毒也能感染人,乙型、丙型流感病毒至今尚未发现亚型。

1980 年 WHO 规定流感病毒命名规则为:型别/宿主/分离地点/毒株序号/分离年代(亚型),若宿主是人则可省略,如 A/Hong Kong/1/68(H_3N_2)。

(2)变异:最易发生变异的是甲型流感病毒,主要是 HA 和 NA 的免疫原性易发生变异,HA 变异最快,迄今已经历过多次重大变异(表 19-1),是流行最为频繁和波及全球的重要病原体。其抗原变异有两种形式:①抗原漂移:变异幅度小,属于量变,即亚型内变异,常引起局部中、小型流行,一般认为这种变异是由病毒基因点突变造成;②抗原转换:变异幅度大,属于质变,可能是因病毒基因重组而引起,形成新亚型(如 $H_2N_2 \rightarrow H_3N_2$),因人群对新亚型缺乏免疫力而多发生大流行。

表 19-1　甲型流感病毒亚型类别、流行年代及代表株

流行年代	亚型类别	病毒代表株
1918(西班牙流感)	Hsw_1N_1	可能为猪流感病毒
1947	H_1N_1(亚甲型)	A/FM/1/47(H_1N_1)
1957(亚洲流感)	H_2N_2(亚洲甲型)	A/Singapore/1/57(H_2N_2)
1968(香港流感)	H_3N_2(香港甲型)	A/HongKong/1/68(H_3N_2)
1977(俄罗斯流感)	H_1N_1,H_3N_2(新甲型与香港甲型)	A/USSR/90/77(H_1N_1)
2009(甲型流感)	H_1N_1(新甲型)	A/California/04/2009(H_1N_1)

3. 培养特性　流感病毒可用鸡胚和细胞培养,初次分离接种于鸡胚羊膜腔最好,传代适应后可接种于尿囊腔。细胞培养可用犬肾细胞或猴肾细胞。病毒在鸡胚和细胞中增殖后不引起明显的病变,需用红细胞凝集试验和血凝抑制试验等免疫学方法证实病毒的存在并进行种的鉴定。

4. 抵抗力　流感病毒抵抗力较弱,不耐热,56℃ 30 分钟即被灭活。室温下感染性很快消失,0 ~4℃能存活数周,−70℃以下可长期保存。对干燥、紫外线、乙醚、甲醛、乳酸等敏感。

(二)致病性与免疫性

流感病毒主要通过飞沫经呼吸道传播,其传染源主要为患者和隐性感染者。病毒侵入机体后,HA 吸附于呼吸道黏膜上皮细胞受体表面,在细胞内增殖,引起细胞产生空泡变性、坏死脱落,黏膜充血水肿,腺体分泌增加等。潜伏期 1 ~3 天,患者出现鼻塞、流涕、咽痛和咳嗽等局部症状,常伴有全身疲乏无力、肌肉及关节疼痛等。病毒多不入血,但其内毒素样物质可入血引起全身中毒症状。流感一般数日内可自愈,但幼儿、年老体弱、免疫及心肺功能不全者易继发细菌感染,导致肺炎等并发症,可危及生命。

值得注意的是,近年来世界许多国家发生了较大规模的禽流感流行,并从多种禽类和候鸟中分离到高致病性的甲型禽流感病毒 H_5N_1 亚型。2013 年我国也发现人感染 H_7N_9 禽流感病毒病例。禽流感病毒根据致病性强弱分为高致病性、低致病性和非致病性三种。禽流感病毒目前尚未证实具有人传人的能力,但重组形成的新病毒有可能会引起人与人之间流行。

 知识链接

流感病毒的抗原转换

近年来,关于流感病毒与宿主细胞结合受体的研究大量开展。经研究表明,人流感病毒、禽流感病毒及其他流感病毒都可在猪体内发生基因重组,发生流感病毒的抗原转换,并导致这些新病毒可以直接感染人体,但详细机制目前还不完全清楚。但自从 1997 年香港首例报道有禽流感病毒直接感染人体以来,不断有新的感染出现。2009 年流感大流行的病原体甲型 H_1N_1 流感病毒体内包含有猪流感、禽流感和人流感三种流感病毒的脱氧核糖核酸基因片段,同时拥有亚洲猪流感和非洲猪流感病毒特征,可同时感染人和猪,也可以人传染人。

病后对同型病毒有短暂免疫力,一般维持 1 ~2 年。呼吸道局部 SIgA 在清除呼吸道病毒、抵抗再感染方面起主要作用;血凝素中和抗体、神经氨酸酶抗体及 CTL 在阻止病毒吸附感染细胞及在细胞间扩散起重要作用。

(三)微生物学检查

在流感爆发流行时,根据典型症状即可作出临床诊断。实验室检查主要用于鉴别诊断和分型,特别是对监测新变异株的出现,预测流行趋势和提出疫苗预防建议等方面有指导意义。其检查方法主要是病毒分离培养和用免疫方法(如血凝抑制试验、免疫荧光和 ELISA)检测抗体。也可用核酸杂交、PCR 或序列分析检测病毒核酸和分型。

(四)防治原则

以预防为主。流行期间尽量避免人群聚集,公共场所应通风换气或每 $100m^3$ 空间用 2 ~4ml 乳酸加 10 倍水混匀,加热熏蒸空气。早期发现并及时隔离、治疗患者。免疫接种是最有效的预防方法,但疫苗必须与当前流行株的型别相同。目前多用三价灭活疫苗或流感病毒亚单位(HA、NA)疫苗进行预防。

流感尚无特效疗法,主要是对症治疗和预防继发性细菌感染。中医有丰富的临床经验,干扰素滴鼻及中草药板蓝根、大青叶、连翘、贯众、黄芪、黄连等有一定疗效;中药方剂中的桑菊饮、银翘散、玉屏风散等对流感病毒感染有防治作用。盐酸金刚烷胺及三氮唑核苷等也可用于流感的治疗。

二、麻疹病毒

麻疹病毒是麻疹的病原体。麻疹是儿童最常见的急性呼吸道传染病,好发于 6 月龄至 5 岁的婴幼儿儿童,无免疫力者接触后发病率几乎达 100%,常因并发症的发生导致死亡。自广泛使用麻疹减毒活疫苗后,发病率显著降低。

(一)生物学性状

麻疹病毒呈球形,直径为 140~180nm,有包膜。核酸为单股负链 RNA,不分节段。核衣壳呈螺旋对称,包膜上有放射状排列的两种糖蛋白刺突,由血凝素(H 蛋白)和融合因子(F 蛋白)组成。免疫原性单一,只有一个血清型。麻疹病毒可在人胚肾细胞、人羊膜细胞及 Hela(宫颈癌细胞)、Vero(非洲绿猴肾细胞)等多种传代细胞中增殖,出现细胞病变,形成多核巨细胞,并在胞浆及胞核内均出现嗜酸性包涵体。麻疹病毒抵抗力较弱,对热、紫外线、脂溶剂敏感。

(二)致病性与免疫性

人是麻疹病毒的唯一自然宿主。急性期患者为传染源,病毒通过飞沫经呼吸道传播,也可通过接触患者的鼻腔分泌物或其污染用具传播,传染性极强。接触病毒后90%以上发病,冬春季发病率最高。潜伏期约 10~14 天,发病至出疹期均有传染性,尤以出疹前 2~3 天传染性最强。病毒先在呼吸道上皮细胞和眼结膜上皮细胞内增殖,然后进入血流,形成第 1 次病毒血症。患者可出现发热、上呼吸道炎症、结膜炎等临床症状。大多患者口颊黏膜出现中间灰白,外绕红晕的黏膜斑,称为柯(Koplik)氏斑,可作为早期临床诊断的依据之一。血中病毒继而侵入全身淋巴组织和单核吞噬细胞系统进一步增殖,3~5 天后,再次入血形成第 2 次病毒血症,此时全身皮肤相继出现红色斑丘疹,先是颈部,然后为躯干,最后到四肢,并有高热、频繁咳嗽等临床症状。无并发症者 4 天后皮疹消退、脱屑。麻疹大多可自愈。年幼体弱的患儿易继发细菌感染,引起支气管炎、肺炎和中耳炎等,严重者可死亡。个别机体幼年感染未发病,但数年后出现慢性中枢神经系统疾患,称亚急性硬化性全脑炎,为慢发病毒感染。患者大脑功能发生渐进性衰退,表现为反应迟钝、精神异常、运动障碍,病程 6~9 个月,最后导致昏迷死亡。麻疹病后可获得牢固的免疫力,很少再次感染。

(三)防治原则

特异性预防是接种麻疹减毒活疫苗,主要接种对象是 6 个月~1 岁婴儿,免疫力维持3~5 年,7 岁时加强免疫。对接触麻疹的易感者,可紧急用丙种球蛋白或胎盘球蛋白被动免疫。紫草、甘草、菊花、蒲公英等中药可用于预防和治疗。

三、冠状病毒和 SARS 冠状病毒

冠状病毒大小约 80~160nm,核酸为单股正链 RNA,极易发生基因重组。核衣壳呈螺旋对称,有包膜,其表面有排列较宽的突起,电镜下病毒形如日冕或冠状,故名。

冠状病毒引起 10%~30% 普通感冒,各年龄组均可发病,婴幼儿为主。冬季为流行高峰。病毒经飞沫传播,仅侵犯上呼吸道,引起轻度感染,多为自限性,但可使原有的呼吸道感染加重,甚至引起肺炎。病后免疫力不强,再次感染较常见。某些冠状病毒株还可引起成人腹泻或胃肠炎。

SARS 冠状病毒（SARS CoV）是目前世界公认一种变异的新的冠状病毒,感染后能引起一种具有明显传染性的、以急性肺部损伤为主的新的呼吸道急性传染病,WHO 将其命名为严重急性呼吸系统综合征（severe acute respiratory syndrome,SARS）,2003 年冬春季全球 30 余国家流行 SARS,2003 年 4 月我国将此病列入法定传染病,称传染性非典型性肺炎。

SARS 冠状病毒与普通冠状病毒相比,形态类似,其传染性、致病性更强,且在外界的生存与抵抗力也较强。24℃ 条件下,在物体表面可存活 2～3 天,在粪便和尿中至少可存活 1～2 天,腹泻患者粪便中的病毒更加稳定（可以存活 4 天）。对温度敏感,随着温度的升高存活率显著下降,在细胞培养物中,在 4℃ 和 -80℃ 条件下,经过 21 天,病毒浓度仅有极微量的减少;在常温下 2 天,可减少病毒量的 90%;56℃ 30 分钟被灭活。但在液氮中可长期保存,对乙醚等脂溶剂及普通消毒剂敏感。

SARS 急性期患者为主要传染源。以近距离飞沫传播为主,也可通过接触呼吸道分泌物经口、鼻、眼传播,不排除经粪-口等其他传播途径。该病毒在密闭的环境中易于传播,故有家庭和医院明显聚集现象。人群普遍易感,以老年人、慢性病患者（如糖尿病,慢性肺病等）、医护人员、过度疲劳和抵抗力低下者为高危人群,流行的主要季节是 12 月至次年的 5 月。潜伏期平均 3～7 天,临床上以发热为首发症状,体温持续高于 38℃,可伴有头痛、乏力、关节痛等,继而出现干咳、胸闷气短等呼吸困难症状,严重者进展为呼吸窘迫综合征,还常伴有过敏性血管炎,出现休克、DIC、心律紊乱等症状。大多数 SARS 病毒感染者能够自愈,WHO 报告死亡率约 14%,尤其在 40 岁以上或有潜在疾病者（如糖尿病、冠心病、哮喘以及慢性肺病）。病后免疫力不强,甚至不能防御同型病毒的感染。

结合病史、体征、症状及 X 线检查可作出临床初步诊断。目前 WHO 推荐 SARS 病原的实验诊断方法主要用 ELISA 或免疫荧光试验（IFA）检测 SARS CoV 抗体,也可用分子生物学检测和病毒分离培养等方法以辅助诊断。

SARS 预防原则:早发现,早报告,早隔离,早诊断,早治疗。保持室内空气流通和良好的个人卫生习惯。流行期间,可用 1000mg/L 含氯消毒剂对公共场所及可能受到污染的物品进行喷雾或擦拭消毒。现已研制出灭活疫苗、基因工程疫苗,不久将应用于临床。

SARS 治疗目前尚无特效药物,以综合治疗为主:早期氧疗,结合对症治疗（休息、降温、营养、止咳等）,配合抗病毒治疗（如阿昔洛韦、更昔洛韦）及激素治疗,增强免疫,防止细菌感染,辅以中药治疗和心理治疗。用恢复期血清治疗是一种有效措施,但要严防血液传播疾病的发生。

四、腮腺炎病毒

腮腺炎病毒是流行性腮腺炎的病原体。病毒颗粒呈球形,核酸为单股负链 RNA,核衣壳呈螺旋对称,有包膜,表面有血凝素-神经氨酸酶（HN 蛋白）和融合因子（F 蛋白）两种刺突,HN 蛋白同时具有 HA 和 NA 的活性,F 蛋白具有融合细胞的活性。只有一个血清型。该病毒抵抗力较弱,56℃ 30 分钟被灭活,对紫外线及脂溶剂敏感。

人是腮腺炎病毒的唯一自然宿主。病毒主要通过飞沫经呼吸道传播,也可通过接触患者的唾液或其污染的物品而传播,学龄儿童为易感者,好发于冬春季节。潜伏期 2～3 周,病毒在呼吸道上皮细胞和周围淋巴结内增殖后,进入血流,形成短暂的病毒血症。再通过血液侵入腮腺及其他器官,如睾丸、卵巢、胰腺、肾脏和中枢神经系统等。主要症状为一侧或双侧腮腺肿大,有发热、肌痛和乏力等,病程 1～2 周。青春期感染者,男性易合并睾丸炎或副睾炎,女性易合并卵巢炎,有时还可引起无菌性脑膜炎及耳聋等。病后可获得牢固免疫力。

接种疫苗是有效的预防措施,目前使用减毒活疫苗,可刺激机体产生长期免疫效果。我国目前使用腮腺炎病毒-麻疹病毒-风疹病毒三联疫苗(MMR)进行免疫预防。

五、风疹病毒

风疹病毒是引起风疹的病原体。病毒呈球形,直径约60nm,核酸为单股正链RNA,核衣壳呈20面体立体对称,外有包膜,包膜上有血凝素刺突。风疹病毒只有一个血清型,人是其唯一宿主。

人群对风疹病毒普遍易感,儿童为主要易感者。病毒经呼吸道传播,在局部淋巴结增殖后,侵入血流播散全身。临床表现有发热、麻疹样出疹,但症状较轻,伴耳后和枕下淋巴结肿大,随之面部乃至全身出现浅红色的斑丘疹。成人感染后症状较重,除皮疹外,常伴有关节炎,关节疼痛,血小板减少,出疹后脑炎等。

风疹病毒感染最严重的危害是孕妇受染后可致胎儿的先天畸形。若孕妇在妊娠早期感染风疹病毒,病毒可通过胎盘感染胎儿,引起胎儿畸形或先天性风疹综合征,婴儿出生后可表现为先天性心脏病、先天性耳聋、白内障三大主症以及其他风疹综合征,如黄疸性肝炎、肺炎、脑膜脑炎等。病后可获得持久免疫力。

接种风疹减毒活疫苗或MMR三联疫苗是预防风疹的有效措施,接种对象是风疹病毒抗体阴性的育龄妇女及学龄前儿童。风疹病毒抗体阴性的孕妇,如接触风疹患者应立即大剂量注射丙种球蛋白紧急预防。

六、其他呼吸道病毒

其他呼吸道病毒的主要特征见表19-2。

表19-2　其他呼吸道病毒的主要特征

名称	科	大小(nm)	形态与结构	血清型	所致疾病
副流感病毒	副黏病毒	125～250	球形,－ssRNA,螺旋对称,有包膜,刺突有HN蛋白和F蛋白	1～5型	普通感冒、小儿哮喘病、细支气管炎、肺炎等
腺病毒	腺病毒	70～90	球形,dsDNA,20面体立体对称,无包膜	A～F6组49个型	婴幼儿咽炎、支气管炎、肺炎、结膜炎、胃肠炎、急性出血性膀胱炎等
呼吸道合胞病毒	副黏病毒	120～200	球形,－ssRNA,螺旋对称,有包膜,刺突有G蛋白和F蛋白	一个型	婴幼儿细支气管炎和支气管肺炎;较大儿童和成人鼻炎、感冒等上呼吸道感染
鼻病毒	小RNA病毒	28～30	球形,+ssRNA,20面体立体对称,无包膜	114个型	婴幼儿细支气管炎和支气管肺炎,成人普通感冒等
呼肠病毒	呼肠病毒	60～80	球形,dsRNA,20面体立体对称,无包膜	3个型	上呼吸道疾病和胃肠道疾病等

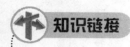 **知识链接**

TORCH 检测与优生

TORCH 是一组致畸的病原体,1971 年 Nahmias 首先采用这组病原体的首写字母缩写而成,主要包括弓形虫(TOX)、风疹病毒(RV)、巨细胞病毒(CMV)、单纯疱疹病毒(HSV)。妊娠早期感染 TORCH,可致流产、多器官畸形;妊娠中期感染 TORCH 可致胎儿宫内发育迟缓、早产、死胎等,幸存者可发生远期并发症,如低智、耳聋、高度近视等;分娩期孕妇感染 TORCH 可引起小儿神经发育障碍。因无有效的治疗方法,故对孕妇感染的监测非常重要,已受到全世界医学界尤其是妇、儿科医生的高度重视。许多国家已将 TORCH 检测作为孕期筛查项目,对未曾感染者进行预防接种,对孕早期急性感染者建议终止妊娠,对孕中、晚期感染者酌情处理。因此对育龄妇女孕前及孕期 TORCH 感染的检测有极其重要的意义。

第二节 肠 道 病 毒

肠道病毒归属于小 RNA 病毒科,人类肠道病毒根据交叉中和试验至少分为 72 个血清型,其中 72 型为甲型肝炎病毒。其共同特性如下:

1. 体积小,呈球形,直径 24～30nm,核衣壳呈 20 面体立体对称,无包膜。

2. 基因组为单股正链 RNA,具有感染性,并起 mRNA 作用。

3. 耐乙醚及酸,56℃ 30 分钟可灭活病毒,对紫外线、干燥敏感。

4. 主要经粪- 口途径传播,病毒在宿主细胞浆内增殖,引起细胞病变。临床表现多样化,引起人类多种疾病,如麻痹症、无菌性脑膜炎、心肌损伤、腹泻和皮疹等(表 19-3)。

表 19-3 肠道病毒种类及所致疾病

名称	血清型	所致疾病
脊髓灰质炎病毒	1～3 型	脊髓灰质炎(小儿麻痹症)、无菌性脑膜炎
柯萨奇病毒	A 组 1～24 型	无菌性脑膜炎、疱疹性咽峡炎、手足口病、类脊髓灰质炎、急性结膜炎等
	B 组 1～6 型	无菌性脑膜炎、流行性胸痛、心肌炎和心包炎、普通感冒、婴幼儿腹泻等
人肠道致细胞病变孤儿病毒(埃可病毒,ECHO 病毒)	1～34 型	无菌性脑膜炎、普通感冒、婴幼儿腹泻、儿童皮疹、流行性胸肌痛
新肠道病毒	68 型	小儿支气管炎、肺炎等
	69 型	尚不清楚
	70 型	急性出血性结膜炎(俗称红眼病)
	71 型	手足口病、无菌性脑膜炎、脑炎、脊髓灰质炎样麻痹等
轮状病毒	A～G7 个组	A 组引起婴幼儿腹泻(秋冬季节多见);B 组引起成人腹泻

一、脊髓灰质炎病毒

脊髓灰质炎病毒是脊髓灰质炎的病原体,患者和无症状带毒者为传染源。多数人呈隐性感染,病毒局限于肠道,不出现症状或仅轻微发热、咽痛、腹部不适等。少数人感染后病毒可入血形成病毒血症,引起发热、头痛、乏力、咽痛和呕吐等非特异性症状,并可迅速恢复。病毒随血流扩散至全身淋巴组织或其他易感的非神经组织细胞中继续增殖,大量病毒再次入血,导致全身症状加重。1%~2%抵抗力较低的感染者,病毒可突破血-脑屏障到达有病毒受体的中枢神经系统细胞,如脊髓前角细胞、背根神经节细胞和脑膜等处增殖,产生非麻痹型脊髓灰质炎、无菌性脑膜炎或暂时性肢体麻痹,重者可出现永久性弛缓性肢体麻痹。极少数患者发展为延髓麻痹,导致呼吸和循环衰竭死亡。多见于儿童,故脊髓灰质炎也称小儿麻痹症。

病后机体可获得对同型病毒的牢固免疫力。SIgA 可阻止病毒在咽喉部、肠道内的吸附和初步增殖,防止侵入血流。血清中的中和抗体可阻止病毒进入神经系统。6 个月内的婴儿可从母体获得被动免疫。

疫苗接种是预防脊髓灰质炎的有效措施。常用疫苗有脊髓灰质炎灭活疫苗(IPV,Salk疫苗)和脊髓灰质炎减毒活疫苗(OPV,Sabin 疫苗),都是三价混合疫苗(TIPV 或 TOPV),免疫后都可获得抗三个血清型脊髓灰质炎病毒感染的免疫力。经广泛使用,绝大多数发达国家已消灭了脊髓灰质炎野毒株,但在非洲、中东和亚洲仍有野毒株的存在,因此,疫苗主动免疫应继续加强,以尽早实现 WHO 提出的在全球消灭脊髓灰质炎的目标。

我国实行的是 2 月龄开始连服三次 TOPV,每次间隔一个月,4 岁加强一次的免疫程序,可保持持久免疫力。由于 TOPV 热稳定性差,保存、运输、使用均要求高,有毒力恢复的可能,特别是从 1979 年以来,美国所发生的麻痹型脊髓灰质炎都与疫苗株有关,即疫苗相关麻痹型脊髓灰质炎(VAPP),因此,新的免疫程序建议最初两次免疫使用 IPV,以排除 VAPP 发生的危险。

对与患儿有过密切接触的易感者,可注射丙种球蛋白进行被动免疫,防止疾病的发生或减轻症状。

二、柯萨奇病毒和埃可病毒

柯萨奇病毒和埃可病毒(人肠道致细胞病变孤儿病毒)的生物学性状、传播途径和致病机制与脊髓灰质炎病毒相似。其致病特征是病毒在肠道中增殖,却很少引起肠道疾病,不同型别病毒可引起相同的临床综合征,同一型病毒亦可引起几种不同的临床疾病。

这些病毒以隐性感染多见,表现为轻微上呼吸道感染或腹泻症状。也可引起散发性脊髓灰质炎的麻痹症、暴发性脑膜炎、脑炎、发热等。

柯萨奇病毒主要引起疱疹性咽峡炎、手足口病、流行性胸痛、心肌炎、类脊髓灰质炎、普通感冒等。

埃可病毒主要引起病毒性脑膜炎、婴幼儿腹泻、儿童皮疹等。

近年来,由多种肠道病毒引起的手足口病(HFMD)呈蔓延趋势,具有流行强度大、传染性强、传播途径复杂特点,是全球性传染病,世界大部分地区均有此病流行的报道,好发于春末夏初,发病高峰主要为 5~7 月。2008 年 5 月我国将此病正式纳入丙类传染病管理。引起手足口病的主要有肠道病毒中的柯萨奇病毒 A 组 16、4、5、7、9、10 型,B 组 2、5、13 型;埃可病毒和肠道病毒 71 型,其中以肠道病毒 71 型及柯萨奇病毒 A 组 16 型最为常见。多发生于学龄前儿童,尤以 3 岁以下年龄组发病率最高。

患者、隐性感染者和无症状带毒者均为传染源,主要通过消化道、呼吸道和密切接触等途径传播。潜伏期一般 2~6 天,没有明显的前驱症状,多数患者急性起病。临床表现为发热,体温可达 38℃以上,口腔黏膜、手、足和臀部出现斑丘疹、疱疹,部分患儿可伴有咳嗽、流涕、食欲不振、恶心、呕吐、头痛等症状。少数患者可并发无菌性脑膜炎、脑炎、急性弛缓性麻痹、呼吸道感染和心肌炎等,个别重症患儿病情进展快,可导致死亡。

本病至今尚无特异性预防方法。加强监测,提高监测敏感性是控制本病流行的关键,做好儿童个人、家庭和托幼机构的卫生是预防本病感染的关键,做到"洗净手、喝开水、吃熟食、勤通风、晒衣被"等良好的卫生习惯可有效地避免感染。治疗原则主要是对症治疗,服用抗病毒药物及清热解毒中草药及维生素 B、C 等,有合并症的患者可肌注丙球蛋白。在患病期间,应加强患儿的护理,作好口腔卫生。进食前后可用生理盐水或温开水漱口,食物以流质及半流质等无刺激性食物为宜。多数患者一周内可以痊愈,无后遗症。

三、轮状病毒

轮状病毒是 1973 年澳大利亚学者 Bishop 等在急性非细菌性胃肠炎儿童十二指肠黏膜超薄切片中首次发现,是人类腹泻的重要病原体。病毒颗粒呈球形,直径 60~80nm,双层衣壳,从内向外呈放射状排列,无包膜,负染后电镜下观察,病毒外形呈车轮状,故名。病毒基因组为双链 RNA,由 11 个节段组成。对理化因素有较强的抵抗力,在粪便中存活数天到数周。耐乙醚、酸、碱和反复冻融,在 pH 3.5~10 仍可保持其感染性。

轮状病毒经粪-口传播,患者和无症状带毒者是传染源,秋冬季发病多见。对人致病的主要是 A~C 组病毒,A 组最为常见,是引起婴幼儿急性胃肠炎的主要病原体,占病毒性胃肠炎的 80% 以上,是导致婴幼儿死亡的主要原因之一,患者以 6 个月~2 岁婴儿多见。病毒侵入机体后,在小肠黏膜绒毛细胞内增殖,引起细胞病变和功能障碍,临床上表现为突发水样腹泻、呕吐、发热、水和电解质的丢失。该病一般为自限性,可完全恢复,少数患者因腹泻严重,出现脱水、酸中毒而导致死亡。

成年人和年长儿童,对 A 组病毒常呈无症状感染,B 组病毒可在成年人和年长儿童中引起暴发流行,主要表现为霍乱样腹泻。

病后机体可产生 SIgA,对同型病毒感染有保护作用,但因作用弱可反复感染。

目前对轮状病毒感染没有特效药物,治疗原则是维持水、电解质平衡,防止严重脱水和酸中毒。预防主要是控制传染源,切断传播途径。口服活疫苗目前已在临床使用。

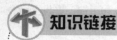 **知识链接**

小儿秋季腹泻

秋季腹泻又叫小儿轮状病毒肠炎,是小儿腹泻的主要病因之一,季节性强,每年秋冬季发病,12 月份达高峰,多侵犯 6~24 个月的婴幼儿。由于小儿胃肠功能较弱,胃液及消化液相对较少,胃肠道的抵抗力差,很容易感染此病毒,发病后症状又较重,所以称为"小儿秋季腹泻"。由于该病常呈小流行,因而秋季儿科门诊的小病号容易"扎堆儿"。这种腹泻起病急,病情重,它的特点有"三多",大便次数多、量多、水分多,多为水样或蛋花样,较大幼儿大便呈喷射状,无特殊腥味及黏液脓血,易致患儿脱水酸中毒,危及生命。病程一般 4~7 天,长的可达 3 周。由于目前尚无治疗轮状病毒腹泻的特效药物(主要采用对症治疗,纠正脱水,维持电解平衡),因此,预防显得极为重要。

第三节 肝炎病毒

肝炎病毒是引起病毒性肝炎的主要病原体,目前发现引起人类肝炎的病毒主要有甲、乙、丙、丁、戊型肝炎病毒。此类病毒分属于不同的病毒科,但均可引起病毒性肝炎。近年来又发现一些与人类肝炎相关的病毒,如己型肝炎病毒(HFV)、庚型肝炎病毒(HGV)和 TT 型肝炎病毒(TTV)等。此外,还有一些病毒(如巨细胞病毒、EB 病毒、黄热病毒等)也可引起肝炎,但仅属其病毒感染的一部分,故不列入肝炎病毒范畴。

病毒性肝炎传播广泛,严重危害人类健康,已成为主要的社会公共卫生问题。

一、甲型肝炎病毒

甲型肝炎病毒(HAV)是引起甲型肝炎的病原体,属小 RNA 病毒科,新型肠道病毒 72 型,近来被列为嗜肝 RNA 病毒属。

(一)生物学性状

HAV 呈球形,直径约 27nm,20 面体立体对称,无包膜,核酸为单股正链 RNA,约含 7500 个核苷酸。HAV 抗原性稳定,只有一个血清型。

HAV 对乙醚、60℃ 1 小时及 pH 3 均有抵抗力。在 4℃ 可存活数月,−20℃ 可存活数年。100℃ 5 分钟或常用消毒剂(如甲醛、乙醇、次氯酸、漂白粉、碘伏等)处理可灭活。

(二)致病性与免疫性

1. 传染源与传播途径 HAV 主要通过粪-口途径传播,传染源为患者和隐性感染者。甲型肝炎的潜伏期为 15 ～ 50 天,平均 30 天,在潜伏期末病毒就存在于患者的血液和粪便中。发病 2 周以后,随着肠道中抗 HAV IgA 及血清中抗 HAV IgM/ IgG 的产生,粪便中不再排出病毒。HAV 随粪便排出体外,通过污染水源、食物、海产品、食具、玩具等传播而引起散发性流行或大流行。1955 ～ 1956 年,曾在印度新德里发生甲型肝炎流行,患者有 29 万例,是由于城市主要水源被 HAV 污染所致。1988 年,我国上海甲型肝炎暴发流行,是由于食入 HAV 污染的毛蚶而引起,患者达 30 余万,危害十分严重。

2. 致病机制与免疫 HAV 多侵犯儿童及青少年,且多为隐性感染。HAV 经口侵入人体后先在肠黏膜和局部淋巴结增殖,继而进入血流,引起短暂的病毒血症,最终侵入肝细胞内增殖而致病。由于 HAV 在细胞内缓慢增殖,并不直接造成明显的肝细胞损害,故其致病机制除病毒的直接作用外,机体的免疫病理反应在引起肝细胞损害中也起一定作用。临床表现多从发热、疲乏和食欲不振开始,继而出现肝大及压痛、肝功能损害,部分患者可出现黄疸。甲型肝炎预后良好,一般可完全恢复,不转为慢性或长期带毒者。

甲型肝炎显性或隐性感染后,机体均可产生抗 HAV IgM 和 IgG 抗体,并可维持多年,对病毒再感染有较持久的免疫力。

(三)微生物学检查

甲型肝炎诊断以血清学检查为主,血清中抗 HAV IgM 检测可作为早期诊断和新近感染的重要指标,抗 HAV IgG 检测常用于流行病学调查。

(四)预防原则

HAV 的特异性预防可使用 H$_2$ 株甲型肝炎减毒活疫苗,接种 1 次即可获得持久免疫力。与甲型肝炎患者密切接触的易感者,1 ～ 2 周内可肌注丙种球蛋白或胎盘球蛋白紧急预防。

一般预防应搞好饮食卫生,保护水源,加强粪便管理。

二、乙型肝炎病毒

乙型肝炎病毒(HBV)是引起乙型肝炎的病原体,属嗜肝 DNA 病毒科。乙型肝炎的危害性比甲型肝炎大,约10%乙型肝炎转变为慢性肝炎,部分慢性活动性肝炎可转化为肝硬化、肝癌。HBV 在世界范围内传播,据估计全世界有 2 亿多 HBV 感染者,我国的感染率在 10% 以上。

(一)生物学性状

1. 形态与结构　乙型肝炎患者的血清中可查到三种与 HBV 有关的颗粒(图 19-2)。

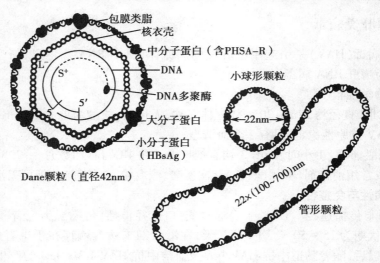

图 19-2　乙型肝炎病毒形态结构示意图

（1）大球形颗粒:是具有感染性的 HBV 完整颗粒,又称 Dane 颗粒(因 Dane 于 1970 年首先发现),呈球形,直径 42nm,具有双层衣壳。其外衣壳相当于一般病毒的包膜,厚 7nm,用去垢剂去除病毒的外衣壳,则暴露出直径为 27nm 病毒的核衣壳,呈 20 面体立体对称,其内部含有病毒的 DNA 和 DNA 多聚酶。

（2）小球形颗粒:直径 22nm,是 HBV 感染后血液中最多见的颗粒,不含 DNA 及 DNA 多聚酶,是病毒装配时过剩的衣壳成分,不具传染性。

（3）管形颗粒:由小球形颗粒串联而成,直径 22nm,长度 100～500nm 不等,也不具有传染性。

2. 基因结构　HBV 的基因结构为环状双链未闭合的 DNA,其中一段为单链。单链(裂隙区)的长短,约为全基因长度的一半。DNA 长链(L)为负链,短链(S)为正链。负链 DNA 上有 4 个开放读码框(ORF),均为重叠基因,包括 S、C、P 和 X 区。S 区中有 S 基因、前 S_1 和前 S_2 基因,分别编码乙型肝炎表面抗原(HBsAg)、前 S_1 抗原(PreS$_1$)与前 S_2 抗原(PreS$_2$);C 区中有 C 基因及前 C 基因,分别编码乙型肝炎核心抗原(HBcAg)及乙型肝炎 e 抗原(HBeAg);P 区基因最长,编码 DNA 多聚酶等;X 区基因编码 X 蛋白称为 HBxAg,可反式激活细胞内的某些癌基因及病毒基因,与肝癌的发生发展有关。正、负链的末端两侧分别有一个核苷酸组成的重复序列(DR$_1$ 和 DR$_2$),负链的 3′端在 DR$_1$ 区,正链的 5′端在 DR$_2$ 区。DR

区是病毒 DNA 成环与复制的关键序列(图 19-3)。

3. 抗原组成　HBV 的外衣壳和内衣壳上均有抗原,前者主要有 HBsAg、PreS$_1$ 抗原和 PreS$_2$ 抗原,后者主要有 HBcAg 和 HBeAg。

(1)HBsAg:由 S 基因编码,分子量 25kD,化学成分为糖蛋白。在患者血清中,HBsAg 存在于小球形颗粒、管形颗粒及 Dane 颗粒的外衣壳上。HBsAg 具有共同抗原决定基 a 和二组互相排斥的抗原决定基 d/y 和 w/r。按不同的组合方式,构成 4 个基本亚型(adr、adw、ayr、ayw)。HBsAg 亚型的分布有明显的地区和种族差异,我国汉族和日本以 adr 为主。HBsAg 具有免疫原性,可刺激机体产生有保护性的抗-HBs,是制备疫苗的最主要成分。HBsAg 出现是 HBV 感染的主要标志,抗-HBs出现是乙肝恢复及机体对乙肝病毒有免疫力的标志。

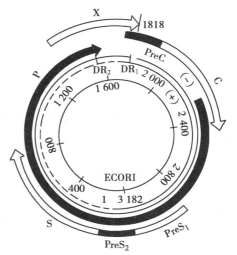

图 19-3　HBV 基因结构模式图

(2)PreS$_1$ 及 PreS$_2$ 抗原:由前 S$_1$ 和前 S$_2$ 基因编码,免疫原性比 HBsAg 强,刺激产生的抗-PreS$_2$ 和抗-PreS$_1$ 可阻断 HBV 与肝细胞结合。因此有学者建议疫苗中应含此成分。若乙型肝炎患者血清中出现此类抗体,提示病情好转。

(3)HBcAg:由 C 基因编码,分子量 22kD,存在于 Dane 颗粒内衣壳上,其外被 HBsAg 所覆盖,故不易在外周血中检出。HBcAg 免疫原性强,能刺激机体产生抗-HBc,并在血中长时间持续存在,为非保护性抗体。出现抗-HBc IgM 常提示 HBV 正在肝内复制,如抗-HBc IgM 阴性可排除急性乙肝。

(4)HBeAg:由前 C 及 C 基因编码,整体转录及转译后成为 e 抗原。分子量 19kD,存在于 Dane 颗粒内衣壳上,隐蔽或镶嵌于 HBcAg 之中。HBeAg 为可溶性蛋白质,当 HBV 内衣壳裂解时释放出来,游离于血清中。在多数情况下,HBeAg 仅见于 HBsAg 阳性的血清中,且与病毒体及 DNA 多聚酶的消长基本一致,故可作为 HBV 复制及具有强感染性的指标。HBeAg 可刺激机体产生抗-HBe,此抗体常在 HBsAg 效价降低、HBeAg 消失时出现,故抗-HBe 对 HBV 感染有一定的保护作用,被认为是疾病好转的征象。近年发现存在 HBV 前 C 区突变株,不产生 HBeAg,不被抗-HBe 及相应的致敏淋巴细胞识别而清除,可在抗-HBe 阳性情况下大量复制。故对抗-HBe 阳性者也应检测血清中病毒 DNA,以全面了解病情及判断预后。

4. 抵抗力　HBV 对外界环境的抵抗力强,对低温、干燥、紫外线和一般消毒剂均有耐受性。高压蒸汽灭菌或 100℃加热 10 分钟、环氧乙烷、0.5% 过氧乙酸、5% 次氯酸钠及 2% 戊二醛等可灭活,失去传染性。HBV 不能被 70% 酒精灭活。

(二)致病性与免疫性

1. 传染源　患者和 HBsAg 无症状携带者是主要传染源。潜伏期为 30～160 天,平均 90 天,在潜伏期、急性期或慢性活动期的患者的血清均具有传染性。

2. 传播途径　①血液、血液制品等传播:HBV 感染者血液中存在大量 HBV,只需极少量进入人体即可致感染。输血、输液、注射、手术、针刺、拔牙等均可传播。有学者认为 HBV 也可通过公用剃刀、牙刷、皮肤黏膜的微小损伤、吸血昆虫叮咬传播;②密切接触传播:HBV 可在感染者的多种分泌液中查到,如唾液、精液、乳汁等,因此经性行为、分娩时经产道或哺乳等方式均可引起感染;③母婴传播:人群中约 1/3～1/2 的 HBV 携带者来自母婴传播。母亲若感染或为 HBV 携带者,孕期可经胎盘垂直感染胎儿。如果 HBsAg 和 HBeAg 同时阳性的母亲比单纯 HBsAg 阳性的母亲生出的婴儿感染率高,常表现为以母亲为核心的家庭聚集倾向。

3. 致病机制　乙型肝炎的临床表现呈多样性,可出现无症状携带病毒、急性肝炎、慢性肝炎、慢性活动性肝炎、重症肝炎等。一般认为,在肝细胞内增殖的 HBV 对肝细胞无明显损害,病毒感染引起的免疫病理反应是引起肝细胞损伤的主要原因。

(1)细胞介导的免疫病理损害:HBV 在肝细胞内增殖可使细胞表面存在 HBsAg、HBeAg 或 HBcAg。由这些抗原致敏的 T 细胞,可攻击表面带有 HBV 抗原的肝细胞,杀伤并清除病毒,此杀伤作用有双重效应,既可清除病毒,也可造成肝细胞的损伤。细胞免疫应答的强弱与临床症状轻重及转归有密切关系:①若病毒感染波及的肝细胞数量不多,机体免疫功能正常时,表现为隐性感染或急性肝炎,最终 HBV 被清除;②若受染的肝细胞为数众多,机体免疫应答过强,可迅速引起大片肝细胞损伤,表现为急性重症肝炎;③若机体免疫功能低下,中和抗体及 CTL 不足以完全清除 HBV,则肝细胞损害持续存在,表现为慢性肝炎或慢性活动性肝炎,慢性肝炎造成的肝病变又可促进成纤维细胞增生,引起肝硬化;④婴幼儿对 HBV 易形成免疫耐受,不诱发免疫应答,成为 HBV 感染无症状携带者。

(2)免疫复合物引起的病理损伤:部分乙型肝炎患者血液中产生 HBsAg 与抗-HBs 的中等大小免疫复合物。免疫复合物大量沉积于肝内,可使肝毛细血管栓塞,并诱导产生肿瘤坏死因子(TNF),导致急性肝坏死,临床表现为重症肝炎。免疫复合物沉积于肾小球基底膜、关节滑液囊等部位后,激活补体,诱发Ⅲ型超敏反应,导致肾小球肾炎、关节炎等肝外组织器官的损害。

(3)自身免疫反应引起的病理损害:HBV 感染肝细胞后,细胞膜上除有病毒抗原外,还会引起肝细胞表面自身抗原的改变,暴露出肝特异性脂蛋白抗原(LSP)。LSP 诱导机体产生针对肝细胞成分的自身免疫反应,通过 CTL 的杀伤作用或释放淋巴因子直接或间接损害肝细胞。

(4)病毒致机体免疫应答低下:HBV 感染后,机体产生干扰素的能力下降;CTL 杀伤受染细胞的作用减弱。幼龄感染 HBV,因免疫系统尚未发育成熟,可对病毒形成免疫耐受,不出现或仅出现较弱抗病毒免疫。

(5)病毒发生变异:HBV 前 C 基因变异,HBeAg 不能正确转译,导致病毒逃逸机体免疫。近年来还发现 HBV 前 C 区及 C 区的变异株可引起重症肝炎。

部分乙型肝炎患者可由于 HBV DNA 整合到人体肝细胞 DNA 中,导致细胞转化而发展成肝癌。

(三)微生物学检查

1. HBV 抗原抗体系统的检测及结果分析

目前常用血清学方法检测患者血清中 HBsAg、抗-HBs、HBeAg、抗-HBe 及抗-HBc,俗称"两对半"。抗-$PreS_1$ 或抗-$PreS_2$ 的检测不常用。检测 HBsAg 可发现无症状携带者,是筛选献血员的必检指标。检查方法以 ELISA 和 RIA 最为常用。"两对半"检查结果与临床关系较为复杂,通常应对几项指标同时分析,方能有助于临床判断(表 19-4)。

（1）HBsAg 和抗-HBs：HBsAg 阳性表示机体感染了 HBV。可见于：①急性乙型肝炎的潜伏期和急性期，检出率为 70%；②HBV 所致的慢性肝病，包括慢性乙型肝炎、肝硬化和原发性肝癌；③无症状 HBsAg 携带者，急性肝炎恢复后，一般 1～4 个月内 HBsAg 消失，若持续 6 个月以上，说明已向慢性肝炎转化。抗-HBs 阳性表示机体已获得对 HBV 的免疫力。若为患者则表示已开始恢复，预后良好；若为乙肝疫苗接种者，则表示对 HBV 产生了免疫力。

（2）抗-HBc：包括抗-HBc IgM 和抗-HBc IgG。抗-HBc IgM 常出现于感染早期，且滴度很高，可诊断为急性乙肝；而慢性乙型肝炎时抗-HBc IgM 可持续阳性，但滴度低。抗-HBc IgG 出现较晚，且可持续多年，是曾经感染的指标。

（3）HBeAg 和抗-HBe：HBeAg 阳性是体内 HBV 复制和血液传染性强的指标。如果 HBeAg 持续阳性，可能预后较差；HBeAg 如转为阴性，抗-HBe 出现，则表示病毒停止复制，机体已获得一定免疫力，血液传染性降低。出现前 C 区突变者例外。

表 19-4　HBV 抗原抗体检测常见结果的临床意义

HBsAg	HBeAg	抗 HBs	抗 HBe	抗 HBc		结果分析
				IgM	IgG	
+	+	−	−	+	−	急性乙肝（传染性强，"大三阳"）
+	+	−	−	−	+	慢性乙肝或无症状携带（有传染性）
+	−	−	+	−	+	急性感染趋向恢复（"小三阳"）
+	+	−	−	−	−	急性或慢性乙型肝炎或无症状携带者（有传染性）
+	−	−	−	−	−	HBsAg 携带者
−	−	+	+	−	+	乙型肝炎恢复期（传染性低）
−	−	+	−	−	−	接种过疫苗或既往感染，已恢复（无传染性，有免疫力）
−	−	−	−	−	+	既往感染或"窗口期"

2. 血清 HBV DNA 检测　应用核酸杂交法检测血清中 HBV DNA 进行乙型肝炎的诊断，也可作为药物疗效考核的指标。采用 PCR 检测 HBV DNA，因方法过于敏感，易出现假阳性，应根据需要选用。DNA 多聚酶与 HBV DNA 有平行关系，是病毒复制的检验指标，但近年已被 HBV DNA 检测取代。

（四）防治原则

1. 特异性预防

（1）人工主动免疫：疫苗注射是最有效的预防方法，目前应用的是乙肝血源性疫苗和基因工程疫苗。使用对象包括：①新生儿；②易感婴幼儿及儿童；③有可能接触乙肝患者的高危人群；④婚前检查配偶为 HBsAg 阳性者。

（2）人工被动免疫：注射高效价抗-HBs 的人血清免疫球蛋白（HBIg），可用于紧急预防。主要用于以下情况：①医务人员或皮肤损伤被乙型肝炎患者血液污染伤口者；②母亲为HBsAg 与 HBeAg 阳性的新生儿（0.08mg/kg，两个月后需再重复注射一次，于出生后一周内使用有效）；③发现误用 HBsAg 阳性的血液或血制品者；④性伴侣为 HBsAg 与 HBeAg 阳性者。

2. 一般预防　切断传播途径：①加强对血液及血制品的管理、供血员筛选，禁止静脉吸毒,防止经血液途径传播;②加强婚前检查及性教育,防止性传播乙型肝炎;③防止医院内传播,手术器械进行严格消毒,医疗操作及手术时应避免医务人员感染。

3. 治疗　目前治疗乙型肝炎尚无特效药物,一般用广谱抗病毒药、中草药和调节机体免疫功能的药物进行综合治疗效果较好。病毒唑、贺普丁、Ara-A、干扰素及清热解毒、活血化瘀的中草药(如茵陈蒿汤、茵陈大枣汤、垂盆草)等对部分病例有一定的疗效。

三、丙型肝炎病毒

1989 年东京国际病毒性肝炎研讨会上,将曾称为非胃肠道途径传播的非甲非乙型肝炎病毒正式命名为丙型肝炎病毒(HCV)。

HCV 呈球形,直径为 40~60nm,核酸是单股正链 RNA,有包膜。根据世界各地分离的 HCV RNA 同源性大小,将 HCV 基因型分为 6 个型别,我国以 Ⅱ 型居多,目前认为此型病毒复制量大,感染后治疗较难。HCV 对温度较敏感,加热 100℃ 5 分钟或 60℃ 1 小时可将其灭活。20% 次氯酸钠可消除其传染性,对氯仿、甲醛、乙醚等有机溶剂敏感。

HCV 引起丙型肝炎。传染源是患者和病毒携带者,主要通过输血或血制品、注射、性接触、血液透析、肾移植等非胃肠道途径传播,传播途径与 HBV 类似。丙型肝炎常发生于输血后 5~12 周,多数可不出现症状,发病时已呈慢性过程,多无黄疸,约 40%~50% 发展成为慢性肝炎,其中约 20% 可发展为肝硬化。HCV 是引起输血后慢性肝炎及肝硬化的主要原因之一,少部分可诱发原发性肝癌。

HCV 感染后,机体可产生 IgM 和 IgG 型抗体,但对机体的免疫力不强,在免疫低下的人群中,可同时感染 HBV 及 HCV。慢性 HBV 携带者感染 HCV(双重感染)与少数急性重症肝炎的发生有关。

用 ELISA 检测抗-HCV,可快速过筛献血员,并用于诊断丙型肝炎患者。抗-HCV 阳性者表示已被 HCV 感染,不可献血。采用 PCR 荧光法可定量检测 HCV RNA。

因 HCV 免疫原性不强,毒株易变异,研制疫苗有一定难度。目前尚无特异性预防措施。一般的防治与乙型肝炎相似。

四、丁型肝炎病毒

1977 年,意大利学者 Rizzetto M 在乙型肝炎患者的肝细胞内,发现一种新的肝炎病毒,称 δ 因子,将其命名为丁型肝炎病毒(HDV)。

HDV 呈球形,直径为 35~37nm,核酸为环状单股负链 RNA,是缺陷病毒。HDV 不能独立复制,必须在 HBV 或其他嗜肝 DNA 病毒辅助下才能复制。HDV RNA 编码的 HDV 抗原(HDAg),可刺激机体产生抗-HD。

流行病学调查表明,HDV 感染呈世界性分布,我国以四川等西南地区较多见。全国各地报道的乙肝患者中,HDV 的感染率为 10% 左右,其传播途径与 HBV 相同。HDV 感染需同时或先有 HBV 或其他嗜肝 DNA 病毒感染的基础。HDV 与 HBV 同时感染,称为共同或联合感染;发生在 HBV 先感染基础上的 HDV 感染,称为重叠感染,此时常可导致 HBV 感染者的症状加重与病情恶化,导致急性重型肝炎。

目前,尚无特异性预防丁型肝炎的方法。由于 HDV 传播途径与 HBV 相同,且需在 HBV 等病毒的辅助下才能复制,故其防治原则与乙型肝炎相同。

五、戊型肝炎病毒

戊型肝炎病毒(HEV)是引起戊型肝炎的病原体,过去曾被称为消化道传播的非甲非乙型肝炎病毒。1989 年,美国学者 Reyes 等成功地克隆了 HEV 基因组,并将其正式命名为戊型肝炎病毒。

HEV 呈球形,直径为 27～34nm,无包膜,为单股正链 RNA 病毒,有两个基因型,其代表株为缅甸株(B)与墨西哥株(M)。HEV 不稳定,对高盐、氯化铯、氯仿等敏感,在 –70～8℃中易裂解,但在液氮中保存稳定。

戊型肝炎的传染源主要是潜伏末期和急性初期的患者,主要经粪-口途径传播,常因水源被粪便污染所致。流行有明显季节性,常发生在雨季或洪水后。潜伏期为 10～60 天,平均为 40 天,临床表现与甲型肝炎相似,青壮年多见。多数患者于发病后 6 周即好转并痊愈,不发展为慢性肝炎,少数可表现为重症肝炎。孕妇感染 HEV 后病情常较重,尤以怀孕 6～9个月最为严重,常发生流产或死胎,病死率达 10%～20%。

用 ELISA 等方法检测患者血清中抗-HEV IgM,阳性为 HEV 近期感染。病原学诊断可用免疫电镜技术检测患者粪便中 HEV 颗粒,也可用 PCR 法检测患者粪便中的 HEV RNA。

戊型肝炎的预防主要是加强粪便管理、保护水源、注意个人和环境卫生等。HEV 特异性疫苗尚在研制中。

六、庚型肝炎病毒与 TT 型肝炎病毒

庚型肝炎病毒(HGV)为单股正链 RNA 病毒,基因组结构与 HCV 相似,属黄病毒科。HGV 传播途径与 HBV 相同,常与 HBV 或 HCV 合并感染。HGV 单独感染时,肝细胞损伤较轻,无明显症状;与 HCV 合并感染后,有时 HCV 感染消失,HGV 感染仍持续存在。对 HGV 的致病机制仍需进一步研究。HGV 的微生物学检查包括检测患者体内抗 HGV 抗体和 HGV RNA。HGV 的疫苗尚在研制中。

TT 型肝炎病毒是 1997 年首先从 1 例日本输血后非甲～庚型肝炎患者血清中分离出的一种新的 DNA 病毒,根据该患者名字缩写(T. T)而称为 TT 型肝炎病毒(TTV)。TTV 呈球形,直径为 30～50nm,无包膜,基因组为单股负链环状 DNA。TTV 主要通过输血或血制品传播,其致病机制尚不明确。TTV 微生物学检查主要是采用 PCR 技术及核酸探针检测 TTV DNA。

第四节　逆转录病毒

逆转录病毒科是一大组含有逆转录酶的 RNA 病毒。按其致病作用可分为 3 个亚科:①RNA 肿瘤病毒亚科;②泡沫病毒亚科;③慢病毒亚科。对人能致病的只有慢病毒科的人类免疫缺陷病毒和 RNA 肿瘤病毒亚科的人类嗜 T 细胞病毒。

一、人类免疫缺陷病毒

人类免疫缺陷病毒(HIV)是获得性免疫缺陷综合征(AIDS,艾滋病)的病原体。艾滋病以传播迅速、使免疫系统进行性损伤直至崩溃、高度致死性为主要特征。主要有 HIV-Ⅰ和HIV-Ⅱ两型,两型病毒的核苷酸序列相差超过 40%。世界上艾滋病大多由 HIV-Ⅰ型所致,

HIV-Ⅱ型只在西非呈地区性流行。

（一）生物学性状

1. 形态与结构　HIV 呈球形，直径约 $100 \sim 120nm$，核心由 2 条相同的单股正链 RNA 和逆转录酶组成，其外包裹有衣壳蛋白（P24）构成 20 面体对称的核衣壳。外层为脂蛋白包膜，包膜上嵌有表面蛋白（gp120）和镶嵌蛋白（gp41）两种糖蛋白，gp120 构成包膜表面的刺突，gp41 为跨膜蛋白（图 19-4）。

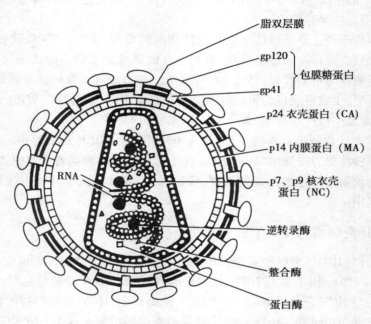

脂双层膜

gp120 ｝包膜糖蛋白
gp41

p24 衣壳蛋白（CA）

p14 内膜蛋白（MA）

RNA

p7、p9 核衣壳蛋白（NC）

逆转录酶

整合酶

蛋白酶

图 19-4　人类免疫缺陷病毒（HIV）结构模式图

2. HIV 复制　HIV 包膜糖蛋白刺突 gp120 与靶细胞膜上的特异性受体（CD4 分子等）结合，然后经病毒包膜与宿主细胞膜发生融合，并进入细胞浆内脱去核衣壳，释放核酸 RNA 进行复制。其主要步骤如下：①以病毒 RNA 为模板，在逆转录酶（依赖 RNA 的 DNA 多聚酶）作用下，产生互补的负链 DNA，构成 RNA：DNA 复制中间体；②复制中间体中的亲代 RNA 链由 RNA 酶水解去除，由负链 DNA 产生正链 DNA，从而组成双链 DNA；③在病毒整合酶的作用下，病毒基因组以前病毒的形式整合到宿主细胞染色体中处于潜伏状态，后受某些抗原、丝裂原、细胞因子等作用而激活；④激活的 HIV 基因组 DNA 在宿主细胞 RNA 多聚酶作用下，转录病毒子代 RNA 与 mRNA，mRNA 在宿主细胞核糖体上翻译出子代病毒结构蛋白；⑤病毒子代 RNA 与结构蛋白装配成核衣壳，并从宿主细胞膜获得完整包膜，成为有感染性的子代病毒，最后以出芽方式释放到细胞外。

3. 培养特性　HIV 感染的宿主细胞范围狭窄，仅感染表面有 CD4 分子的细胞。实验室常用新鲜分离的正常人 T 细胞或用患者自身分离的 T 细胞培养 HIV。

4. 抵抗力　HIV 的抵抗力较弱。$56℃$ 30 分钟可被灭活，但病毒在室温（$20 \sim 22℃$）活力可保存达 7 天。用 0.2% 次氯酸钠、0.1% 漂白粉、70% 乙醇、50% 乙醚或 0.3% H_2O_2 处理 5 分钟，均可灭活 HIV。

（二）致病性与免疫性

1. 传染源与传播途径 AIDS 的传染源是 HIV 感染者和 AIDS 患者。病毒可从患者外周血液、精液、阴道分泌液、乳汁、唾液、脑脊液、骨髓、皮肤及中枢神经组织等标本中分离到，其主要传播方式有三种：①性传播：可经同性间或异性间性接触而感染；②血液传播：输入带 HIV 的血液或血液制品，包括器官或骨髓移植、人工授精及静脉药瘾者共用被污染的注射器及针头等；③母婴传播：包括经胎盘、产道或经哺乳等方式传播。

2. 致病机制 HIV 侵入人体后，选择性侵犯 CD4$^+$T 淋巴细胞和单核-巨噬细胞，引起机体免疫系统的进行性损伤。CD4 分子是 HIV 包膜糖蛋白 gp120 的受体，HIV 感染后，可引起以 CD4$^+$T 细胞缺损和功能障碍为中心的严重免疫缺陷。其机制主要有：①HIV 在细胞内增殖造成对细胞的直接损伤作用；②受染细胞膜上的病毒 gp120 与非感染细胞膜表面的 CD4 分子结合，造成细胞融合，形成多核巨细胞而导致细胞死亡；③受染细胞膜上携带的 HIV 糖蛋白抗原引起特异性 CTL 的识别和攻击，或通过 ADCC 作用杀伤细胞；④病毒诱导自身免疫发生，使 T 淋巴细胞损伤或功能障碍。

3. 临床表现 从 HIV 感染到发病有一个完整的自然过程，临床上将此过程分为四个时期，即原发感染急性期、无症状潜伏期、AIDS 相关综合征、典型 AIDS。

（1）原发感染急性期：HIV 初次感染人体细胞后即开始大量增殖和释放，引起病毒血症。此时从外周血、脑脊液和骨髓细胞中可分离到病毒，血清中可查到 HIV 抗原，此为 HIV 原发感染急性期。感染者可出现发热、咽炎、淋巴结肿大、皮肤斑丘疹和黏膜溃疡等自限性症状，持续 1～2 周后，HIV 感染进入无症状潜伏期。

（2）无症状潜伏期：此期可长达 6 个月～10 年，一般无临床症状，有的患者出现无痛性淋巴结肿大。此时病毒持续在体内进行低水平的复制，外周血中 HIV 抗原含量很低或检测不到。

（3）AIDS 相关综合征：随着感染时间的延长，当 HIV 重新开始大量复制，并造成机体免疫系统进行性损伤时，则出现临床症状，即 AIDS 相关综合征。临床上表现为发热、盗汗、全身倦怠、慢性腹泻及持续性淋巴结肿大等症状。

（4）典型 AIDS：此期有 4 个基本特征：①严重的细胞免疫缺陷：特别是发生以 CD4$^+$T 细胞严重缺陷；②严重的机会性感染：由于机体免疫功能严重缺损，AIDS 患者的抗感染能力显著下降，某些对正常机体无明显致病作用的病毒（巨细胞病毒、EB 病毒）、细菌（鸟型结核菌）、真菌（白假丝酵母菌、卡氏肺孢菌）等，常可造成致死性感染；③机会性肿瘤：即因免疫缺陷所引起的肿瘤，如 Kaposi 肉瘤及恶性淋巴瘤等；④严重的全身症状：患者出现严重全身恶病质症状并不断加重，还可出现头痛、癫痫、进行性痴呆等神经系统症状。感染 HIV 后，10 年内发展为 AIDS 的约占 50%，AIDS 患者于 5 年内死亡率约占 90%，死亡多发生于临床症状出现后的 2 年之内。

4. 免疫性 HIV 感染后，机体可产生多种抗 HIV 蛋白抗原抗体。这些抗体具有一定的保护作用，在急性期可降低血清中的病毒抗原量，但不能清除感染细胞内的病毒。受感染细胞内的病毒主要依靠机体的细胞免疫应答加以清除，特异性 CTL 对杀伤受感染细胞及阻止病毒扩散有重要作用，但不能清除 HIV 潜伏感染的细胞。因此，HIV 仍能在体内持续地复制，构成长期的慢性感染状态。

（三）微生物学检查

主要包括检测抗体、检测病毒及病毒组分两大类。后者由于检测方法复杂，成本高，并要求极严密的工作条件,故一般不用于临床诊断。现多用抗体测定法,以检测 HIV 抗体作为感染的诊断,主要方法有 ELISA、RIA、IFA 等。由于 HIV 全病毒抗原与其他逆转录病毒有交叉反应,故可出现假阳性结果。因此,可检出针对 HIV 特异抗原决定基的抗体的免疫印迹试验,其敏感性及准确性均较高。

(四)防治原则

AIDS 是一种全球性疾病,蔓延速度快、死亡率高,现无特效治疗方法,制定预防和控制 HIV 感染的措施已被全世界所关注。目前我国正致力于 HIV DNA 疫苗和非复制性重组痘病毒载体疫苗构成的复合型疫苗的研究,现已进入临床试验阶段。WHO 和包括我国在内的许多国家制定的方针主要包括:①广泛开展宣传教育,普及预防知识,认识 HIV 的传染方式及其严重危害性,杜绝吸毒和性滥交等;②建立和加强对 HIV 感染的监测系统,掌握流行动态;③对供血者进行 HIV 抗体检查,一切血制品均通过严格检疫,确保输血和血液制品的安全性。

预防 AIDS 的基因工程疫苗及重组活病毒载体疫苗尚在研究中。AIDS 的治疗药物主要有三类:①核苷类逆转录酶抑制剂,如叠氮胸苷(AZT)、2′,3′-双脱氧肌苷(DDI)和拉米夫定等,此类药物能干扰病毒 DNA 合成,抑制病毒在体内的增殖;②非核苷类逆转录酶抑制剂,如德拉维拉丁和耐维拉平,这类药物也能抑制病毒 DNA 合成;③蛋白酶抑制剂,如赛科纳瓦、瑞托纳瓦、英迪纳瓦等,其作用机制是抑制 HIV 蛋白水解酶,使大分子聚合蛋白不被裂解而影响病毒的成熟和释放。目前,临床上使用联合治疗方案(称为"鸡尾酒疗法"),又称"高效抗逆转录病毒治疗方法"(HAART),即使用两种以上逆转录酶抑制剂和蛋白酶抑制剂,该方法比使用单药治疗效果好,可较长期抑制病毒复制,受到普遍重视。

二、人类嗜 T 细胞病毒

人类嗜 T 细胞病毒(HTLV)是 20 世纪 80 年代初期分别从 T 淋巴细胞白血病和毛细胞白血病患者的外周血淋巴细胞中分离出的人类逆转录病毒,分为 HTLV-Ⅰ 和 HTLV-Ⅱ 两个亚型。

HTLV 呈圆形,大小约 100nm,核心含病毒 RNA 及逆转录酶,内层衣壳含 P_{18} 和 P_{24} 两种结构蛋白,有包膜,表面刺突嵌有病毒特异糖蛋白 gp120,能与 CD4 分子结合,与病毒的感染及侵入细胞有关。HTLV-Ⅰ 和 HTLV-Ⅱ 基因组的同源性约为 50%。HTLV 仅感染 $CD4^+T$ 细胞并在其中生长。

HTLV-Ⅰ 可通过性接触、输血及注射等途径传播,亦可经胎盘、产道或哺乳等途径将病毒传给婴儿。HTLV 侵入 $CD4^+T$ 细胞后,其基因组逆向转录并以前病毒的形式整合于宿主细胞 DNA 中。在病毒复制过程中,可激活 $CD4^+T$ 细胞,使其 IL-2 基因与 IL-2 受体基因大量表达,使 $CD4^+T$ 细胞大量增殖,但并不出现细胞破坏。在细胞增殖过程中,个别细胞的染色体可发生突变,成为异常的白血病细胞,这些细胞无限增殖后可发展成 T 细胞白血病。HTLV-Ⅰ 除引起成人 T 细胞白血病外,还可引起热带下肢痉挛性瘫痪和 B 细胞淋巴瘤。

目前尚未研制出有效的 HTLV 疫苗,应用 AZT 治疗 HTLV 感染有一定的效果。

第五节　其他病毒

一、流行性乙型脑炎病毒

流行性乙型脑炎病毒(简称乙脑病毒)是流行性乙型脑炎(乙脑)的病原体,该病毒首先由日本学者于1935年从脑炎死亡者脑组织中分离到,故国际上又称为日本脑炎病毒。乙型脑炎多发生于夏秋季,10岁以下儿童多发,随着在儿童中普遍进行疫苗接种,我国乙型脑炎发病率显著下降。近年来,成人及老年人患者相对增加。该病临床表现轻重不一,病死率高,幸存者可留下神经系统后遗症。

(一)生物学性状

乙脑病毒呈球形,直径约45nm,包膜表面有刺突,为血凝素,能凝集多种动物的红细胞。病毒在地鼠肾细胞、幼猪肾细胞等原代培养细胞以及C6/36蚊传代细胞中均能增殖,并引起明显的细胞病变。乙脑病毒抗原性稳定,只有一个血清型,株间毒力差异小,故应用疫苗预防效果好。

(二)致病性与免疫性

在我国,乙脑病毒的主要传播媒介是三带喙库蚊,乙脑病毒在蚊体内增殖,蚊可终身带毒,甚至随蚊越冬或经卵传代,故蚊既是该病毒的传播媒介又是储存宿主。乙脑病毒的中间宿主和传染源是带病毒的蚊叮咬过的家畜和家禽,特别是幼猪。蚊吸血后,病毒先在其肠管细胞中增殖,然后移行至唾液腺,经叮咬家畜或家禽而传播。动物被病毒感染后,不出现明显的症状与体征,但病毒血症期间的动物则成为更多蚊的传染源。病毒通过蚊子作为传播媒介在蚊-动物-蚊中不断循环,其间带病毒蚊子若叮咬易感人体则可引起人被感染。

病毒侵入人体后,先在局部血管内皮细胞及淋巴结增殖,随后少量病毒进入血流,引起第一次病毒血症。病毒随血流播散到肝、脾,在单核吞噬细胞内继续增殖,经10天左右,大量病毒再次进入血流,引起第二次病毒血症。临床表现有发热、寒战、全身不适等症状。少数患者由于血-脑屏障发育不完善,或病毒超越其防御功能,病毒侵入脑组织内增殖,造成脑实质和脑膜病变,表现为高热、惊厥或昏迷症状,病死率较高。部分幸存者可遗留痴呆、偏瘫、失语、智力减退等后遗症。乙脑病后或隐性感染均可获得持久免疫力。

(三)微生物学检查

1. 病毒学检查　取患者发病初期的血液和脑脊液可分离病毒,但阳性率低。用病死者脑组织进行小鼠脑内接种,分离病毒阳性率高。病毒分离后可用已知抗体鉴定。鹅红细胞血凝吸附和致敏感细胞病变也可作病毒分离的指标。

2. 血清学检测　用免疫荧光法和ELISA均可检测到发病初期患者血液及脑脊液中乙脑病毒抗原,阳性结果具有早期诊断意义。检测患者血清及脑脊液中的特异性IgM抗体,阳性率可达90%以上。采取患者双份血清(两次间隔时间1~2周)做血凝抑制试验,若抗体效价增高4倍或4倍以上可以确诊,单份血清滴度大于或等于1:320有诊断价值。

(四)防治原则

防蚊和灭蚊、消灭传播媒介、切断传播途径是预防乙型脑炎的关键。在易感人群(10岁以下儿童)中进行乙脑疫苗接种是预防乙脑流行的有效措施。我国主要使用由地鼠肾细胞培养制备的流行性乙型脑炎病毒P_3株灭活疫苗,安全有效。因幼猪是乙脑病毒的主要中间宿主和传染源,若给流行区的幼猪接种疫苗,有可能控制乙脑在猪群及人群的传播和流行。对乙脑患者,应隔离治疗。我国采用中西医结合疗法,使用中药白虎汤、清瘟败毒饮等配合治疗,可降低死亡率,且治愈率高于国外。

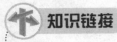

成年人也是儿童病的易感人群

自从实施计划免疫以来,许多传染病发病率在儿童中已显著下降,但目前在成人中却呈现相对增加的趋势,如水痘、麻疹、白喉、百日咳、乙脑等。其原因如下:①儿童的营养均衡,免疫力水平普遍较高;②儿童中广泛开展计划免疫,多年来发病甚少,成年人几乎无隐性感染,同时又缺乏人工免疫的机会;③有的地方只抓基础免疫而忽略加强免疫,即使儿时注射了疫苗也不一定100%成功,抗体会随着年龄的增长而减少,时间长了也会失效;④人口流动增加,有些疫苗出现漏种,或免疫失败;⑤有的成人从没有接种过相应的疫苗,也没发生过感染或隐性感染;⑥病原微生物发生了变异,致使体内抗体无效。

二、汉坦病毒

汉坦病毒又名肾综合征出血热(HFRS)病毒,是肾综合征出血热(流行性出血热)的病原体。1978 年,从韩国汉坦河附近流行性出血热疫区捕获的黑线姬鼠肺组织中分离出该病毒。

(一) 生物学性状

汉坦病毒呈圆形或卵圆形,直径约 120nm,核酸为单股负链 RNA。核衣壳外有包膜,包膜上有血凝素,能凝集鹅红细胞,在 pH 6.0 ~ 6.4 范围活性最强。该病毒可在人肺传代细胞、非洲绿猴肾细胞(Vero- E6)等细胞中增殖,但细胞病变不明显。黑线姬鼠、长爪沙鼠、大鼠、乳小鼠和金地鼠等为敏感动物。实验感染后,在鼠肺、肾等组织中可检出大量病毒。汉坦病毒分为 6 个血清型,在我国流行的是 I 型(黑线姬鼠型)和 II 型(褐家鼠型)。汉坦病毒对脂溶剂、酸、热、紫外线敏感,pH 5.0 以下溶液中很快被灭活,60℃ 1 小时可被灭活,一般消毒剂如酒精、碘酒、来苏、新洁尔灭等可灭活。

(二) 致病性与免疫性

流行性出血热有明显的地区性和季节性,与鼠的分布、活动及其与人的接触时间有关。在我国,汉坦病毒的传染源主要是黑线姬鼠、褐家鼠和林区的大林姬鼠,鼠体内的病毒随唾液、尿、呼吸道分泌物及粪便排出体外而污染环境,人或动物经呼吸道、消化道或直接接触等方式被传染。病毒侵入人体经 1 ~ 2 周潜伏期后,急性起病,典型的临床表现为高热、出血和肾损害。发病初期患者眼结膜、咽部、软腭等处充血,软腭、腋下、前胸等处有出血点,常伴有三痛(头痛、眼眶痛、腰痛)和三红(面、颈、上胸部潮红)。几天后病情加重,可表现为多脏器出血及肾衰竭。病后可获得对同型病毒的持久免疫力。

(三) 微生物学检查及防治原则

1. 病毒分离与鉴定　须在具有严格隔离条件和防护措施的实验室进行。采集患者血液及尸体标本,经适当处理后进行细胞培养,通过免疫荧光抗体染色,检查细胞浆内的病毒抗原。

2. 血清学诊断　用感染汉坦病毒的动物组织或培养细胞制成已知抗原片,以免疫荧光法或免疫酶染色法检测患者血清中的病毒抗体。

3. 防治原则　注意疫区鼠带病毒率,作好易感人群疫情监测;注意灭鼠、食品卫生和个人防护。目前我国研制的沙鼠灭活疫苗、地鼠肾灭活疫苗已正式生产,人群接种后的免疫保护率达90%以上。

三、狂犬病病毒

狂犬病病毒是急性致死性中枢神经系统疾病狂犬病的病原体,主要在野生动物(如狼、狐狸、臭鼬、浣熊和蝙蝠)及家畜(如犬、猫)中传播,人可因病兽或带毒动物咬伤、搔伤而感染。

(一)生物学性状

狂犬病病毒形似子弹状,大小约75nm×180nm,核酸为单股负链RNA,核衣壳螺旋对称,有包膜,外有糖蛋白刺突,参与病毒致病和免疫。狂犬病病毒有嗜神经细胞性,在易感动物或人的中枢神经细胞内增殖时,于胞浆内形成嗜酸性、圆形或椭圆形包涵体,称为内基小体,此包涵体在诊断上有重要意义。

狂犬病病毒仅有一个血清型,但不同毒株间可能存在着异质性,其毒力可发生变异。从自然感染动物体内分离到的野毒株,潜伏期长,毒性强,将其在兔脑内连续传50代后,毒力可减弱,成为固定株,动物脑外接种固定株不引起发病,故可用以制备狂犬疫苗。

狂犬病病毒对热、紫外线、日光、干燥抵抗力弱,加热60℃5分钟可被灭活,易被强酸、强碱、甲醛、碘、乙醚、肥皂水及离子型和非离子型去污剂灭活。

(二)致病性

狂犬病是人兽共患病,主要在野生动物及家畜中传播。人通常是被患病动物咬伤所致,亦可因与病畜密切接触而感染。动物发病前5天,唾液中含有大量病毒,此时咬人,病毒经伤口进入体内。潜伏期一般1~3个月,但亦有短至1周或长达数年者,这可能与被咬伤部位距头部距离、感染病毒数量等因素有关。

病毒首先在感染的局部肌细胞中增殖,再沿神经末梢上行至中枢神经系统,在脊髓背根神经节大量增殖,侵犯脊髓、脑干和小脑等处,引起急性弥漫性脑脊髓炎。最后,病毒从中枢神经下行向周围神经扩散,到达唾液腺和其他组织。狂犬病的发病过程大致可分为:①发病早期:约经2~4天,症状有发热、乏力、出汗等,病毒侵入部位有刺痛或出现虫爬蚁行的异常感觉;②兴奋期:约3~5天,患者出现神经兴奋性增高,表现为恐惧不安,对声、光、风刺激均高度敏感,患者吞咽或饮水,甚至闻水声时,亦引起严重的喉头肌肉痉挛,故又称"恐水症";③麻痹期:患者对外界各种刺激均不敏感,最后因昏迷、呼吸和循环衰竭而死亡,病死率几乎达100%。

(三)微生物学检查

人被犬或其他动物咬伤后,应立即将犬或动物捕获隔离观察。若连续7~10天不发病,则表明该动物并非狂犬或其唾液中无病毒。若观察期间发病,应将其杀死,取脑组织(海马回部)涂片,用免疫荧光抗体法检测病毒抗原,同时作组织切片观察内基小体。

狂犬病患者的诊断,可取其唾液沉渣涂片,睑、颊皮肤活检,用免疫荧光抗体法检查病毒抗原,亦可应用PCR技术检测标本中狂犬病病毒RNA。

(四)防治原则

狂犬病难以治愈,预防十分重要。捕杀野犬、加强家犬管理、注射犬用疫苗,是预防狂犬病的主要措施。人被病犬咬伤后,应立即采取以下措施:

1. 伤口处理　立即用20%肥皂水、0.1%新洁尔灭或清水反复冲洗伤口,然后用70%乙醇和浓碘酒涂擦。

2. 被动免疫　用高效价抗狂犬病病毒血清或狂犬病病毒免疫球蛋白在伤口周围与底部浸润注射,或肌内注射(40U/kg),与狂犬病疫苗联用效果更佳。

3. 主动免疫　狂犬病的潜伏期一般较长,人被咬伤后如及早接种狂犬疫苗,可预防发病。我国目前用地鼠肾原代细胞或二倍体细胞培养固定株狂犬病病毒制备的灭活疫苗,分别于1、3、7、14、28天各肌注1ml,免疫效果好,副作用小。

此外,对有接触狂犬病病毒可能的人员(兽医、动物管理员及野外工作者等),也应进行狂犬疫苗的预防接种。

四、单纯疱疹病毒

疱疹病毒是一群中等大小、有包膜的DNA病毒,广泛分布于自然界,现已发现114种以上。引起人类疾病的疱疹病毒主要有单纯疱疹病毒、水痘-带状疱疹病毒、EB病毒、巨细胞病毒等。疱疹病毒具有以下共同特点:①病毒呈球形,直径150～200nm。基因组为双链DNA,衣壳由162个壳粒组成,呈20面体立体对称。有包膜,包膜表面有糖蛋白刺突;②除EB病毒外,人疱疹病毒均能在二倍体细胞核内复制,产生明显的CPE,核内出现嗜酸性包涵体。感染细胞可与邻近未感染的细胞融合,形成多核巨细胞;③病毒感染人体后表现为潜伏性感染及垂直感染。感染的病毒不增殖,其DNA稳定存在于细胞核内,当受到外界因素刺激时,病毒基因组可被激活而又转为增殖性感染。病毒还可通过垂直传播感染胎儿,造成先天性畸形、流产或早产。

单纯疱疹病毒(HSV)是疱疹病毒的典型代表,由于急性期发生水疱性皮疹即单纯疱疹而得名。

(一)生物学性状

HSV有HSV-1和HSV-2两个血清型,两型的DNA有50%同源性。HSV能在多种细胞中增殖,常用原代兔肾细胞、人胚肺细胞、人胚肾细胞或地鼠肾细胞等传代细胞分离培养病毒。病毒复制周期短,感染细胞很快出现明显的细胞病变,并出现核内嗜酸性包涵体。

(二)致病性与免疫性

人群中HSV感染非常普遍,感染率达80%～90%。传染源是患者和健康带毒者,密切接触和性接触为主要传播途径,亦可经飞沫传染。感染后症状不明显,常见为皮肤、黏膜的局限性疱疹,偶见全身或致死性感染。临床表现有:①原发感染:HSV-1以腰以上感染为主,常表现为龈口炎,牙龈、咽颊部黏膜产生成群疱疹,还可引起疱疹性角膜炎或结膜炎、皮肤疱疹性湿疹、疱疹性甲沟炎或疱疹性脑炎;HSV-2的原发感染多为性接触,以腰以下及生殖器感染为主,多引起生殖器疱疹;②潜伏与再发感染:HSV原发感染后,如机体不能彻底清除病毒,HSV则以潜伏状态长期存在,HSV-1主要潜伏于三叉神经节和颈上神经节;HSV-2潜伏于骶神经节。当机体受到刺激或免疫功能降低时,潜伏病毒可被激活转为增殖性感染。此时病毒沿感觉神经纤维轴索下行返回末梢,在原发感染灶附近进行增殖引起复发性疱疹;③先天性及新生儿感染:妊娠妇女感染HSV-1,病毒可经胎盘感染胎儿,造成流产、早产、死胎或先天性畸形。HSV-2在分娩时可通过产道感染新生儿,发生新生儿疱疹。

(三)防治原则

目前尚无有效的特异性预防疫苗。孕妇有HSV-2感染者,分娩后应立即给新生儿注射丙种球蛋白预防。无环鸟苷(ACV)是临床上治疗HSV感染的首选药物,对HSV有抑制作用,但不能彻底防止潜伏感染的再发。另外,碘苷、阿糖胞苷等滴眼,对治疗疱疹性角膜炎有良好的疗效。

五、水痘-带状疱疹病毒

儿童初次感染水痘-带状疱疹病毒(VZV)引起水痘,潜伏多年后,成年或老年期复发而引起带状疱疹,故称水痘-带状疱疹病毒。

VZV 的基本特性与 HSV 相同,只有一个血清型。只在人胚成纤维细胞中增殖并缓慢产生局灶性细胞病变,受感染细胞出现嗜酸性核内包涵体和多核巨细胞。

人是 VZV 的唯一自然宿主,水痘患者是唯一的传染源。其传染性极强,好发于冬春季节,主要通过呼吸道传播,亦可通过密切接触传播。皮肤是病毒的主要靶器官。病毒经呼吸道侵入人体后,经二次病毒血症,病毒大量复制,播散至全身各器官,尤其是皮肤黏膜组织,导致水痘。无免疫力的儿童初次感染后,约经 2 周潜伏期,全身皮肤出现斑丘疹。皮疹呈向心性分布,躯干比面部和四肢多。水痘消失后不遗留瘢痕,病情一般较轻,但偶有并发间质性肺炎和感染后脑炎。成人首次感染 VZV 者,常发生重症水痘,病情较重,病死率亦较高。孕妇在妊娠早期发生水痘可引起流产、死产或胎儿先天性水痘综合征,表现为胎儿畸形及意识运动障碍等。

带状疱疹仅发生于过去有水痘病史的成人和老人。儿童患水痘后,少量病毒能长期潜伏于脊髓后根神经节或颅神经的感觉神经节中。当机体受到某些刺激,如发热、受冷、机械压迫、使用免疫抑制剂、X 线照射、白血病及肿瘤等细胞免疫功能损害或低下时,潜伏病毒被激活,沿感觉神经纤维轴索下行到达所支配的皮肤区,增殖后引起复发性感染。由于疱疹沿感觉神经支配的皮肤分布,串联成带状,故称带状疱疹,以躯干和面额部多见。

患水痘后终身不再感染。但长期潜伏于神经节中的病毒不能被清除,故不能阻止病毒激活而发生带状疱疹。

对儿童和成人接种 VZV 减毒活疫苗,可以有效地预防病毒感染和流行。注射水痘-带状疱疹免疫球蛋白或高效价 VZV 抗体,对预防或减轻 VZV 感染有一定效果。无环鸟苷及大剂量的干扰素能限制水痘和带状疱疹的发展及缓解局部症状。

六、EB 病毒

EB 病毒(EBV)是 1964 年 Epstein 和 Barr 在研究 Burkitt 非洲儿童恶性淋巴瘤的病因时,从瘤细胞培养中发现的一种新病毒。

EBV 的形态结构与疱疹病毒相似,但免疫原性不同。EBV 是嗜 B 细胞病毒。

EBV 感染在人群中非常普遍,我国 3~5 岁儿童 EBV IgG 抗体阳性率达 90% 以上,且多为隐性感染。青年期如果原发感染,约有 50% 出现传染性单核细胞增多症。主要通过唾液传播,偶见经输血传播。EB 病毒在口咽部上皮细胞内增殖,然后感染局部黏膜的 B 细胞,这些 B 细胞大量进入血流造成全身感染。EBV 可长期潜伏在人体淋巴组织中,当机体免疫力下降时,潜伏的病毒活化形成复发感染。由 EBV 感染引起或与 EBV 感染有关的疾病主要有:①传染性单核细胞增多症:是一种急性淋巴组织增生性疾病,多见于青春期初次感染 EBV 后;②非洲儿童恶性淋巴瘤(BL):多见于 6~7 岁儿童,其临床特征主要为颌部、眼眶和卵巢部位出现肿块,并可累及肝、肾、消化道淋巴组织及中枢神经系统;③鼻咽癌:我国南方及东南亚是鼻咽癌高发区,多发生于 40 岁以上中老年人。

国内应用痘苗病毒为载体构建的 EBV 膜抗原基因工程疫苗正在试用中。目前对 EBV 感染无疗效肯定的药物,可选用干扰素及无环鸟苷等抗病毒制剂。

七、巨细胞病毒

巨细胞病毒(CMV)直径约 200nm,是最大的病毒之一。由于感染细胞肿胀变大,并有巨大的核内包涵体,故名巨细胞病毒。

CMV 是在自然界广泛存在,但又具有严格种属特异性的病毒。人巨细胞病毒(HCMV)只能感染人,在人成纤维细胞中增殖,复制周期长,典型病变特征是细胞肿大变圆,核变大,核内出现周围绕有一轮"晕"的大型嗜酸性包涵体,形似猫头鹰眼。

人群中 CMV 感染非常普遍,初次感染多在两岁以下,常为隐性感染,60%～90% 成人已有 CMV 抗体,但多数人可长期带病毒成为潜伏感染。病毒常潜伏于唾液腺、乳腺、肾脏、白细胞或其他腺体中,可长期或间隙地从唾液、乳汁、尿液、精液或宫颈分泌物等处排出,通过相应途径传播,引起多种疾病。临床表现为:①宫内感染:先天性 CMV 宫内感染是病毒宫内感染中最常见的,常可导致先天畸形、早产、死胎等;②围生期感染:隐性感染的孕妇,妊娠后期病毒被激活并经生殖道排出,分娩时胎儿经产道感染,大多症状轻微或无临床症状,偶有轻微呼吸障碍或肝功能损伤;③接触感染:唾液、乳汁、尿、精液和宫颈分泌物中存在 CMV,可经密切接触如接吻、性交、哺乳等方式传染;④输血感染:输入大量含有 CMV 的血液可发生输血后的单核细胞增多症和肝炎等;⑤免疫功能低下时感染:肾移植或骨髓移植等器官移植、恶性肿瘤、艾滋病或长期使用免疫抑制剂的患者,因免疫功能低下,体内潜伏病毒易被激活,造成播散性感染。临床表现有发热、白细胞及血小板减少、不典型淋巴细胞增多等,严重者可出现肺炎、肝炎及溃疡性胃肠炎等。此外,CMV 与子宫颈癌和结肠癌发病相关。

目前尚无安全有效的疫苗用于预防,其包膜糖蛋白亚单位疫苗或基因工程疫苗是研究方向。丙氧鸟苷是认为有效的抗 CMV 药物。

八、登革病毒与森林脑炎病毒

(一)登革病毒

登革病毒是登革热的病原体。登革热是一种由伊蚊传播的急性传染病,流行于热带、亚热带地区,特别是东南亚、西太平洋及中南美洲。我国于 1978 年在广东佛山首次发现本病,以后在海南岛及广西等地均有发现。

登革病毒形态结构与乙脑病毒相似。根据免疫原性不同分为 1、2、3、4 四个血清型,各型病毒间有共同抗原,与乙脑病毒亦有共同抗原。本病毒易在蚊体内增殖,可用蚊体胸内接种培养,也可用伊蚊传代细胞(C6/36 细胞)或地鼠肾原代和传代细胞培养,能产生明显的细胞病变。本病毒抵抗力不强,常用化学消毒剂、脂溶剂、56℃ 30 分钟等均可灭活。

登革病毒储存于人和猴体内,通过伊蚊传播,患者及隐性感染者为主要传染源。病毒感染人体后先在毛细血管内皮细胞及单核细胞中增殖,然后经血流扩散。引起登革热(DF)和登革出血热/登革休克综合征(DHF/DSS)。DF 病情较轻,主要表现为发热、头痛、全身肌肉和关节酸痛、淋巴结肿大及皮疹等。DHF/DSS 是登革病毒引起的严重临床类型,初期有典型登革热的症状,随后病情迅速发展,出现严重出血,表现为皮肤大片紫癜及瘀斑、消化道出血等,并进一步发展为休克,死亡率高。

登革病毒疫苗目前尚未研制成功,预防主要以防蚊和灭蚊为主。

(二)森林脑炎病毒

森林脑炎病毒亦称苏联春夏型脑炎病毒,是森林脑炎的病原体。该病毒首先在前苏联东部发现,中欧与德国亦有病例报告,在我国东北和西北的一些林区曾有流行。

森林脑炎病毒形态结构与乙脑病毒近似。动物感染范围广,小鼠最为敏感,多种途径接种均能感染。该病毒在原代鸡胚细胞和地鼠肾传代细胞培养中生长,并引起病变。

森林脑炎是一种中枢神经系统的急性传染病,蜱为传播媒介。病毒在蜱体内增殖,并经卵传代,也可由蜱携带病毒越冬,蜱是该病毒的储存宿主。在自然情况下,病毒由蜱传染森林中的兽类及鸟类,在动物中间循环。易感人群进入林区被蜱叮咬而感染。此病毒亦可通过胃肠道传播。人感染后经 7～14 天潜伏期突然发病,出现高热、头痛、昏睡、外周型弛缓性麻痹等症状,病死率约 30% ,病后可获得持久的免疫力。

灭蜱和防蜱叮咬是预防森林脑炎的重点。在林区的工作者应做好个人防护。目前在我国林区使用的灭活组织培养疫苗安全有效。减毒活疫苗正在研制中。

九、新疆出血热病毒

新疆出血热病毒是从我国新疆塔里木盆地出血热病人的血液、尸体脏器中分离到的一种病毒。病毒呈圆形或椭圆形,直径 90～120nm,病毒的结构、培养特点和抵抗力与汉坦病毒相似,但抗原性、传播方式、致病性却不同。

新疆出血热是一种自然疫源性疾病,有严格的地区性和明显的季节性,主要发生于有硬蜱活动的荒漠牧场。野生啮齿动物及家畜是新疆出血热病毒的主要宿主。蜱是传播媒介,也是储存宿主。每年 4～5 月,蜱大量增殖,也是发病的高峰。人被带病毒的蜱叮咬后,经5～7 天潜伏期发病,临床表现以发热、全身疼痛、中毒症状和皮肤黏膜有出血点为主要特征,严重患者有鼻出血、呕血、血尿及蛋白尿。病后可获得牢固的免疫力。

我国已研制出精制灭活乳鼠脑疫苗,该疫苗安全,但其预防效果尚待确定。

十、人乳头瘤病毒

人乳头瘤病毒(HPV)是引起皮肤、黏膜的寻常疣、扁平疣和尖锐湿疣(生殖器疣/性病疣)的病原体,此病毒感染也与宫颈癌发生有密切关系。

HPV 呈球形,直径 52～55nm,核酸为双链环状 DNA,衣壳由 72 个壳微粒组成 20 面体立体对称,无包膜。现已发现 HPV 有 60 多个型。

HPV 主要是通过直接或间接接触传播,新生儿可经产道感染。病毒感染局限于局部,不引起病毒血症。HPV 对皮肤和黏膜上皮细胞有高度亲嗜性。根据感染部位不同,可将 HPV 分为嗜皮肤性和嗜黏膜性两大类。前者主要感染皮肤,引起各类型皮肤疣,如寻常疣、跖疣、扁平疣等;后者主要感染生殖道和呼吸道的黏膜,引起生殖道尖锐湿疣、喉乳头瘤及子宫颈癌等。HPV 在感染细胞内复制能诱导表皮的基底细胞过度增生,表皮增厚、角质化,在颗粒层常出现嗜碱性的胞核内包涵体,为其感染的基本特征。被感染上皮逐渐增生形成乳头状瘤,称为疣,多为良性。某些型别 HPV 感染,病毒核酸可整合于宿主细胞基因组中,引起细胞恶性转化,与生殖道癌前病变和恶性肿瘤发生有关。

目前尚无特异性预防方法,切断传播途径为有效的预防措施。已被 HPV 感染的皮肤和黏膜的疣,可自发消退,但又极易复发。对病变局部可用药物治疗或冷冻、电灼、激光或手术等疗法去除,同时使用干扰素等抗病毒药物以防复发。

（田维珍）

复习思考题

1. 为什么流感病毒易造成世界大流行? 怎样才能控制?
2. 孕妇感染哪些病毒易导致胎儿先天性畸形,其表现是什么?
3. 简述 HBV、HIV 的传播方式及预防对策。
4. 简述 HAV、HBV、HCV、HDV、HEV 的主要异同点。
5. 试述人被动物咬伤后应该采取的措施。

下篇　人体寄生虫学

第二十章　寄生虫学总论

学习要点

1. 寄生虫、宿主、生活史、感染阶段的概念。
2. 寄生虫与宿主的关系。
3. 寄生虫病流行的基本环节、流行因素和流行特点。
4. 寄生虫病的防治措施。

第一节　概　　述

人体寄生虫学是研究人体寄生虫的形态、生活史、致病作用、实验诊断和流行规律,阐明寄生虫与人体及外界环境因素的相互关系,从而有效防治寄生虫病的一门科学,又称医学寄生虫学,是预防医学和临床医学的基础课程。人体寄生虫学的内容包括医学蠕虫、医学原虫、医学节肢动物三部分。

一、寄生及寄生关系

自然界里,生物在长期的进化过程中,两种生物生活在一起的现象称为共生。依其利害关系,可归纳为三种类型。

1. 共栖　两种生物共同生活,其中一方受益,另一方既不受益也不受害,称为共栖。如人口腔内的齿龈内阿米巴,以细菌为食物,但不损伤人体组织。

2. 互利共生　两种生物共同生活,双方相互依赖、彼此受益,称为互利共生。如白蚁以木屑为食,但缺乏分解木屑纤维的酶,白蚁肠道内的鞭毛虫能产生分解木屑纤维的酶,两者生活在一起,白蚁为鞭毛虫提供食物和栖息地,鞭毛虫将木屑纤维分解成白蚁可利用的营养物质,双方相互依赖,共同受益。

3. 寄生　两种生物共同生活,其中一方得利,另一方受害,称为寄生。例如蛔虫寄生于人体小肠,获取营养并损害人体,蛔虫得利,而人体却受害。

二、寄生虫的概念及分类

1. 寄生虫(parasite)　营寄生生活的低等动物称为寄生虫。寄生于人体的寄生虫称为人体寄生虫。寄生虫可长期或短暂地依附在宿主的体内或体表,获取营养并损害人体。

195

2. 分类　按照寄生虫与宿主的关系,可分为以下几种类型:

(1)体内寄生虫:主要指寄生于人体肠道、组织或细胞内的原虫和蠕虫,如疟原虫、蛔虫。

(2)体外寄生虫:主要指吸血时与人体体表接触,饱食后离开的节肢动物,如蚊、蚤等。

(3)专性寄生虫:指寄生虫生活史的各个阶段或某个阶段必须营寄生生活,否则就不能生存的寄生虫,如疟原虫的各个发育阶段必须在人和蚊体内生活。

(4)兼性寄生虫:有些寄生虫主要在外界营自生生活,但在某种情况下可侵入宿主营寄生生活,如粪类圆线虫。

(5)机会性致病寄生虫:有些寄生虫在宿主免疫功能正常时处于隐性感染状态,当宿主免疫功能受损时则大量增殖导致疾病,如刚地弓形虫。

三、宿主的概念及类型

1. 宿主(host)　被寄生虫寄生并受到损害的人或动物称为宿主。

2. 宿主类型　寄生虫在完成生活史过程中,有的只需要一个宿主,有的则需要两个或两个以上的宿主。因此可将宿主分为以下几种:

(1)终宿主:指寄生虫成虫或有性生殖阶段所寄生的宿主。如卫氏并殖吸虫的成虫寄生在人体肺部,人就是该虫的终宿主。

(2)中间宿主:指寄生虫的幼虫或无性生殖阶段所寄生的宿主。若有两个以上的中间宿主,则依寄生先后顺序分别称为第一、第二中间宿主,如川卷螺和溪蟹,分别是卫氏并殖吸虫的第一、第二中间宿主。

(3)保虫宿主:某些寄生虫除寄生于人体外,也可寄生于某些脊椎动物体内,流行病学上将这些脊椎动物称为保虫宿主或储存宿主。保虫宿主具有重要的医学意义,是人体寄生虫病的重要传染源。如卫氏并殖吸虫的成虫既可寄生于人,又可寄生于犬,犬为其保虫宿主。

(4)转续宿主:滞育状态的寄生虫幼虫所寄生的非适宜宿主称为转续宿主,这种幼虫若有机会进入适宜宿主,可继续发育至下一生活史阶段。如卫氏并殖吸虫在野猪体内不能发育为成虫,但野猪肉中的虫体若被正常宿主人误食则可在人体内发育为成虫,野猪为卫氏并殖吸虫的转续宿主。

四、寄生虫的生活史与感染阶段

1. 生活史　寄生虫完成一代生长、发育和繁殖的全过程称为寄生虫的生活史。根据生活史中是否需要转换宿主,可将其分为直接型和间接型两大类,直接型完成生活史过程不需要中间宿主,后者需要。有些寄生虫的生活史需经无性生殖与有性生殖交替进行,才能完成一代的发育,称为世代交替。

2. 感染阶段　在寄生虫生活史中,能够感染人体的发育阶段称为感染阶段。如日本血吸虫生活史中有虫卵、毛蚴、母胞蚴、子胞蚴、尾蚴、童虫和成虫等阶段,只有尾蚴才能经皮肤侵入而感染人体,故尾蚴是日本血吸虫的感染阶段。

第二节　寄生虫与宿主的相互关系

一、寄生虫对宿主的损害

1. 夺取营养　寄生虫以人体消化或半消化食物、组织液、血液等为食,对人体造成损害,如蛔虫夺取营养引起营养不良,钩虫吸食血液引起人体贫血。

2. 机械性损伤　寄生虫在其侵入、移行、定居过程中所产生的机械性刺激、阻塞、压迫等作用,造成宿主局部组织损伤,如猪囊尾蚴压迫脑组织和眼球引起癫痫和失明;蛔虫扭结成团引起肠梗阻等。

3. 毒性作用及免疫病理损伤　寄生虫的代谢产物、分泌物及虫体死亡后的分解产物对人体具有毒性作用或引起免疫损伤,如溶组织内阿米巴滋养体分泌溶组织酶,溶解破坏肠黏膜组织,引起肠壁溃疡;日本血吸虫虫卵分泌的可溶性抗原,诱导超敏反应,使周围组织损伤,形成嗜酸性肉芽肿等。

二、宿主对寄生虫的免疫作用

1. 非特异性免疫　机体通过屏障结构、吞噬作用、体液中的免疫分子发挥防御功能。人体对某些寄生虫天然不感染,如鼠疟原虫不感染人。

2. 特异性免疫　是宿主免疫系统对寄生虫抗原性异物的免疫应答,包括体液免疫和细胞免疫,对寄生虫产生清除或杀伤作用,对同种寄生虫再感染有一定免疫力。免疫类型有以下几种:

(1)消除性免疫:人体感染某种寄生虫后所产生的适应性免疫既可清除体内寄生虫,又能完全抵抗再感染,如皮肤利什曼病患者痊愈之后对同种寄生虫再感染具有适应性免疫力,这是寄生虫感染中很少见的一种感染状态。

(2)非消除性免疫:是抗寄生虫感染中较常见的一种免疫类型。寄生虫感染后机体产生的特异性免疫,不能完全清除体内寄生虫,但在一定程度上能抵抗再感染,称非消除性免疫。若体内的活虫在药物的作用下被完全清除,免疫力也随之消失。表现为①带虫免疫:某些血内寄生虫如疟原虫感染,当患者临床症状消失后,体内仍有低密度的原虫,机体能保持一定的免疫力,对同种疟原虫再感染具有抵抗力,此免疫状态称带虫免疫;②伴随免疫:某些蠕虫如血吸虫感染时,机体产生的免疫力对体内成虫无明显杀伤效应,但可杀伤再次侵袭的童虫,这种免疫状态称伴随免疫。

(3)免疫逃避:寄生虫能在具有免疫力的宿主体内生存,逃避宿主免疫攻击的现象,称为免疫逃避。其原因有①抗原变异:如被疟原虫寄生的红细胞表面抗原变异,免疫系统不能识别;②抗原伪装:如血吸虫体表结合有人的血型物质,逃避免疫系统监视;③解剖位置的隔离:如寄居于肠道的寄生虫不易与抗体和免疫细胞接触,逃避免疫系统的攻击;④可溶性抗原释放:虫体释放的可溶性抗原可特异性阻断抗体对虫体的杀伤作用,如患疟疾和血吸虫病时的免疫;⑤抑制宿主的免疫应答:有些寄生虫抗原可直接诱导宿主产生免疫抑制。

3. 超敏反应　宿主对寄生虫感染所产生的免疫效应,一方面表现为对机体的保护作用,另一方面也可诱导超敏反应,导致宿主组织损伤或生理功能紊乱。按其发生机制可分为Ⅳ型①Ⅰ型超敏反应:如蛔虫幼虫引起的哮喘;②Ⅱ型超敏反应:如疟原虫感染后引起的溶血性贫血;③Ⅲ型超敏反应:如疟原虫和血吸虫感染引起的肾损害;④Ⅳ型超敏反应:如日本血吸虫卵所致的嗜酸性肉芽肿。

寄生虫感染人体后可出现以下三种结局:①当寄生虫的致病力强而人体免疫力弱时,可引起人体局部或全身病理改变而致病,称寄生虫病;②当宿主防御功能较强时,寄生虫被杀死、排除,患者痊愈;③当寄生虫的致病力与人体的免疫力处于平衡状态时,寄生虫在人体内成活,而人体无明显症状,称为带虫者。

第三节　寄生虫病流行的环节与特点

一、寄生虫病流行的基本环节

1. 传染源　指感染了寄生虫的人和动物,包括患者、带虫者和保虫宿主。

2. 传播途径　各种寄生虫可通过不同途径侵入人体。常见传播途径有①经口感染:某些寄生虫的感染阶段经食物、饮水侵入人体,如饮用被溶组织内阿米巴成熟包囊污染的水可感染溶组织内阿米巴;②经皮肤感染:如接触含血吸虫尾蚴的疫水可感染血吸虫;③经节肢动物媒介感染:如蚊吸血传播疟疾和丝虫病等;④经接触感染:如阴道毛滴虫经性接触传播;⑤经胎盘感染:如孕妇体内弓形虫,经胎盘感染胎儿;⑥其他感染方式:如输血感染、自身重复感染等。

3. 易感人群　对某种寄生虫缺乏免疫力或免疫力低下的人,称为易感人群。人类对寄生虫普遍易感,尤其是儿童、老人、孕妇等。人体对寄生虫感染的免疫多属于带虫免疫,未感染的人因缺乏特异性免疫力而成为易感者。具有免疫力的人,当其体内的寄生虫被清除后,其免疫力也随之消失,重新成为易感者。

二、影响寄生虫病流行的因素

1. 自然因素　包括地理环境和气候因素,如温度、湿度、雨量、光照等。这些因素可影响寄生虫在外界环境中的发育,也可影响其中间宿主的发育和分布。如我国南方气候温暖、潮湿、雨量丰富,有利于传播媒介蚊虫的发育,而北方的冬季寒冷、干燥、全年的雨量明显少于南方,不利于蚊虫的发育,所以以蚊作为传播媒介的疟疾在南方流行严重。

2. 生物因素　寄生虫生活史中所涉及的宿主、媒介昆虫或媒介植物等生物因素直接影响着某地区寄生虫流行的种类。如日本血吸虫的中间宿主钉螺在我国的分布不超过北纬33.7度,因此我国北方地区无血吸虫病的流行。

3. 社会因素　包括社会制度、科学水平、文化教育、经济状态、卫生条件、生产方式和生活习惯等。如贫困地区较差的卫生条件,增加了寄生虫病流行的机会;某些地区人们生食鱼片,导致肝吸虫病在当地的流行。

三、寄生虫病流行的特点

1. 地方性　指某种寄生虫病在某一地区持续或经常发生的情况。地方性与当地气候条件,中间宿主或媒介节肢动物的地理分布,人群的生活习惯和生产方式有关。如钩虫病在我国淮河及黄河以南地区广泛流行,但在气候干寒的西北地区很少出现。

2. 季节性 指寄生虫病的发病率与季节变换相关。由于温度、湿度、雨量、光照等气候条件会对寄生虫的中间宿主和媒介节肢动物种群数量的消长产生影响,所以寄生虫病的流行往往呈现明显的季节性。如疟疾的传播需要媒介按蚊,因此,夏秋季节发病率高。

3. 自然疫源性 有些寄生虫可在人迹罕至的原始森林或荒漠地区的脊椎动物之间相互传播,人类由于进入这些地区而被感染,这种地区称为自然疫源地。可在人与脊椎动物之间自然传播的寄生虫病称人兽共患寄生虫病。这类存在于自然界的人兽共患寄生虫病具有明显的自然疫源性,控制难度大,对人类健康威胁严重。如旋毛虫病、弓形虫病等。

第四节　寄生虫病的流行状况与防治措施

一、寄生虫病的流行状况

寄生虫病遍及全球,严重影响着人体的健康。联合国开发计划署/世界银行/世界卫生组织热带病特别规划署联合倡议要求重点防治的 10 种热带病中,除麻风、结核和登革热外,其余 7 种都是寄生虫病,包括疟疾、血吸虫病、淋巴丝虫病、盘尾丝虫病、利什曼病、非洲锥虫病和美洲锥虫病。世界卫生组织 2011 年的报告指出:目前疟疾仍流行于全球 99 个国家,感染疟疾的高危人群数量多达 33 亿,居寄生虫病死因之首;血吸虫病流行于世界 76 个国家,超过 7 亿人生活在该病流行区。此外肠道寄生虫病也很严重,估计全球有超过 10 亿人感染蛔虫,7.4 亿人感染钩虫,7.95 亿人感染鞭虫。

我国大部分地区处于温带和亚热带,寄生虫种类繁多,寄生虫病分布广泛。据建国初期的调查,仅血吸虫病、疟疾和丝虫病患者就达 7000 多万人,并将危害最为严重的血吸虫病、疟疾、丝虫病、钩虫病和黑热病列为我国五大寄生虫病。经过半个多世纪的不懈努力,我国的寄生虫病防治工作取得了举世瞩目的成绩。于 1958 年基本消灭了黑热病;1994 年基本消灭了丝虫病,并于 2006 年在全国范围内实现了阻断丝虫病传播的目标;2010 年我国实施了中国消除疟疾计划,目前发病人数显著减少,正向 2020 年在我国消除疟疾的目标迈进;我国中长期发展规划提出在 2015 年实现血吸虫病防治基本达到疫情控制或传播阻断标准。但我国目前寄生虫病的流行情况仍不容乐观,食源性寄生虫及机会致病寄生虫(弓形虫、肺孢子虫和隐孢子虫)的感染率有所增加,因此控制和消灭寄生虫病的任务仍然十分艰巨。

二、寄生虫病的防治原则

控制寄生虫病流行的三个环节是防治寄生虫病的基本措施。

1. 控制传染源 普查、普治患者和带虫者,妥善处理保虫宿主。另外应做好流动人口的监测和自然疫源地的控制。

2. 切断传播途径 加强水源和粪便管理,注意环境和个人卫生,控制和消灭中间宿主及传播媒介。

3. 保护易感人群 做好卫生宣传,加强健康教育,改变不良饮食习惯和行为方式,提高自我保护意识,免受寄生虫感染。

(王金凤)

❓复习思考题

1. 何谓寄生虫、宿主、生活史与感染阶段？说出寄生虫与宿主的种类。
2. 寄生虫对宿主有哪些危害？
3. 宿主对寄生虫的免疫特点有哪些？
4. 寄生虫病流行的基本环节是什么？防治措施有哪些？

第二十一章　医学蠕虫

 学习要点

1. 常见线虫、吸虫、绦虫的形态特点。
2. 常见线虫、吸虫、绦虫的生活史及致病作用。
3. 常见线虫、吸虫、绦虫的主要诊断方法及防治原则。

蠕虫（helminth）是一类多细胞无脊椎动物，借肌肉伸缩而蠕动。种类繁多，包括生物分类中的线形动物门、扁形动物门、棘头动物门所属的各种动物。寄生于人体的蠕虫称医学蠕虫，约有250余种，我国已发现40余种，主要为隶属于线虫纲、吸虫纲和绦虫纲的虫种。由蠕虫引起的疾病称为蠕虫病。

蠕虫的生活史一般为从卵经幼虫到成虫的发育过程，依据是否需要中间宿主，将蠕虫分为土源性蠕虫和生物源性蠕虫。土源性蠕虫又称直接发育型，发育过程中不需要中间宿主，其虫卵或幼虫在外界适宜环境中发育为感染期虫卵或幼虫，经口或皮肤侵入终宿主体内，发育为成虫，如蛔虫、钩虫、蛲虫等肠道线虫大多属于此类；生物源性蠕虫又称间接发育型，发育过程中需要中间宿主，虫体在中间宿主体内发育为感染期幼虫，再感染终宿主，如吸虫、绦虫及组织内线虫均属于此类。

第一节　线　虫　纲

成虫呈线状或长圆柱状，虫体大小因虫种而异。雌雄异体，一般雌虫大于雄虫。生殖器官发达，雄虫为单管型，雌虫为双管型。消化系统呈长管状，前端为口，后端为肛门。人体常见线虫有蛔虫、鞭虫、蛲虫、钩虫等。

一、似蚓蛔线虫

似蚓蛔线虫（Ascaris lumbricoides Linnaeus,1758）简称蛔虫，是寄生于人体肠道的一种大型线虫，可引起蛔虫病。本虫分布广泛，感染率高，是常见的人体寄生虫之一。祖国医学早有关于蛔虫的记载，称之为"蛟蛕"、"长虫"等。

（一）形态

1. 成虫　虫体呈长圆柱形，形似蚯蚓，活时淡红色或微黄色，死后呈灰白色，体表有细环纹和2条白色的侧线。虫体顶端有3个唇瓣呈品字形排列，围成口孔，唇瓣内缘有细齿。雌虫长20～35cm，尾端尖直。雄虫长15～31cm，尾端向腹面卷曲，有1对交合刺。

2. 虫卵　有受精卵和未受精卵两种：①受精卵：呈宽椭圆形，大小为（45～75）μm ×（35～50）μm，卵壳厚而透明，壳表面有一层凹凸不平的蛋白质膜，被胆汁染成棕黄色，卵内含1个未分裂的卵细胞,在卵细胞和卵壳的两端有新月形空隙;②未受精卵:呈长椭圆形,棕黄色,大小约为(88～94)μm×(39～44)μm,卵壳及蛋白质膜均较薄,卵内含大小不等的折光颗粒。无论受精卵或未受精卵,其蛋白质膜均可脱落,虫卵变为无色透明,此时应注意与钩虫卵鉴别(图21-1)。

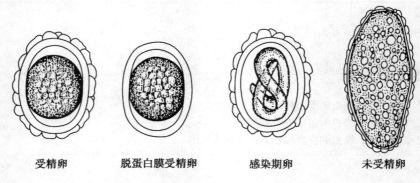

| 受精卵 | 脱蛋白膜受精卵 | 感染期卵 | 未受精卵 |

图21-1　蛔虫卵

(二) 生活史

蛔虫的生活史不需要中间宿主。其发育过程包括2个阶段,即受精卵在外界土壤中的发育和虫体在人体内的发育。

成虫寄生于人体小肠,雌、雄虫交配后,雌虫产卵,虫卵随粪便排出体外,在温暖(21～30℃)、潮湿、隐蔽、氧气充足的土壤中,约经2周,卵内细胞发育为幼虫,再经1周,卵内幼虫进行第1次蜕皮,发育为感染期虫卵。

人若误食感染期虫卵,在小肠内由于消化液的作用,卵内幼虫孵出,钻入肠黏膜或黏膜下层,进入肠壁小血管或小淋巴管,随血流到达肝脏、右心、肺,穿破肺毛细血管进入肺泡,在此进行第2和第3次蜕皮,然后沿支气管、气管移行至咽部,随宿主吞咽动作经食管、胃再回到小肠,在小肠内进行第4次蜕皮后经数周发育为成虫。从误食感染期虫卵到成虫发育成熟约需60～75天,成虫寿命约为1年(图21-2)。

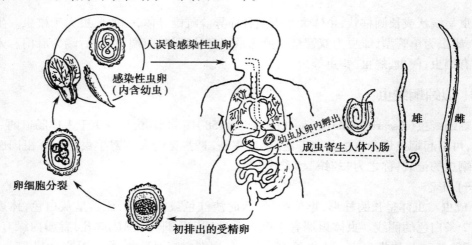

图21-2　蛔虫的生活史

（三）致病性

1. 幼虫致病 幼虫在组织内移行和蜕皮过程中,对组织造成机械性损伤,同时分泌物、代谢产物可引起人体局部或全身超敏反应,大量幼虫在肺部移行时细支气管上皮细胞脱落,肺部点状出血,引起蛔蚴性肺炎,支气管哮喘或嗜酸性粒细胞增多症。患者主要表现为发热、哮喘、咳嗽、痰中带血或荨麻疹等。

2. 成虫致病 ①消化道症状:成虫寄生在人体小肠直接掠夺宿主营养,并损伤肠黏膜,导致消化和吸收功能障碍,引起宿主营养不良,重度感染儿童可影响生长发育;蛔虫唇齿可咬伤肠黏膜并引起炎症性病变,患者常出现间歇性脐周疼痛、恶心、呕吐、食欲不振、消化不良等症状;②超敏反应:虫体的分泌物、代谢产物等可以诱发超敏反应,患者出现荨麻疹、哮喘、皮肤瘙痒等症状;③并发症:成虫有钻孔习性,当寄生环境发生变化时,可刺激虫体钻入开口于肠壁的管道,引起胆道蛔虫症、蛔虫性阑尾炎、胰腺炎等;虫体多时还可扭结成团阻塞肠腔,引起肠梗阻,甚至肠坏死。

（四）实验诊断

1. 虫卵的检查 蛔虫产卵量大,每条雌虫日产卵达 24 万个,因此粪便直接涂片法可检获蛔虫卵。饱和盐水浮聚法和定量透明法检出率更高。

2. 成虫的检查 从呕吐物或粪便中检获虫体,可按其形态特征进行确诊。

（五）防治原则

1. 加强卫生知识宣传,注意饮食卫生和个人卫生,生食瓜果蔬菜要洗净,饭前洗手。对粪便进行无害化处理,减少虫卵对土壤和地面的污染。

2. 常用驱虫药物有甲苯咪唑、丙硫咪唑(肠虫清)、枸橼酸哌嗪等。中药可选用乌梅丸加减。

二、毛首鞭形线虫

毛首鞭形线虫(Trichuris trichiura)简称鞭虫,是人体常见的线虫之一,可引起鞭虫病。

（一）形态

成虫外形似马鞭,前端 3/5 细如毛发,后端为粗管状,雌虫长 35～50mm,尾端钝圆,雄虫长 30～45mm,尾端向腹面卷曲呈螺旋状;虫卵为腰鼓形,棕黄色,大小约(50～54)μm ×(22～23)μm,卵壳较厚,两端各有 1 个透明栓,卵内有 1 个卵细胞(图 21-3)。

（二）生活史

成虫寄生于人体回盲部,重度感染时也可见于结肠、直肠、甚至回肠下段。雌虫产卵,虫卵随粪便排出体外,在土壤中适宜的条件下,3～5 周发育为含蚴卵,即感染期虫卵。感染期虫卵污染蔬菜、瓜果被人食入,在小肠内孵化出幼虫,钻入肠黏膜吸取营养,然后移行至回盲部发育为成虫。从误食感染期虫卵到成虫发育成熟约需 1～3 个月,成虫寿命 3～5 年。

（三）致病性

虫体前端钻入肠黏膜、黏膜下层或肌层,以组织液、血液为食,破坏组织,引起局部充血、水肿、出血及慢性炎症。轻度感染多无明显症状,严重感染者可出现食欲减退、腹痛、腹泻、头晕、贫血、消瘦、四肢浮肿、直肠脱垂等症状。

（四）实验诊断

鞭虫病的诊断以检获虫卵为依据,可采用粪便直接涂片法、沉淀集卵法和饱和盐水浮聚法等。

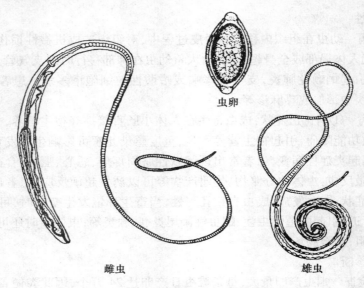

虫卵

雌虫　　　　　　　　　　　　雄虫

图 21-3　鞭虫成虫、虫卵

（五）防治原则

人是鞭虫的唯一传染源,防治鞭虫感染与蛔虫相似。驱虫可用甲苯咪唑、丙硫咪唑、阿苯哒唑等,治疗效果较好。

三、蠕形住肠线虫

蠕形住肠线虫[enterobius vermicularis(Linn,1758)Leach,1853]又称蛲虫,成虫寄生于人体回盲部,引起蛲虫病。呈世界性分布,感染人群主要是儿童,尤以幼儿园等群居儿童的感染率更高。在我国古代医书中,对于蛲虫早已有明确的记载,如隋代巢元方《诸病源候论》中有"蛲虫至细,形如菜虫",唐代王焘的《外台秘要》中提到"蛲虫多是小儿患之,大人亦有其病"。

（一）形态

1. 成虫　虫体细小乳白色,如线头状。头端角皮膨大成头翼,咽管末端膨大呈球形,称咽管球或食管球。雄虫长 2~5mm,尾端向腹面卷曲,有交合刺一根;雌虫长 8~13mm,尾端长而尖直。

2. 虫卵　略呈椭圆形,无色透明,大小为(50~60)μm×(20~30)μm,卵壳厚,一侧扁平,一侧凸出,形似柿核,内含 1 幼虫。

（二）生活史

成虫寄生于人体回盲部,以肠内容物、组织液及血液为食。雌雄交配后,雄虫死亡,雌虫子宫内充满虫卵,脱离肠壁,向下移行,当宿主睡眠时,肛门括约肌松弛,部分雌虫移行至肛门外,在肛门周围皮肤上大量产卵。雌虫产卵后大多干枯死亡,少数再爬回肛门或进入女孩的阴道、尿道等处异位寄生,可引起炎症。

黏附于肛周皮肤的虫卵,在适宜条件下约经 6 小时,卵内蝌蚪期胚蜕皮 1 次,发育为感染期卵。感染期卵经肛门-手-口或空气吸入等方式感染人体后,在十二指肠内孵出幼虫,沿小肠下行,途中蜕皮 2 次,行至回盲部,再脱皮 1 次,发育为成虫。从食入感染期卵到成虫发育成熟约需 2~6 周,雌虫寿命一般为 2~4 周。蛲虫生活史简单,虫卵抵抗力强、发育迅速、感染方式多样,故易重复感染(图 21-4)。

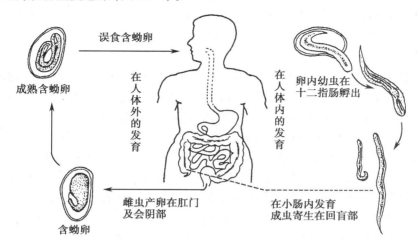

误食含蚴卵

成熟含蚴卵

在人体外的发育

在人体内的发育

卵内幼虫在十二指肠孵出

雌虫产卵在肛门及会阴部

在小肠内发育成虫寄生在回盲部

含蚴卵

图 21-4　蛲虫的生活史

（三）致病性

雌虫在肛周爬行、产卵,刺激肛门及会阴部皮肤,引起皮肤瘙痒,是蛲虫病的主要症状,也可因搔抓继发感染。患者常有烦躁不安、失眠、夜惊等症状。雌虫若误入阴道、尿道、子宫等处异位寄生,可引起炎症。

（四）实验诊断

采用透明胶纸法或棉签拭子法在肛周取材检查虫卵,清晨排便前检出率高。阴性结果需复查 2~3 次。

如在粪便中或当患者入睡后在肛门附近检获成虫也可确诊。

（五）防治原则

加强卫生知识宣传,普及防治蛲虫病知识;讲究个人、家庭及公共卫生,防止相互感染或自身反复感染。治疗常用阿苯达唑、甲苯咪唑、丙硫咪唑口服,外用药有蛲虫膏、2% 白降汞软膏等,中药驱虫可选用使君子、苦楝皮、百部等。

四、十二指肠钩口线虫和美洲板口线虫

十二指肠钩口线虫(Ancylostoma duodenale Dubini,1843)简称十二指肠钩虫,美洲板口线虫(Necator americanus Stiles,1902)简称美洲钩虫。钩虫成虫寄生于人体小肠,引起以贫血为主要症状的钩虫病,对人体危害严重。钩虫病在我国(除西藏等少数干燥寒冷的地区外)各地均有分布,是我国重点防治的寄生虫病之一。在中医文献中,有着许多关于钩虫病的记载,如明代戴思恭所称的"农民黄疸病",沈金鳌《尊生书》中所谓的"脱力黄"、"黄胖病"等,均与钩虫病相似。

（一）形态

1. 成虫　虫体细长略弯曲,长 1cm 左右,雌虫较大,尾端尖直;雄虫较小,尾端膨大形成交合伞。虫体半透明,活时肉红色,死后呈灰白色。十二指肠钩虫略大于美洲钩虫,前者呈"C"形,后者呈"S"形。虫体前端有 1 个发达的角质口囊,十二指肠钩虫口囊腹侧缘有钩齿 2 对,美洲钩虫有板齿 1 对。口囊两侧的头腺能分泌抗凝素。

2. 虫卵 两种钩虫卵形态相似,均为椭圆形,大小为(56~76)μm×(36~40)μm,卵壳薄,无色透明,新鲜粪便中的虫卵含有2~4个卵细胞,粪便放置过久,卵细胞可发育为多细胞的桑椹胚,卵细胞和卵壳之间有明显的空隙。

（二）生活史

两种钩虫生活史基本相同,均不需中间宿主。成虫寄生于人体小肠上段,借钩齿或板齿咬附在肠黏膜上,以血液、组织液和肠黏膜为食。雌雄虫交配后,雌虫产卵,卵随粪便排出体外。在温暖、潮湿、荫蔽、氧气充足的疏松土壤中,卵内细胞不断分裂,在24小时内孵出第1期杆状蚴,以土壤中的细菌和有机物为食,2天内蜕皮1次,发育为第2期杆状蚴,经5~6天后再蜕皮1次,发育为丝状蚴,丝状蚴的口孔封闭不进食,生活在泥土表层,是钩虫的感染阶段。土壤中的丝状蚴具有向温性和向触性,当人体皮肤接触到污染土壤时,丝状蚴可产生极为活跃的穿刺运动,经毛囊及指(趾)间皮肤较薄嫩处钻入人体,然后进入小血管或淋巴管,随血流经右心至肺,穿过肺毛细血管到达肺泡,经支气管、气管上行至咽,随吞咽进入小肠。幼虫在小肠内蜕皮2次,逐渐发育为成虫。自丝状蚴侵入人体到感染者粪便中有虫卵排出,约需5~7周,成虫寿命约3~5年。也有报道十二指肠钩虫存活7年,美洲钩虫存活15年之久(图21-5)。

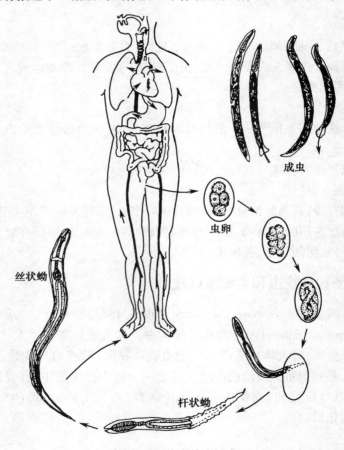

图21-5 钩虫的生活史

（三）致病性

1. 幼虫致病 ①钩蚴性皮炎:钩虫丝状蚴钻入皮肤,数分钟后局部皮肤可有奇痒、灼痛,继而出现充血斑点或丘疹,称钩蚴性皮炎,俗称"粪毒",如继发细菌感染,可形成脓疱;②钩蚴性肺炎:幼虫在肺部移行,造成对肺血管和肺泡的损伤,可引起局部出血及炎症,患者可出现咳嗽、血痰,常伴有畏寒、发热等全身症状。

2. 成虫致病　①贫血:是钩虫病的主要症状。钩虫咬附肠黏膜,并不断更换部位吸食血液,同时头腺分泌抗凝素,可防止血液凝固,致使肠黏膜多处伤口出血,因慢性失血造成铁和蛋白质的消耗,导致缺铁性贫血(低色素小细胞性贫血),临床表现为皮肤黏膜苍白、头昏、乏力,重者可有心慌、气短、水肿,甚至贫血性心脏病。严重感染可致儿童发育障碍,妇女出现闭经、流产;②消化道症状:肠黏膜损伤可引起上腹部不适、隐痛、恶心、呕吐、腹泻等症状;③异嗜症:少数患者出现喜食生米、生豆、泥土、石块等物,这可能与铁质的损耗有关,补充铁剂后患者症状可缓解或消失。

（四）实验诊断

粪便中检出钩虫卵或孵化出钩蚴为确诊的依据。

1. 虫卵的检查　采用饱和盐水浮聚法,因钩虫卵比重约为 1.06,在饱和盐水(比重为 1.20)中容易漂浮,可达到集卵的目的,提高检出率。也可用粪便直接涂片法,但因钩虫产卵量少,故检出率较低。

2. 钩蚴培养法　虫卵在适宜条件下,孵出钩蚴,在培养的试管中可直接观察到,检出率与饱和盐水浮聚法相似。

（五）防治原则

加强卫生知识宣传,提倡穿鞋下地,减少手足与污染土壤接触;对粪便进行无害化处理,避免虫卵污染外界环境;常用驱虫药物有甲苯咪唑、丙硫咪唑等,中药可选用榧子、槟榔、雷丸等。

第二节　吸　虫　纲

成虫多呈叶状或舌状,背腹扁平,具有口吸盘和腹吸盘。生殖器官发达,除血吸虫外,均为雌雄同体。消化系统不完全,包括口、咽、食管和肠支,肠支末端为盲端。虫卵多有卵盖。生活史复杂,有宿主转换和世代交替现象。对人致病的吸虫主要有华支睾吸虫、布氏姜片吸虫、卫氏并殖吸虫和日本裂体吸虫等。

一、华支睾吸虫

华支睾吸虫(Clonorchis sinensis Cobbold,1875)又称肝吸虫。成虫寄生于人或哺乳动物的肝胆管内,引起肝吸虫病。肝吸虫在我国至少已有 2300 多年的历史,广泛分布于除青海、宁夏、西藏、内蒙古等以外的 25 个省、市、自治区。

（一）形态

1. 成虫　虫体狭长,背腹扁平,前端较窄,后端钝圆,似葵花子状,大小为 $(10 \sim 25)$ mm × $(3 \sim 5)$ mm。口吸盘位于虫体前端,腹吸盘略小于口吸盘,位于虫体前 1/5 处。1 对分支状睾丸位于虫体后 1/3 处,前后排列;卵巢位于睾丸之前,边缘分叶,管状子宫盘绕于虫体中部,其中充满虫卵,开口于腹吸盘前缘的生殖孔(图 21-7)。

2. 虫卵　黄褐色,一端较窄,另一端钝圆,形似芝麻。大小为 29μm × 17μm,是寄生人体的最小蠕虫卵。较窄一端有明显的卵盖,卵盖两侧突起形成肩峰,另一端有一小疣状突起,卵内含 1 个成熟毛蚴(图 21-6)。

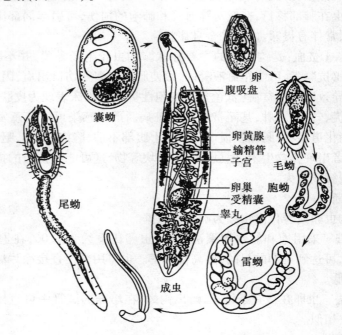

图 21-6　华支睾吸虫各期形态

(二)生活史

成虫寄生于人或猫、犬等哺乳动物的肝胆管内,虫卵随胆汁进入肠道并随粪便排出体外。虫卵入水被第一中间宿主豆螺、涵螺、沼螺等吞食后,在螺体内孵出毛蚴,经胞蚴、雷蚴等无性生殖阶段,发育成许多尾蚴。成熟的尾蚴从螺体逸出,在水中侵入第二中间宿主淡水鱼、虾体内并发育成囊蚴。囊蚴是肝吸虫的感染阶段,当人或猫、犬等食入含有活囊蚴的鱼虾,在小肠内消化液作用下脱囊成幼虫,经总胆管到达肝胆管发育为成虫。从食入囊蚴到发育为成虫约需 1 个月,成虫寿命 20～30 年(图 21-7)。

(三)致病性

由于虫体在肝胆管内机械性刺激和代谢产物、分泌物的化学作用,使胆管上皮细胞脱落、增生,管壁增厚,管腔变窄,胆汁淤积,可引起阻塞性黄疸,如继发细菌感染,则引起胆管炎、胆囊炎。死亡虫体碎片、虫卵等在胆管内沉积、钙化,可形成胆结石。晚期患者可出现肝硬化或肝癌。临床表现有腹部不适、厌油、食欲不振、腹痛、腹泻、肝区疼痛、头晕乏力。儿童感染症状较重者,可致发育不良或侏儒症。

(四)实验诊断

1. 病原学检查　检获虫卵是确诊的主要依据。常用各种集卵法和改良加藤厚涂片法检查虫卵,检出率高于粪便直接涂片法。对粪检阴性的患者,可用十二指肠引流液离心沉淀后检查,虫卵检出率较高。

2. 免疫学诊断　患者血清肝吸虫抗原或抗体阳性可作为辅助诊断依据。常用方法有皮内试验、间接血凝试验、间接荧光抗体试验以及酶联免疫吸附等。

(五)防治原则

做好卫生知识宣传,改变不良饮食习惯和生产、生活方式,对粪便进行无害化处理。治

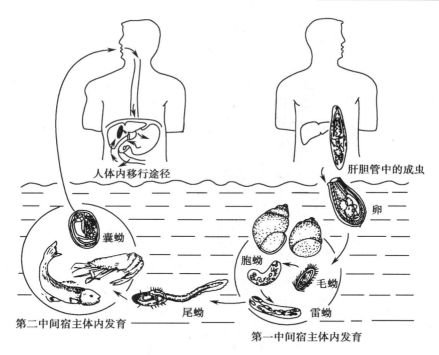

人体内移行途径

肝胆管中的成虫

卵

囊蚴

胞蚴

毛蚴

雷蚴

第二中间宿主体内发育

尾蚴

第一中间宿主体内发育

图 21-7 华支睾吸虫生活史

疗药物可选用吡喹酮、阿苯哒唑、血防 846 等。

 知识链接

食源性寄生虫病

随着人民生活水平的提高,饮食来源和方式的多样化,由食源性寄生虫病造成的食品安全问题将愈加突出。从全国的调查情况看,以华支睾吸虫感染引起的肝吸虫病最为严重,估计华支睾吸虫感染者约 1200 余万人。

二、布氏姜片吸虫

布氏姜片吸虫 [*Fasciolopsis buski*(Lankester,1857)Odhner,1902]简称姜片虫或肠吸虫,是寄生于人体或猪小肠内的大型吸虫,引起姜片虫病,主要流行于亚洲国家,我国除东北、西北地区外的 18 个省、市、自治区均有流行。祖国医学对姜片虫早已有记述,称之为"赤虫"、"肉虫"。

(一)形态

1. 成虫 虫体肥厚,长椭圆形,背腹扁平,前窄后宽,呈姜片状,长 20 ~ 75mm,宽 8 ~ 20mm,厚 0.5 ~ 3mm。口、腹吸盘相距较近,腹吸盘较口吸盘大 4 ~ 5 倍,呈漏斗状。2 个高度分支的睾丸前后排列于虫体后半部,卵巢位于睾丸之前,子宫盘曲于卵巢与腹吸盘之间。

2. 虫卵 椭圆形,淡黄色,大小为(130 ~ 140)μm ×(80 ~ 85)μm,是寄生人体最大的蠕虫卵。卵壳较薄,卵盖不明显,卵内含 1 个卵细胞和 20 ~ 40 个卵黄细胞(图 21-8)。

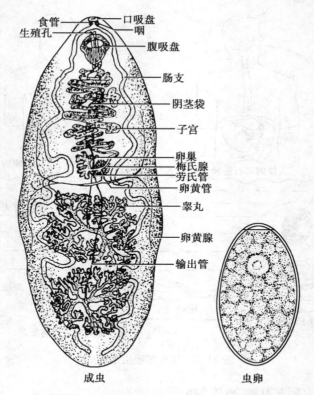

食管 —— 口吸盘
生殖孔 —— 咽
—— 腹吸盘
—— 肠支
—— 阴茎袋
—— 子宫
—— 卵巢
—— 梅氏腺
—— 劳氏管
—— 卵黄管
—— 睾丸
—— 卵黄腺
—— 输出管

成虫   虫卵

图 21-8　布氏姜片吸虫成虫和虫卵

（二）生活史

成虫寄生于人或猪小肠内。虫卵随粪便排出体外，入水后，在适宜温度（26~32℃）下，经3~7周孵出毛蚴并侵入中间宿主扁卷螺体内发育，经胞蚴、母雷蚴、子雷蚴发育为尾蚴，成熟的尾蚴自螺体逸出附在菱角、荸荠等水生植物表面形成囊蚴。终宿主食入含有囊蚴的水生植物而感染，在十二指肠内经消化液的作用脱囊成童虫吸附在小肠黏膜上，经1~3个月发育为成虫。成虫寿命为1~2年（图21-9）。

（三）致病性

成虫虫体较大，吸盘发达，吸附力强，导致肠壁点状出血、水肿、甚至形成溃疡。轻症患者可有恶心、呕吐、腹痛、腹泻。严重感染时因掠夺宿主营养，并影响消化、吸收功能，表现为营养不良、乏力、消瘦、水肿、贫血、腹水，甚至肠梗阻。儿童患者可出现智力减退和发育障碍。

（四）实验诊断

粪便直接涂片和沉淀法查虫卵或粪便中检出成虫可确诊。

（五）防治原则

开展卫生知识宣传，不生食水生植物，不饮生水；加强粪便管理，防止虫卵入水；普查普治病人及保虫宿主。治疗首选吡喹酮，中药驱虫可选槟榔、榧子等。

三、卫氏并殖吸虫

卫氏并殖吸虫［*P. Westermani*（Kerbert，1878）Bdraun，1899］简称肺吸虫，主要寄生于人和

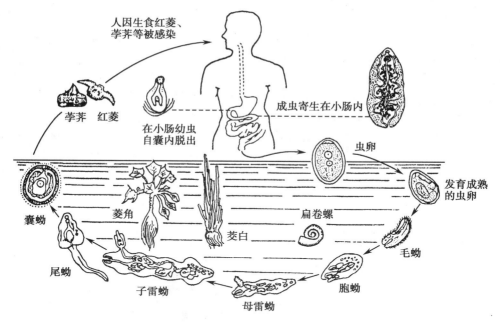

图 21-9　布氏姜片吸虫生活史

哺乳动物的肺组织,引起肺吸虫病。

（一）形态

1. 成虫　长椭圆形,腹面扁平,背面隆起,似半粒黄豆。虫体长 7～12mm,宽 4～6mm,厚 2～4mm,活体为红褐色,半透明,死后呈灰白色。口、腹 2 个吸盘大小略同。2 个睾丸呈分支状,左右并列于虫体后 1/3 处,卵巢与子宫并列于腹吸盘之后。因雌雄生殖器官左右并列,故名并殖吸虫（图 21-11）。

2. 虫卵　椭圆形,金黄色,大小为(80～118)μm×(48～60)μm,前宽后窄,两侧多不对称。卵盖大,略倾斜,卵壳厚薄不均,卵内含 1 个卵细胞和 10 多个卵黄细胞(图 21-10)。

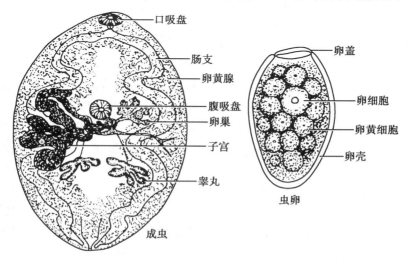

图 21-10　卫氏并殖吸虫成虫和虫卵

（二）生活史

成虫主要寄生于人和肉食类哺乳动物的肺内,以坏死组织和血液为食,虫卵随痰液或粪便排出体外。虫卵入水,在适宜温度(25~30℃)时,约经2~3周孵化出毛蚴。毛蚴钻入第一中间宿主川卷螺体内,经胞蚴、母雷蚴、子雷蚴等无性生殖,最后形成大量尾蚴。成熟的尾蚴自螺体逸出进入水中,再侵入第二中间宿主溪蟹或蝲蛄体内,发育为囊蚴。囊蚴是感染阶段,人或保虫宿主食入含活囊蚴的溪蟹、蝲蛄而感染。囊蚴在小肠内消化液作用下,幼虫脱囊成为童虫,穿过肠壁进入腹腔,最终穿过膈肌到达肺发育为成虫。童虫也可移行到其他组织器官异位寄生,如皮下、脑等处,但一般不能发育为成虫。从感染囊蚴至成虫发育成熟需2~3个月,成虫寿命5~6年,个别可达20年(图21-11)。

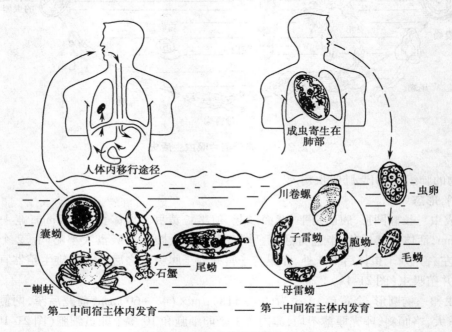

图21-11 卫氏并殖吸虫生活史

（三）致病性

肺吸虫的致病作用主要是童虫和成虫在人体内移行和定居引起的机械性损伤和抗原物质刺激所致的免疫病理反应。其基本病理过程分为3期,即脓肿期、囊肿期和纤维瘢痕期。早期主要是虫体移行引起组织破坏、出血、炎性渗出,渗出物以中性粒细胞和嗜酸性粒细胞为主,病灶周围肉芽组织产生而形成薄壁脓肿。脓肿内细胞变性、崩解、液化,脓液黏稠呈赤褐色,脓肿边缘纤维组织增生形成囊肿。囊肿内容物经支气管排出或吸收。由肉芽组织填充,最后纤维化形成瘢痕。

肺吸虫病临床表现复杂多样,急性期症状多在食入囊蚴后数天到1个月左右出现。轻者仅为食欲不振、乏力、消瘦、低热等非特异性症状。重者可有全身过敏反应、高热、腹痛、胸痛、咳嗽、肝肿大、荨麻疹,白细胞总数增多,嗜酸性粒细胞明显增多,一般为20%~40%,高者可达80%以上。慢性期根据童虫和成虫的游走和寄生部位及受损器官的不同分为胸肺型、腹型、肝型、脑脊髓型和皮下包块型等不同类型。胸肺型患者最多见,临床以咳嗽、胸痛、咳果酱样或铁锈色痰为主要症状。有的患者可同时有几种临床表现类型。

（四）实验诊断

取粪便或痰直接涂片检出虫卵，或手术摘除皮下包块检到虫体均可确诊；免疫学检查常用皮内试验法作初筛诊断，但有假阳性。目前多应用酶联免疫吸附试验（ELISA）和抗原斑点试验，效果较好。

（五）防治原则

宣传教育是预防本病最重要的措施，不生吃溪蟹和蝲蛄，不饮用生水。常用治疗药物有吡喹酮、硫双二氯酚（别丁）等。

四、日本裂体吸虫

日本裂体吸虫（Schistosoma japonicum Katsurada，1904）又称日本血吸虫。成虫寄生于人和多种哺乳动物的门脉-肠系膜静脉系统，引起血吸虫病。我国长江以南的 12 个省、市、自治区均有流行。血吸虫病严重危害人体健康，是我国重点防治的寄生虫病之一。祖国医学对血吸虫病早有一定认识，历代医书中所记述的"蛊症"、"蛊胀病"，就可能是血吸虫病。

（一）形态

1. 成虫　血吸虫成虫在宿主体内呈雌雄合抱状态。雄虫粗短，乳白色，背腹扁平，长 12～20mm，宽 0.5～0.55mm，自腹吸盘以下虫体两侧向腹面卷曲形成沟槽，称抱雌沟。雌虫细长，呈深褐色，体长 12～28mm，口、腹吸盘均不及雄虫明显，雌虫常居留于抱雌沟内。消化系统不完整，肠在腹吸盘后分为左右两支，延伸至虫体中部之后 2 肠支汇合成单一的盲管。雄性生殖系统由睾丸、输出管、输精管、储精囊和生殖孔组成，雌性由卵巢、输卵管、卵黄管、卵膜、子宫等组成，子宫开口于腹吸盘下方的生殖孔，内含虫卵约 50～300 个（图 21-12）。

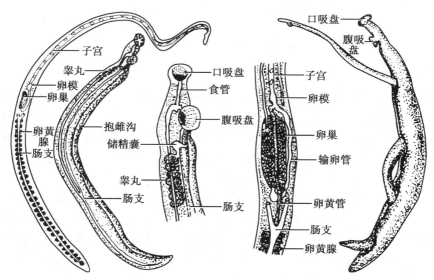

图 21-12　日本血吸虫成虫

2. 虫卵　椭圆形，淡黄色，大小为 89μm×67μm，卵壳较薄，无卵盖，壳的一侧有侧棘，表面常附有宿主组织残留物。卵内含 1 个成熟的毛蚴，毛蚴和卵壳间可见大小不等的圆形或椭圆形的油滴状头腺分泌物（图 21-13）。

3. 毛蚴　灰白色，半透明，大小为 99μm×35μm。静止时呈梨形，游动时呈长椭圆形。

周身被有纤毛,前端突起是顶腺和 2 个侧腺的开口处。毛蚴的腺体分泌物中含有蛋白质、溶组织酶等,是可溶性虫卵抗原,在毛蚴未孵出前,这些抗原物质可经卵壳的微孔释出(图21-13)。

4. 尾蚴　长约 280 ~ 360μm,由体部和尾部组成,尾部分尾干和尾叉,尾叉长度小于尾干长度的 1/2,是本虫尾蚴的重要特征。体部前端有一头器,头腺和 5 对穿刺腺开口于头器顶端,其分泌物有助于尾蚴钻入宿主皮肤(图21-13)。

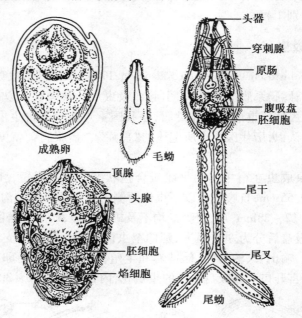

图 21-13　日本血吸虫虫卵和幼虫

(二)生活史

成虫寄生于人或牛等多种哺乳动物的门脉-肠系膜静脉系统,雌雄交配,雌虫在宿主肠系膜下静脉末梢内产卵。部分虫卵沉积于肠壁小静脉中,有些可经肝门静脉沉积于肝组织内。卵内毛蚴一旦成熟,即分泌可溶性抗原物质至卵壳外,经免疫损伤,引起虫卵周围组织和血管壁出现炎症、坏死。在血管内压力、肠蠕动和腹内压作用下,可使沉积在肠壁组织中的虫卵随坏死组织落入肠腔,并随粪便排出体外。

虫卵入水,在适宜条件下孵出毛蚴,毛蚴在水中如遇到中间宿主钉螺,则主动钻入螺体,在螺体内经母胞蚴、子胞蚴等无性生殖阶段,形成大量尾蚴并自螺体逸出。尾蚴是感染阶段,水中的尾蚴若与宿主皮肤接触即迅速钻入皮肤,脱尾变为童虫。童虫经小血管或淋巴管随血流至右心,经肺动脉、肺静脉、左心,进入体循环到肠系膜静脉、门静脉,雌雄合抱发育为成虫。从尾蚴侵入人体到成虫发育成熟产卵约需 24 天,成虫寿命约 5 年,也可长达数 10 年(图21-14)。

(三)致病性

1. 致病机制　血吸虫的尾蚴、童虫、成虫、虫卵均有致病作用,但以虫卵造成的危害最为严重,因而虫卵是其主要致病阶段。①虫卵所致损害:虫卵沉积于肝和肠壁血管中,卵内毛蚴分泌可溶性虫卵抗原,刺激宿主发生Ⅳ型超敏反应,使致敏 T 细胞分泌多种细胞因子,吸引嗜酸性粒细胞、中性粒细胞、浆细胞、巨噬细胞等至虫卵周围,形成以虫卵为中心的肉芽

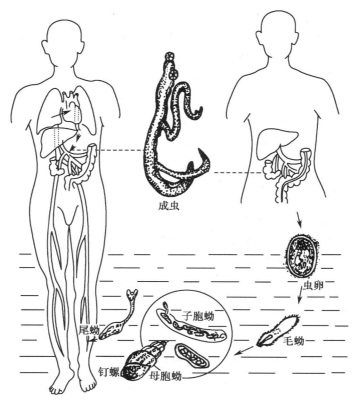

成虫

虫卵

子胞蚴

尾蚴

毛蚴

钉螺 母胞蚴

图 21-14　日本血吸虫生活史

肿,肉芽肿急性期中心出现坏死,形成嗜酸性脓肿。临床表现有发热、腹痛、腹泻、脓血便、轻度肝肿大,继而发展为局部纤维组织增生,形成纤维化,出现门脉高压综合征,临床表现为肝脾肿大、腹水、门脉高压等;②尾蚴所致损害:尾蚴侵入皮肤可导致尾蚴性皮炎,局部出现瘙痒、丘疹、严重者可伴有全身水肿及多形红斑等;③童虫所致损害:童虫移行过程中对组织器官的机械性损伤可引起一过性血管炎、毛细血管栓塞、破裂、局部细胞浸润和点状出血;④成虫所致损害:成虫寄生在血管内,其机械性刺激可引起静脉内膜炎和静脉周围炎,代谢产物、分泌物等可形成免疫复合物,对肾脏造成损害,表现为蛋白尿、水肿、肾功能减退等症状。

2. 临床表现　①急性血吸虫病:常见于初次感染者,潜伏期长短不一,多于感染后 5～8 周出现症状,主要表现为畏寒、发热、腹痛腹泻、肝脾肿大、脓血便等,粪检血吸虫卵阳性;②慢性血吸虫病:多无明显症状或表现间断性腹泻、脓血便、肝脾肿大、贫血和消瘦等。粪检虫卵常为阴性,直肠黏膜活检虫卵阳性;③晚期血吸虫病:指肝硬化后出现的门脉高压综合症,严重生长发育障碍或结肠显著肉芽肿增殖的患者,可分为巨脾型、腹水型、结肠增殖型和侏儒型;④异位寄生:重度感染时,童虫也可在门脉系统以外的器官或组织寄生并发育为成虫。人体常见的异位损害部位在肺部和脑部,其次为皮肤、甲状腺、心包和肾等。

（四）实验诊断

1. 病原学检查　从受检者粪便或组织中检获血吸虫病原体是确诊的主要依据。①直接涂片及沉淀法:急性期患者粪便直接涂片查虫卵。慢性期患者粪便水洗沉淀法查虫卵;②直肠镜活组织检查:可疑患者及多次粪便查虫卵阴性者,采用直肠镜活组织检查,有助于发现沉积在肠黏膜内的虫卵。

2. **免疫学检查** 常用方法有皮内试验、环卵沉淀试验、间接血凝试验、ELISA 等,阳性符合率较高,均可作为诊断和疗效考核的指标。

（五）防治原则

查治患者和保虫宿主,对粪便进行无害化处理,防止虫卵入水造成污染;采取综合灭螺措施,切断传播途径;做好个人防护,避免接触疫水。药物治疗首选吡喹酮,中药可用苦楝皮、南瓜子等均有一定驱虫作用。

第三节 绦 虫 纲

绦虫属扁形动物门绦虫纲。寄生人体的绦虫有 30 余种,分属于多节绦虫亚纲的圆叶目和假叶目,本节所列绦虫均属于圆叶目。成虫呈带状,分节,背腹扁平,雌雄同体。虫体可分头节、颈部和链体三部分。虫卵多呈圆球形,卵壳极薄易脱落。生活史需要 1~2 个中间宿主。

一、链状带绦虫

链状带绦虫(*Taenia solium* Linnaeus,1758)又称猪带绦虫或猪肉绦虫。成虫寄生于人体小肠中,引起猪带绦虫病;幼虫可寄生于人或猪的肌肉等组织内,引起猪囊尾蚴病。带绦虫在中医学文献中早有记载,如《金匮要略》、《诸病源候论》等书中,称之为"寸白虫"或"白虫"。

（一）形态

1. **成虫** 虫体扁平呈带状,乳白色,长 2~4m,由 700~1000 个节片组成。头节呈圆球形,米粒大小,直径约 1mm,有 4 个吸盘、顶突、2 圈小钩等附着器官;颈部纤细,具有生发功能;链体分幼节、成节和孕节,幼节短而宽,生殖器官尚未发育成熟。成节略呈方形,每节片中均有 1 套发育成熟的雌、雄生殖器官,卵巢位于虫体后 1/3 中央,由 2 大叶及 1 小叶组成,睾丸约 150~200 个,滤泡状,分布于节片的背侧;孕节呈长方形,含有充满虫卵的子宫,并向两侧分支,每侧为 7~13 支,内含 3 万~5 万个虫卵(图 21-15)。

2. **囊尾蚴** 卵圆形,乳白色,半透明囊状物,大小为(8~1)mm×5mm,囊内充满透明液体,外被囊壁,头节凹入囊内呈白色点状,其结构与成虫头节相似(图 21-15)。

3. **虫卵** 呈球形或卵圆形,直径 31~43μm,卵壳薄易破碎,虫卵随粪便排出时,卵壳多已脱落。胚膜较厚,棕黄色,其上有放射状条纹,胚膜内是球形的六钩蚴(图 21-15)。

（二）生活史

猪带绦虫成虫和幼虫均可寄生在人体,人是唯一的终宿主,同时也可是中间宿主。成虫寄生在人体小肠,脱落的孕节及散布的虫卵随粪便排出,被中间宿主猪吞食,在猪小肠内经消化液作用,六钩蚴孵出并钻入肠壁小血管或淋巴管,随血流到达全身,多寄生于肌肉、眼、脑等处,约经 60~70 天发育为囊尾蚴。有囊尾蚴寄生的猪肉俗称"米猪肉"或"豆猪肉"。人因食入"米猪肉"而感染,囊尾蚴进入人体小肠,在消化液作用下,翻出头节,借助吸盘和小钩附着于肠壁,经 2~3 个月发育为成虫,成虫寿命达 25 年(图 21-16)。

人若误食猪带绦虫卵,虫卵可在人体内发育为囊尾蚴,多寄生在人体皮下、肌肉、脑、眼、肝等处。囊尾蚴在人体内可活 3~5 年。人感染猪带绦虫卵的方式主要有:①异体感染:误

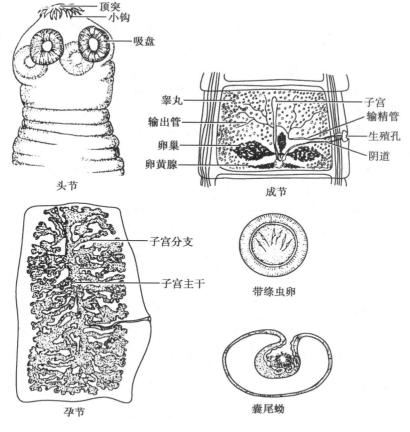

顶突
小钩
吸盘
头节

睾丸
输出管
卵巢
卵黄腺
子宫
输精管
生殖孔
阴道
成节

子宫分支
子宫主干

带绦虫卵

囊尾蚴

孕节

图 21-15　链状带绦虫模式图

食被他人排出的虫卵所污染的食物；②自体外感染：患者误食自己排出的虫卵而引起再感染；③自体内感染：患者反胃、呕吐时，肠道的逆蠕动将孕节返流入胃、十二指肠等处，卵内六钩蚴孵出而造成感染。

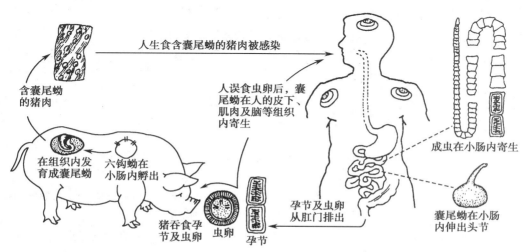

人生食含囊尾蚴的猪肉被感染

含囊尾蚴
的猪肉

人误食虫卵后，囊
尾蚴在人的皮下、
肌肉及脑等组织
内寄生

成虫在小肠内寄生

在组织内发
育成囊尾蚴

六钩蚴在
小肠内孵出

猪吞食孕
节及虫卵

虫卵

孕节

孕节及虫卵
从肛门排出

囊尾蚴在小肠
内伸出头节

图 21-16　链状带绦虫生活史

（三）致病性

1. 成虫的致病性　成虫寄生在人的小肠，引起猪带绦虫病。轻者无明显临床症状，重者有腹痛、腹泻、食欲不振及消瘦等症状。

2. 囊尾蚴的致病性　囊尾蚴寄生人体引起猪囊虫病。对人体的危害因寄生部位和寄生数量而不同，常见有：①皮下及肌肉囊虫病：出现皮下结节、肌肉酸痛、乏力、发胀、麻木等症状；②脑囊虫病：危害最大，虫体压迫脑组织，可引起癫痫、头痛、头晕等症状，严重者可造成死亡；③眼囊尾蚴病：轻者可引起视力障碍，重者失明。

（四）实验诊断

1. 猪带绦虫病诊断　检查患者粪便中的孕节，可根据其形态特征进行诊断。也可用粪便直接涂片法查虫卵，但检出率低。

2. 猪囊虫病诊断　用手术方法摘除患者皮下或浅部肌肉的可疑囊虫结节，夹在两玻片间，置镜下检查，若形态、特征与头节相似可确诊。脑和深部组织的囊尾蚴可通过 CT、B 超、X 线检查，眼部囊尾蚴可用眼底镜检查，并结合临床症状做出诊断。免疫学试验具有辅助诊断价值，如皮内试验、间接血凝试验、ELISA 等。

（五）防治原则

加强卫生知识宣传，注意个人卫生和饮食卫生。加强肉类卫生管理，控制人畜互相感染。治疗猪带绦虫病用槟榔和南瓜子合剂疗效较好。对眼部、脑部的囊尾蚴可手术摘除虫体，皮下和肌肉组织的囊尾蚴可选用吡喹酮、阿苯达唑等，都有较好的驱虫效果。

二、肥胖带绦虫

肥胖带绦虫（Taenia saginata Goeze，1782）又称牛带绦虫或牛肉绦虫。成虫寄生在人体的小肠引起牛带绦虫病。

牛带绦虫与猪带绦虫的形态和发育过程相似，两种带绦虫卵的形态在光镜下也难以区别，但在虫体的大小和结构上存在差异（表 21-1）。

人是牛带绦虫的唯一终宿主，牛是中间宿主。牛囊尾蚴为感染阶段，人因误食含牛囊尾蚴的牛肉而感染，在小肠内消化液作用下头节翻出，以吸盘吸附在肠壁发育为成虫。牛带绦虫卵不感染人体，所以人不患牛囊尾蚴病。成虫寿命 20～30 年。

表 21-1　猪带绦虫与牛带绦虫形态区别

		猪带绦虫	**牛带绦虫**
体长（m）		2～4	4～8
节片（节）		700～1 000，薄，略透明	1000～2000，肥厚，不透明
	头节	球形，有顶突及小钩	略呈方形，无顶突及小钩
	成节	卵巢分左右两叶及中央小叶，睾丸 150～200 个	卵巢仅两叶，睾丸 300～400 个
	孕节	子宫分支每侧约 7～13 支，数节连在一起脱落，被动排出	子宫分支每侧约 15～30 支，常单节脱落，主动从肛门逸出
	囊尾蚴	头节具有顶突及小钩，可寄生人体引起囊虫病	头节无顶突及小钩，不寄生于人体

牛带绦虫成虫致病情况与猪带绦虫成虫相同。孕节脱落多为单节,可自行逸出肛门,引起肛周不适或瘙痒。

诊断可根据孕节子宫分支数和头节形态鉴定虫种。孕节自行逸出肛门时,常自断端散出虫卵,故透明胶纸法及肛门拭子法检查虫卵阳性率较高。

牛带绦虫病与猪带绦虫病的防治基本相同。

 知识链接

棘球蚴病在西部地区流行仍较严重

在我国内蒙古、吉林、四川、贵州、陕西、甘肃、青海、西藏等 12 个省(区),利用 B 超和血清学检查方法开展棘球蚴病调查,估计全国有棘球蚴病患者约 38 万人,病例主要分布在西部的四川、青海、西藏和甘肃等省(区)的牧区和半农半牧区。

三、细粒棘球绦虫

细粒棘球绦虫又称包生绦虫,成虫寄生于犬科食肉动物的小肠,其幼虫称为棘球蚴,寄生于牛、马、羊等食草动物的组织器官,也可寄生于人体,引起棘球蚴病,或称包虫病,是一种危害严重的人畜共患寄生虫病。

(一)形态

成虫体长 2 ~ 7mm,是绦虫中最小的几种之一,由头节、颈部和链体 3 部分构成。头节略呈梨形,具有顶突和 4 个吸盘。链体由幼节、成节和孕节各 1 个节片组成,孕节最长,约占虫体全长的 1/2,子宫内充满虫卵,约有 200 ~ 800 个,虫卵的形态与猪带绦虫卵相似。

棘球蚴呈圆形或椭圆形,大小不等,因寄生时间、部位和宿主不同,直径从不足 1cm 至数十 cm 不等。棘球蚴由囊壁及内含物(原头蚴、生发囊、子囊、孙囊、囊液)组成。囊壁分两层,外层为角皮层,无细胞结构,较脆易破裂。内层为生发层,也称胚层,紧贴角皮层内,具有细胞核。生发层向内长出许多原头蚴、生发囊和子囊。原头蚴也称原头节,为向内翻卷的头节,结构与成虫头节相似。生发囊仅有 1 层生发层,内壁生有多个原头蚴。生发层可进一步发育为子囊,子囊内也可长出原头蚴、生发囊和孙囊。原头蚴、生发囊和子囊可从生发层上脱落,悬浮在囊液中,称棘球蚴砂。囊液无色透明或略带黄色,内含蛋白质、肌醇、卵磷脂和酶类等,对人体具有较强的免疫原性(图 21-17)。

(二)生活史

成虫寄生于犬、狼等食肉动物的小肠内,孕节或虫卵随粪便排出。当中间宿主人、牛、羊等食入虫卵或孕节后,六钩蚴在十二指肠孵出,钻入肠壁,经血液循环到达肝、肺及其他器官,约经 3 ~ 5 个月可发育为棘球蚴。

含棘球蚴的内脏或组织被犬、狼等终宿主吞入后,囊内原头蚴散出,在小肠中约经 8 周可发育为成虫。每个原头蚴都能发育为 1 条成虫,因此犬肠内的成虫可以达数千条至上万条。成虫寿命约 5 ~ 6 个月(图 21-18)。

(三)致病性

本虫只有棘球蚴阶段能在人体寄生,人因误食虫卵而患棘球蚴病(包虫病)。棘球蚴在人体几乎可寄生在所有部位,最多见的是肝脏,其次是肺、腹腔、脑、脾等部位,多为单个寄生,如继发感染则为多发性寄生。棘球蚴的致病作用由于其大小、寄生部位和数量的不同症状轻重不一,主要表现为压迫症状、过敏症状及全身中毒症状。若因外伤、挤压等原因导致体内棘球蚴破裂,囊液外流,可引起过敏性休克甚至死亡,还可因原头蚴散出,导致多发性棘球蚴病。

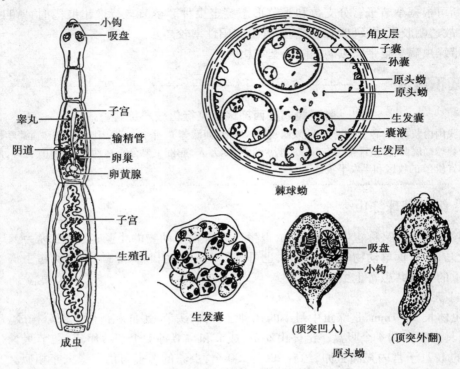

图 21-17　细粒棘球绦虫的形态结构

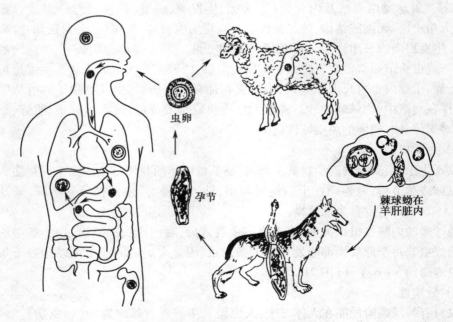

图 21-18　细粒棘球绦虫的生活史

（四）实验诊断

手术取出棘球蚴、或从痰、胸膜积液、腹水或尿等检出原头蚴或棘球蚴碎片进行病原学诊断；利用 X 线、B 超、CT 等影像学技术有助于测量棘球蚴大小和定位，但应注意与一般的囊肿做鉴别；免疫学检查敏感性和特异性较高，是很有价值的辅助诊断方法，如皮内试验、ELISA、间接血凝试验等。

（五）防治原则

加强卫生宣传，普及包虫病知识，养成良好的个人卫生和饮食卫生习惯。加强犬类管理，严格处理病畜尸体和内脏，控制传染源。目前包虫病治疗以外科手术为主，对不宜手术者可用阿苯达唑、吡喹酮等药物治疗。

（陈瑞玲）

❓复习思考题

1. 试述儿童蛲虫病反复感染的原因。
2. 分析钩虫引起贫血的原因。
3. 试述血吸虫卵的致病机制并解释为什么在患者粪便中能查到血吸虫卵。

第二十二章 医学原虫

 学习要点

1. 疟原虫、阴道毛滴虫及溶组织内阿米巴的形态、生活史、致病性和防治原则。
2. 杜氏利什曼原虫、蓝氏贾第鞭毛虫、刚地弓形虫的致病性。
3. 各种原虫的形态和致病性并防治其感染。

第一节　医学原虫概述

原虫是单细胞真核动物，属于原生动物。虫体微小，结构简单，形态因虫种而异，基本构造包括胞膜、胞质、胞核三部分。包膜由单位膜构成，参与原虫的运动、排泄、营养、侵袭等多种生物学功能；胞质由基质、细胞器和内含物构成，大多数原虫的基质分为内质和外质；多数原虫的细胞核属于泡状核，少数为实质核。

原虫具有完整的生理功能，如摄食、代谢、呼吸、排泄、运动及生殖等。寄生在人体的原虫称为医学原虫，约有 40 余种，其中有十几种能引发人体疾病。在原虫的生活史中，具有运动、摄食和生殖能力的生活史期称为滋养体，是大多数原虫的基本生活型；某些原虫的滋养体在不良环境下分泌外壁形成不能运动和摄食的包囊，在流行病学上具有重要意义。

根据运动细胞器的不同，医学原虫分为根足虫、鞭毛虫、孢子虫和纤毛虫四种，它们分别属于叶足纲（根足虫纲）、动鞭纲、孢子纲和动基裂纲。

第二节　根足虫纲

一、溶组织内阿米巴

溶组织内阿米巴（*Entamoeba histolytica* Schaudinn，1903）又称痢疾阿米巴，为阿米巴病的病原体，主要寄生于人体结肠内，在一定条件下侵入肠壁组织，引起阿米巴痢疾；也可随血液侵入肝、肺、脑等组织，引起肠外阿米巴病。本病呈世界性分布。全球约有 5000 万感染者，我国各地均有分布。

（一）形态

1. **滋养体**　是阿米巴活动期，形态多变而不规则。虫体大小约为 12～60μm，可借助单一伪足作定向运动，有透明的外质、富含颗粒的内质和 1 个泡状核。从有症状患者组织中分离出的滋养体常含吞噬的红细胞。

2. **包囊**　圆球形，外有光滑透明囊壁，直径 10～20μm，由滋养体在肠腔内形成。未成熟包囊包括单核和双核包囊，囊内可见糖原泡及棒状拟染色体；成熟包囊为四核包囊，是原虫的感染阶段,糖原泡和拟染色体均消失(图22-1)。

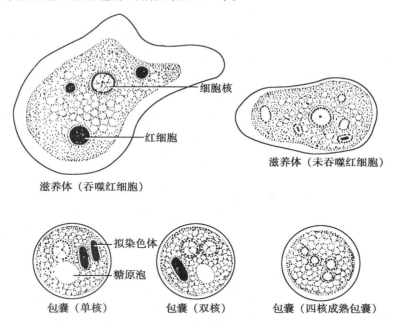

图22-1　痢疾阿米巴滋养体与包囊

（二）生活史

四核包囊随食物经口感染人体,在回肠末端或结肠经碱性消化液作用,虫体脱囊而出,四核虫体进一步分裂为八个单核滋养体,在结肠上端摄食细菌和肠黏液,以二分裂法增殖。当虫体移行至结肠下段时,因营养及水分减少而停止活动,虫体团缩并分泌胶状物质,形成包囊,随粪便排出体外。

当机体免疫力降低、肠功能紊乱或肠壁受损时,肠腔内的滋养体可侵入肠黏膜,吞噬红细胞,破坏肠壁组织,引起肠壁溃疡;也可随血流侵入肝、肺、脑等组织中寄生,引起肠外阿米巴病。部分滋养体随坏死脱落的肠壁组织落入肠腔,随粪便排出体外。滋养体在外界生存时间短,无传播疾病作用。

（三）致病性

溶组织内阿米巴的致病性与虫株毒力、数量、宿主肠道菌群状况及宿主免疫功能有关。大多表现为无症状带虫者,仅有少数表现为肠或肠外阿米巴病。

1. 致病机制　当机体免疫力下降、肠壁有损伤、肠道致病性细菌混合感染及肠道内环境改变时,滋养体通过释放凝集素、穿孔素、半胱氨酸蛋白酶等物质,同时借助伪足运动导致疾病发生。

2. 临床表现　①肠阿米巴病:主要是阿米巴痢疾。原发病灶以回盲部和升结肠多见。病变可致黏膜层和黏膜下层组织液化性坏死,形成口小底大的烧瓶状溃疡。患者表现为腹痛、腹泻、里急后重、果酱色脓血便,有特殊腥臭味。②肠外阿米巴病:侵入肠壁的滋养体随血流侵入肝、肺、脑等部位,可引起相应的肠外阿米巴病。以阿米巴性肝脓肿最多见,其次为肺脓肿。脓液呈巧克力酱色,含大量滋养体。

（四）实验诊断

1. 病原学检查　生理盐水直接涂片法进行粪检是确诊肠阿米巴病最有效的方法,可检出活动的滋养体,滋养体内可见被摄入的红细胞。对慢性患者可用碘液染色法检查包囊。对脓肿穿刺液也可使用涂片法检查滋养体。

2. 免疫学检查　常用的方法有酶联免疫吸附试验、间接血凝试验或琼脂扩散法等。

（五）防治原则

1. 治疗患者和带虫者可用甲硝唑（灭滴灵）、替硝唑和塞克硝唑等。中药鸦胆子仁、大蒜素、白头翁等均有一定疗效,且副作用小。

2. 对粪便进行无害化处理,杀灭包囊,防止污染水源;注意个人及饮食卫生,消灭苍蝇和蟑螂。

二、消化道非致病阿米巴

寄生于人体消化道的阿米巴除溶组织内阿米巴外,还有其他肠道共栖阿米巴原虫,如迪斯帕内阿米巴、结肠内阿米巴、哈门氏内阿米巴、微小内蜒阿米巴、布氏嗜碘阿米巴和齿龈内阿米巴等。它们一般不致病,若重度感染或宿主抵抗力减弱时可出现症状。常见的有迪斯帕内阿米巴和结肠内阿米巴。

迪斯帕内阿米巴与溶组织内阿米巴形态相同,生活史相似,其感染者在所有感染内阿米巴的人中占绝大多数。可通过同工酶分析、ELISA 和 PCR 与溶组织内阿米巴鉴别。结肠内阿米巴与溶组织内阿米巴形态相似,但感染后不侵入组织,也无临床症状。其滋养体胞质内多含细菌而不含红细胞,包囊较大,核 1~8 个,需与溶组织内阿米巴相鉴别。

第三节　鞭 毛 虫 纲

一、蓝氏贾第鞭毛虫

蓝氏贾地鞭毛虫（*Giardia lamblia* Stiles,1915）简称贾第虫,呈全球性分布,主要寄生于人和某些哺乳动物的小肠,引起以腹泻和消化不良为主的贾第虫病,偶尔侵犯胆道系统造成炎性病变。在我国分布广泛,尤其以旅游者居多。近年来,该虫也常被报道与艾滋病合并感染。目前,贾第虫病已被列为全世界危害人类健康的十种主要寄生虫病之一。

（一）形态

贾第虫发育阶段有滋养体和包囊两个阶段。滋养体呈半梨形,左右对称,腹面扁平,背部隆起,大小为 $(9~21)\mu m \times (5~15)\mu m$。腹面前半部向内凹陷形成两个各含一个细胞核的吸盘、一对轴柱及四对鞭毛。包囊呈椭圆形,大小为 $(8~14)\mu m \times (7~10)\mu m$,内含 2~4 个核。四核包囊是成熟包囊,为感染阶段（图 22-2）。

（二）生活史

生活史简单,滋养体为繁殖阶段,包囊为传播阶段。人因误食被四核包囊污染的饮水或食物而感染。包囊在十二指肠脱囊形成两个滋养体,虫体借吸盘吸附于十二指肠或小肠上段的肠黏膜上夺取营养,以二分裂法增殖。在不利环境下,滋养体分泌囊壁形成包囊,随粪便排出体外。

（三）致病性

由于滋养体大量增殖,造成肠黏膜损伤和炎症,使肠黏膜的吸收功能下降,脂肪吸收障碍,导致急、慢性腹泻,后者常伴有吸收不良综合征。腹泻呈水样便、量多、恶臭,儿童感染可

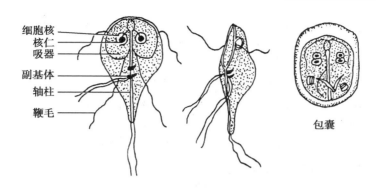

图 22-2 贾第虫滋养体与包囊

引起营养不良和发育障碍。滋养体偶可寄生于胆道,引起胆囊炎和胆管炎。

(四)实验诊断及防治原则

取粪便标本、十二指肠引流液检出滋养体或包囊可确诊。预防应加强粪便管理,注意饮食卫生和个人卫生,积极治疗患者和带虫者。治疗常用药物有甲硝唑、替硝唑等。

二、阴道毛滴虫

阴道毛滴虫(*Trichomonas vaginalis* Donne,1837)简称阴道滴虫,主要寄生于人体阴道、尿道内,引起滴虫性阴道炎和尿道炎,该疾病属于性传播疾病。

(一)形态

阴道毛滴虫仅有滋养体期。活体无色透明,活动力强,体态多变。经固定染色后呈梨形,大小为(10~15)μm×30μm。虫体前端有一椭圆形的泡状核,核上缘的毛基体发出四根前鞭毛和一根后鞭毛,后鞭毛向后伸展与位于虫体外侧前 1/2 处的波动膜外缘相连。一根轴柱由前向后纵贯虫体并自后端伸出(图 22-3)。虫体借鞭毛和波动膜作旋转式运动。

(二)生活史

阴道毛滴虫生活史简单,滋养体既是繁殖阶段,也是感染和致病阶段。虫体主要寄生于女性阴道,尤以后穹隆多见,偶可侵入尿道;男性感染者一般寄生于尿道、前列腺,也可侵及睾丸、附睾和包皮下组织。以二分裂法增殖。虫体在外界环境中抵抗力较强,通过性接触直接传播或通过使用公共浴池、浴具、共用泳衣裤、坐式马桶等间接接触方式感染。

(三)致病性

阴道毛滴虫的致病力与虫株毒力和宿主生理状态变化有关。健康妇女的阴道内存在的乳酸杆菌能酵解阴道上皮细胞的糖原产生乳酸,使阴道保持酸性,可抑制虫体生长繁殖,称为阴道的自净作用。在月经期或妊娠期时,阴道内环境变为中性或碱性,有利于阴道毛滴虫和细菌增殖。而滴虫寄生于阴道也可妨碍乳酸杆菌的作用,降低酸度,加重炎

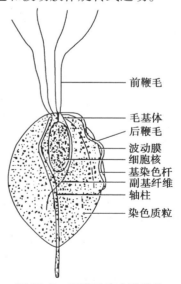

图 22-3 阴道毛滴虫滋养体

前鞭毛
毛基体
后鞭毛
波动膜
细胞核
基染色杆
副基纤维
轴柱
染色质粒

症反应,从而导致阴道黏膜上皮细胞变性、脱落,白细胞浸润。大多数虫株致病力较低,感染

者无临床症状或症状不明显;典型病例表现为外阴瘙痒、白带增多呈泡沫状。若侵入尿道,可引起尿道炎。男性感染可致尿道炎或前列腺炎。

(四)实验诊断

取阴道后穹隆处分泌物、尿液沉渣或前列腺液用生理盐水涂片,检出阴道毛滴虫可确诊。必要时可采用培养法进行检查,检出率较高。标本应注意保温并及时送检。

(五)防治原则

及时治疗带虫者和患者,控制传染源。夫妻双方应同时治疗。首选药物为甲硝唑,局部可用乙酰胂胺、1:5000 高锰酸钾溶液、蛇床子等药物。

三、杜氏利什曼原虫

杜氏利什曼原虫(*Leishmania* donovani)又称黑热病原虫,引起内脏利什曼病(黑热病)。本虫呈世界性分布,我国分布在长江以北的地区。

(一)形态

本虫按发育时期分为无鞭毛体和前鞭毛体两种。①无鞭毛体:又称利杜体,寄生于人和其他哺乳动物(如犬)的巨噬细胞内。虫体呈卵圆形,大小为(2.9~5.7)μm×(1.8~4.0)μm。瑞氏染色后,细胞质呈蓝色,核圆形呈红色或淡紫色。动基体呈细杆状,染色较深,点状的基体与根丝体相连。②前鞭毛体:又称鞭毛体,寄生于白蛉的消化道内。虫体呈梭形,大小为(11.3~20)μm×(1.5~1.8)μm。核位于虫体中部,前端有动基体、基体及游离于虫体外的一根鞭毛(图22-4)。前鞭毛体是本虫的感染阶段。

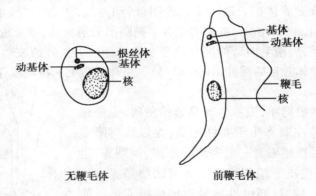

无鞭毛体   前鞭毛体

图22-4 杜氏利什曼原虫

(二)生活史

包括在人体内和白蛉体内发育两个时期。当雌性白蛉叮吸患者或病犬血液时,血液中的无鞭毛体被吸入白蛉胃内,发育为前鞭毛体,以纵二分裂法增殖,经一周后成熟为具感染性的前鞭毛体并聚集在喙。当雌性白蛉再次叮吸健康人血液时,前鞭毛体随唾液进入人体,被巨噬细胞吞噬后进入细胞内发育为无鞭毛体并分裂增殖,最终导致巨噬细胞破裂,游离的无鞭毛体又可侵入其他巨噬细胞并重复分裂增殖。

(三)致病性

人感染杜氏利什曼原虫后,经3~5个月或更长的潜伏期后发病。表现为:①内脏利什曼病:表现为肝、脾及淋巴结肿大,脾功能亢进,患者出现发热、贫血、鼻衄、牙龈出血等症状,脾肿大是黑热病最重要的体征;②皮肤利什曼病:表现为皮肤红色斑疹、结节等症状。病后可获得牢固的免疫力,一般不会再感染。

(四)实验诊断

常取患者骨髓、淋巴结或脾脏穿刺液涂片染色镜检,检出无鞭毛体即可确诊。也可使用培养法或动物接种法。活组织检查适用于皮肤型病变。免疫诊断常用 ELISA 法检测抗体或单克隆抗体抗原斑点试验(McAb-AST)检测循环抗原。

(五)防治原则

治疗患者,捕杀病犬。灭蛉、防蛉,加强个人防护。常用药物为葡萄糖酸锑钠、戊烷脒等。

知识链接

黑热病流行状况

黑热病在世界上广泛分布,主要流行于中国、印度及地中海沿岸国家,我国主要分布在长江以北的17个省、市、自治区,以农村地区多见。经过长时间大规模有效防制后,我国多数地区已基本消灭了黑热病,现在仅有甘肃、新疆、四川、山西、陕西、内蒙古等偶有新病例发生。

第四节　孢子虫纲

一、疟原虫

疟原虫是疟疾的病原体。疟疾,俗称"打摆子"、"瘴气"等,是我国古老的疾病之一。远在公元前1200多年的殷墟甲骨《卜辞》中已有"疟"字的记载。西周时期《周礼·天官疾医》中记载"秋时有疟寒疾"即为对疟疾的描述。寄生人体的疟原虫有4种,即间日疟原虫(Plasmodium vivax Grassi and Feletti,1890)、恶性疟原虫(P. falciparum Welch,1897)、三日疟原虫(P. malariae Laveran,1881)和卵形疟原虫(P. ovale Graig,1900)。目前世界上有90多个国家有疟疾流行,其中80%以上的病例发生在非洲。我国以间日疟原虫最多见,其次为恶性疟原虫,三日疟原虫少见,卵形疟原虫罕见。

(一)形态

血涂片经瑞氏或姬氏染色后,疟原虫细胞质呈蓝色,细胞核呈红色,疟色素(为疟原虫分解血红蛋白后的代谢产物)呈棕褐色。现以间日疟原虫为例,描述其各期形态(彩图3)。

1. **滋养体**　按发育的先后顺序,分为早、晚两期。①早期滋养体:也称小滋养体,胞核点状,胞质少且呈环状,中间有空泡,故又称环状体;②晚期滋养体:也称大滋养体或阿米巴样体。此时环状体发育长大,核变大,胞质增多,并出现伪足,细胞质内开始出现疟色素。被寄生的红细胞胀大,色变淡,胞浆内开始出现红色的薛氏小点。

2. **裂殖体**　晚期滋养体继续发育,伪足消失,虫体变圆,核分裂成2~10个,但细胞质尚未分裂,疟色素增多并集中,此时称早期裂殖体或未成熟裂殖体。细胞核分裂至12~24个时,细胞质也随之分裂并包围每个核,形成相应数目的裂殖子,疟色素集中成块状,称成熟裂殖体。此时受染红细胞明显胀大,颜色变淡,可见薛氏小点。

3. **配子体**　经过数代裂体增殖后,部分裂殖子侵入红细胞不再进行裂体增殖而发育为雌、雄配子体。雌配子体虫体较大,呈圆形或卵圆形,胞质致密,深蓝色,核亦致密,深红色,偏于虫体一侧或居中,疟色素多而粗大;雄配子体虫体较小,胞质稀薄,淡蓝色,胞核疏松、较大,淡红色,位于虫体中央,疟色素疟色素少而细小。

（二）生活史

疟原虫生活史包括在人体内和按蚊体内两个发育时期。在人体内进行裂体增殖并开始配子生殖,故人为中间宿主;在按蚊体内完成配子生殖并进行孢子增殖,且通过蚊媒传播,故按蚊既是终宿主,又是传播媒介。4 种疟原虫的生活史基本相同,现以间日疟原虫为例阐述如下:

1. 在人体内的发育　包括肝细胞内的发育和红细胞内的发育。

（1）红细胞外期（红外期）:即疟原虫在肝细胞内的裂体增殖。当体内含子孢子的雌性按蚊刺吸人血时,子孢子即随蚊唾液进入人体,约 30 分钟后随血流进入肝细胞内进行裂体增殖,发育为红外期成熟裂殖体（内含大量裂殖子）;肝细胞破裂后,释出的裂殖子一部分被吞噬细胞吞噬杀灭,一部分侵入红细胞内开始红细胞内期的发育。间日疟原虫完成红外期的时间约 8 天,三日疟原虫为 11 ~ 12 天,恶性疟原虫约 6 天。红外期与疟疾的潜伏期长短有关。

近年来研究表明,间日疟原虫的子孢子具有遗传学上不同的两种类型,即速发型子孢子和迟发型子孢子。当子孢子进入肝细胞后,速发型子孢子继续完成红外期的裂体增殖,而迟发型子孢子视虫株不同,经过一段或长或短（数月至数年）的休眠期后,才完成红外期的裂体增殖过程。迟发型子孢子（休眠子）是日后疟疾复发的根源。恶性疟原虫和三日疟原虫无休眠子。

（2）红细胞内期（红内期）:即疟原虫在红细胞内的裂体增殖。红外期的裂殖子侵入红细胞,先形成早期滋养体（环状体）、再经晚期滋养体、未成熟裂殖体,最后发育为含大量裂殖子的成熟裂殖体。红细胞破裂,裂殖子释出,其中一部分被吞噬细胞消灭,其余的在数秒钟内侵入其他正常红细胞,重复其红细胞内的裂体增殖。间日疟原虫完成一代裂体增殖约需 48 小时,三日疟原虫约需 72 小时,恶性疟原虫约需 36 ~ 48 小时。红内期与疟疾的发作和再燃有关。

红内期疟原虫经过几代裂体增殖后,部分裂殖子侵入红细胞后不再进行裂体增殖,而是发育为雌、雄配子体,开始有性生殖。配子体的进一步发育需在蚊体内进行,否则在人体内经 30 ~ 60 天,即因衰变被吞噬细胞杀灭。

2. 在蚊体内的发育　当雌性按蚊刺吸患者或带虫者血液时,红细胞内的各期疟原虫被吸入蚊胃,仅雌、雄配子体继续发育为雌、雄配子外,两者结合形成圆球形的合子,合子伸长能活动,成为动合子,动合子穿过蚊胃壁在蚊胃基底膜下发育为囊合子,囊合子内的虫体反复分裂完成孢子增殖,形成数万个梭形的子孢子,为疟原虫的感染阶段。子孢子随胀破的囊壁释出或由囊壁上的微孔逸出,经蚊血淋巴到达蚊唾液腺。当按蚊再次刺吸人血时,子孢子即可随蚊唾液进入人体,开始在人体内发育（图 22-5）。此期与疟疾的传播流行有关。

（三）致病性

疟原虫侵入人体后,经过包括红细胞外期发育和红细胞内期裂体增殖的一段潜伏期后即引起疾病。红内期的裂体增殖期是疟原虫的主要致病阶段。

1. 疟疾发作　典型的疟疾发作表现为周期性寒战、高热、出汗退热三个连续阶段。成熟裂殖体使红细胞破裂而释放出的大量裂殖子、疟原虫代谢产物及红细胞碎片,被单核吞噬细胞和中性粒细胞吞噬,刺激此类细胞释放内源性致热原,作用于下丘脑的体温调节中枢,

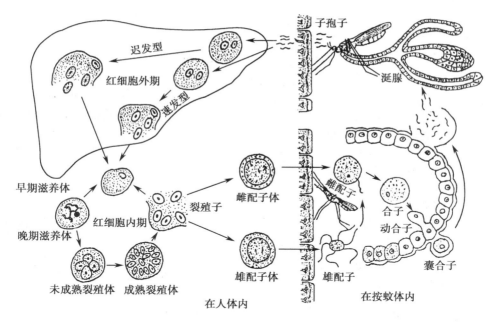

图 22-5　间日疟原虫生活史

引起发热。发作后的间歇期无明显症状。由于疟原虫红细胞内期裂体增殖具有周期性,故疟疾的发作也具有典型的周期性,此周期与红细胞内期裂体增殖的周期相一致。间日疟和恶性疟隔日发作一次(48 小时),三日疟每隔两日发作一次(72 小时)。

2. 再燃与复发　疟疾初发停止后,在无再感染的条件下,红细胞内残存的疟原虫在一定条件下又大量增殖,再次引起疟疾发作称为再燃。若疟疾经治疗后,红内期疟原虫已被消灭,在未经蚊媒感染的情况下经数周至年余,再次出现疟疾发作,称为复发。复发多发生于初发的半年以后,且一般认为与肝细胞内迟发型子孢子有关。恶性疟原虫和三日疟原虫无迟发型子孢子,故只有再燃而不引起复发。间日疟原虫和卵形疟原虫既可再燃,又可复发。

3. 贫血与脾大　疟疾反复发作几次后,红细胞被大量破坏,可出现不同程度的贫血,尤以恶性疟为甚。由于疟原虫及代谢产物的刺激,使脾充血及单核吞噬细胞增生,脾脏明显肿大。

4. 凶险型疟疾　多见于恶性疟,患者可出现持续高热、抽搐、昏迷、重症贫血、肾衰竭等凶险病状,称凶险型疟疾。此型疟疾发病急骤,病死率高。临床分为脑型、超高热型、厥冷型和胃肠型等,以脑型多见。其发生机制可能与脑微血管被疟原虫寄生的红细胞黏附、阻塞引起局部缺氧及细胞损伤有关。

(四) 实验诊断

1. 病原学检查　从患者耳垂或指尖采血,制作厚、薄血膜,经姬氏或瑞氏染色后镜检,检出疟原虫可确诊。采集标本时应注意采血时间,恶性疟应在发作时采血,间日疟应在发作后数小时至十余小时采血。

2. 免疫学检查　可用间接免疫荧光试验、酶联免疫吸附试验、放射免疫试验等。

3. 分子生物学方法　DNA 探针技术和聚合酶链反应应用于疟疾的诊断,敏感快捷,效果较好。

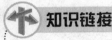**知识链接**

我国疟疾的流行现状

疟疾是我国五大寄生虫病之一。经过50多年的防治,我国发病人数由20世纪40年代的每年3000万以上减少到了目前的数十万,除云南、海南两省外,各省的恶性疟已经消除。我国目前的疟区分为高传播地区、疫情不稳定地区和疫情基本控制地区3类。高传播地区包括云南的边境地区及海南的中南部山区,主要传播媒介为大劣按蚊和微小按蚊,有恶性疟和间日疟的混合流行。疫情不稳定地区包括安徽、河南、湖北和江苏等省的部分地区,主要传播媒介为中华按蚊和嗜人按蚊,仅有间日疟流行。而除上述两类地区外的其他地区属于疫情基本控制地区。

(五)防治原则

1. 做好疟疾监测,防蚊灭蚊,保护易感者,坚持预防服药。常用药物有氯喹、乙胺嘧啶、磺胺多辛等。

2. 普查普治现症病人和休止期患者,以控制传染源。可用氯喹、伯喹等药物,中药可选用青蒿素、常山、小柴胡汤等。

二、刚地弓形虫

刚地弓形虫简称弓形虫,广泛寄生于人和多种动物的有核细胞内,引起人畜共患的弓形虫病。弓形虫呈全球性分布,是一种机会致病原虫,在宿主免疫力低下时可导致严重感染。

弓形虫的生活史有滋养体、包囊、裂殖体、配子体、卵囊五种形态。与人体感染有关的发育时期是滋养体、包囊、卵囊。①滋养体:包括速殖子和缓殖子。速殖子呈香蕉形,长$(4 \sim 7)\mu m \times (2 \sim 4)\mu m$,姬氏染色后胞核红色,位于中央,胞质蓝色。急性期滋养体在细胞内增殖,形成假包囊,内含大量速殖子;②包囊:圆形或卵囊形,大小为$30\mu m \times 60\mu m$,外有一层囊壁,内含大量缓殖子,其形态与速殖子相似,但虫体略小;③卵囊:卵圆形,大小为$10\mu m \times 12\mu m$,成熟卵囊内含两个孢子囊,每个孢子囊内含四个新月形子孢子(图22-6)。

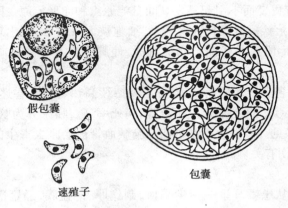

假包囊

速殖子

包囊

图22-6 弓形虫形态

弓形虫在猫或猫科动物体内进行无性和有性生殖,猫既是终宿主,也是中间宿主;在人和其他动物体内只能进行无性生殖,属于中间宿主。在终宿主体内五种形态都可出现,在中间宿主体内,只出现滋养体和包囊。卵囊、包囊和假包囊是感染阶段,经口感染。

弓形虫急性感染期的主要致病阶段是速殖子,而慢性感染的主要阶段是包囊内的缓殖子。感染后通常无症状,但先天性感染和免疫功能低下者(如肿瘤患者和艾滋病患者)的获得性感染常引起严重的弓形虫病,其中多因并发弓形虫脑炎而死亡。妇女在孕期感染弓形虫后,经胎盘垂直传播引起胎儿先天性弓形虫病,典型表现有脑积水、小脑畸形、智力缺陷、小眼畸形、视网膜及脉络膜炎等不同的症状和体征,在孕早期可致流产、早产或死产等。

采用涂片染色法、动物接种或细胞培养法检出虫体是确诊的依据。检验标本为血液、胸水、腹水、羊水、脑脊液或骨髓。免疫学检查方法有间接血凝试验、间接荧光抗体试验、酶联免疫吸附试验等。近年来,PCR 及 DNA 探针技术已应用于检测弓形虫感染,效果较好。

防治方面应加强对家畜、家禽和可疑动物的隔离、监测;注意饮食卫生,严格肉类食品的卫生检疫制度;不食未熟的肉、蛋、奶制品;尽量不接触猫及猫粪。对急性患者可采用乙胺嘧啶、磺胺类药物治疗,联合用药可提高疗效。孕妇感染首选螺旋霉素。

(阳　莉)

复习思考题

1. 谈谈溶组织内阿米巴原虫的致病条件及致病特点。
2. 试述阴道毛滴虫的致病机制及防治原则。
3. 结合疟原虫的生活史,谈谈疟疾发作的原因。

第二十三章　医学节肢动物

第一节　概　　述

一、概念、主要特征与分类

凡以骚扰、刺螫、吸血、寄生和传播疾病等方式危害人类健康的节肢动物均称为医学节肢动物。其主要特征是:虫体两侧对称,身体和对称分布的附肢均分节;体表被有坚硬的几丁质外骨骼;循环系统呈开放式,整个循环系统的主体称为血腔,内含血淋巴;发育过程中有蜕皮或变态等现象。与医学有关的节肢动物有六个纲,最重要的是蛛形纲和昆虫纲。

1. 昆虫纲　虫体分头、胸、腹三部分,头部有触角 1 对,胸部有足 3 对,有翅或无翅。与医学有关的有蚊、蝇、白蛉、蚤、虱、臭虫等。

2. 蛛形纲　虫体分头胸和腹两部分或头胸腹融合成一个躯干,无触角,头上有螫肢与须肢,足 4 对。与医学有关的有蜱、螨等。

3. 唇足纲　虫体窄长,背腹扁平,由头及若干形态相似的体节组成,每节有 1 对步足,主要种类有蜈蚣。

4. 甲壳纲　虫体分头胸和腹两部分,头胸部有头胸甲,有触角 2 对,足 5 对。与医学有关的有淡水蟹、淡水虾、蝲蛄等。

5. 倍足纲　体呈长管状,由头和若干形态相似的体节组成。触角 1 对,除第一体节外,每节均有足 2 对,如马陆。

6. 蠕形纲　体长形,不分头胸腹,成虫无附肢,幼虫有 2 对足,口器简单,如舌形虫。

二、生态与发育

1. 生态　生态是指生物与周围环境中各种因素相互关系的总和,如温度、湿度、地理、季节、宿主、食性等非生物环境因素和生物环境因素。了解节肢动物的生态因素,对确定、控制和消灭医学节肢动物及其传播的疾病有重要医学意义。

2. 变态　是指昆虫发育到成虫过程中,其形态、结构、生理功能、生活习性等方面发生的一系列变化过程。包括完全变态和不完全变态两种类型:①完全变态(全变态):生活史经历卵、幼虫、蛹、成虫四个发育阶段,各阶段形态、生理及生活习性完全不同称为完全变态。

如蚊、蝇、白蛉、蚤的发育等；②不完全变态（半变态）：生活史经历卵、幼虫、若虫、成虫或卵、若虫、成虫几个发育阶段，其中若虫的形态、生活习性与成虫相似，仅若虫体小，生殖器官未发育成熟，称为不完全变态。如虱、臭虫的发育。

三、医学节肢动物对人体的危害

1. 直接危害

（1）骚扰和吸血：某些节肢动物能叮刺、嗜吸人血，并引起痒感。如蚊、蚤、虱等。

（2）毒害：某些节肢动物具有毒腺和毒毛，或体液有毒，螫刺时分泌的毒液注入人体，使局部出现红肿、剧痛等皮炎症状，严重时还可引起全身中毒症状，如毒蜘蛛、蜈蚣等。硬蜱叮刺人体后，其毒液可使人发生肌麻痹，引起蜱瘫痪。

（3）寄生：某些节肢动物的幼虫或成虫可寄生人体引起疾病。如蝇的幼虫寄生可引起蝇蛆病，疥螨寄生人皮下引起疥疮。

（4）超敏反应：某些节肢动物的分泌物、排泄物、脱落的表皮等物质均是异种蛋白，可引起超敏反应。如尘螨所致的哮喘、过敏性鼻炎等。

2. 间接危害　是指节肢动物携带病原体传播疾病，是节肢动物对人体主要的危害。凡能传播疾病的节肢动物称传播媒介或病媒节肢动物。由病媒节肢动物经生物性传播方式传播的疾病称虫媒病。间接危害分机械性传播和生物性传播两种方式：

（1）机械性传播：指通过携带、传递等机械性作用传播病原体的方式。在传播过程中，医学节肢动物携带的病原体不经过发育和增殖过程，如蝇传播痢疾、伤寒、霍乱等均属此种方式。

（2）生物性传播：指病原体必须在节肢动物体内经过发育和（或）繁殖阶段，再传给人，某些病原体还可经卵传至下一代。如蚊传播丝虫病和疟疾，蚤传播鼠疫，恙螨传播恙虫病等。

第二节　昆　虫　纲

一、蚊

蚊（mosquito）通过叮人吸血传播多种疾病，对人类危害很大，是重要的医学节肢动物。与疾病有关的蚊类有按蚊、库蚊和伊蚊三属。

蚊属于小型昆虫，体长1.6～12.6mm，呈灰褐色、棕褐色或黑色，分头、胸、腹三部分。头部半球形，有复眼、触角及触须各1对，喙细长如针状，由下唇及包藏其内的六根刺针即上、下腭各一对，上内唇及舌各一根共同组成，为典型的刺吸式口器。雌蚊吸食人和动物血液，雄蚊因口器退化不吸血（图23-1）。胸部分前、中、后三节，有足三对，翅一对。腹部细长，分节明显。

蚊为全变态发育，生活史经卵、幼虫（孑孓）、蛹及成虫四个阶段。卵、幼虫和蛹均在水中生活，成虫生活于陆地。雄蚊以植物汁液为食，于交配后死去；雌蚊需吸血后卵巢才能发育，卵成熟后产在适宜水体。小溪、稻田、污水坑、树洞积水等均可成为蚊的孳生地。蚊完成一代生活史需9～15天，一年可繁殖7～8代。雌蚊在23～25℃时运动活跃，吸血频繁。除白纹伊蚊于白天吸血外，其他蚊种多在夜晚吸血。外界气温在10℃以下时蚊开始越冬，伊蚊大多以卵越冬,微小按蚊以幼虫越冬。热带、亚热带地区适宜蚊生长,无越冬现象。

成蚊通过叮刺、吸血致皮肤红肿瘙痒,并可作为蚊媒传播多种疾病,包括疟疾、丝虫病、流行性乙型脑炎、登革热、黄热病等。

防制应消除孳生环境,杀灭成蚊和幼虫,做好个人防护,避免蚊虫叮咬。

二、蝇

蝇(fly)能传播多种疾病,是重要的医学节肢动物。我国常见的有舍蝇、家蝇、大头金蝇、麻蝇、丝光绿蝇、巨尾阿丽蝇、厩腐蝇等。

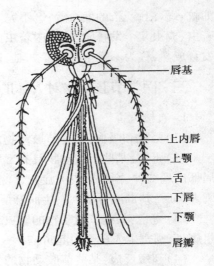

图 23-1 成蚊口器

蝇体粗短,全身披有鬃毛,体长 4～14mm,呈暗灰、黑或黄褐等色,有些蝇类带有青、紫、蓝绿等金属光泽。分头、胸、腹三部分。头部呈半球形,具有复眼、触角各一对,单眼三个;多数蝇类的口器为舐吸式,吸血蝇类的口器为刺吸式。胸部有翅一对,足三对,足跗节末端各有一对爪和爪垫,其上密布细毛,并分泌黏液,可黏附及携带大量病原体(图23-2)。腹部呈圆筒状,分节明显。

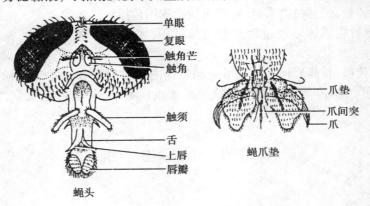

图 23-2 蝇头及蝇爪垫

蝇为全变态发育,生活史历经卵、幼虫(蛆)、蛹和成虫四个阶段。完成一代发育需 8～10 天,每年繁殖 7～8 代,成蝇寿命 1～2 个月。

蝇多栖息孳生于粪便、垃圾、腐败的动植物中,属杂食类昆虫,既食人和动物的粪便、脓血,又食瓜果、饭菜等,并有边呕吐、边进食、边排泄的生活习性。其消化道、唇瓣、爪垫细毛和黏液及全身鬃毛均可黏附和携带大量病原体,可通过机械性方式传播多种疾病。蝇善飞翔,有趋光性。白天活动,夜间栖息。热带蝇种多以 7～9 月密度最高,不耐热蝇种可于每年 4～5 月和 10～11 月出现两次密度高峰。蝇密度与夏秋季胃肠道传染病的流行密切相关。大多数蝇类以蛹越冬,少数蝇类以幼虫和成虫越冬。

机械性传播为蝇传播疾病的主要传播方式。传播的疾病包括伤寒、痢疾、霍乱、脊髓灰质炎、蛲虫病、阿米巴痢疾、结核病及结膜炎等。生物性传播包括舌蝇传播锥虫病以及冈田绕眼果蝇可作为眼结膜吸吮线虫的中间宿主等。某些蝇类幼虫还可寄生于人体的皮肤、眼、消化道、创伤等处直接引起蝇蛆病。

防制主要是清除孳生场所,注意饮食卫生和个人卫生。杀灭蛆、蛹和成虫。

三、其他昆虫

1. 蚤　蚤(flea)成虫一般 3mm 左右,左右扁平,棕黄色或深褐色,体分头、胸、腹三部分,有刺吸式口器及足三对,长而粗壮,无翅,善于跳跃(图 23-3)。

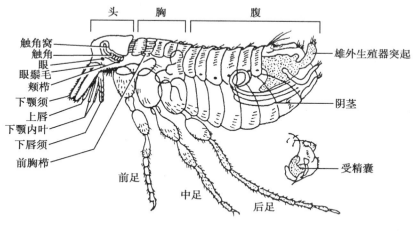

图 23-3　蚤的外形

蚤的生活史为全变态,包括卵、幼虫、蛹和成虫四个阶段。由卵发育为成虫约需 1 个月,成蚤寿命为 2～3 个月或 1～2 年不等。

雌、雄成蚤均吸血,有边吸血边排便的习性;耐饥饿能力很强,可长达 10 个月以上,善跳跃;对温度敏感,当宿主体温过高或降低时,则离开另觅新宿主。

蚤主要通过生物性传播方式传播鼠疫、地方性斑疹伤寒、绦虫病等。

防制应着重处理蚤的孳生地,灭鼠,猫和犬皮毛中的蚤可用除虫菊、三氯苯醚菊酯等涂抹、洗浴。

2. 虱　寄生人体的虱(louse)包括人虱和耻阴虱,人虱又分为人头虱和人体虱。虱成虫体小且狭长,背腹扁平,呈灰白色或灰褐色,人虱长约 2.5～4.2mm,耻阴虱长约 1.5～2mm,分头、胸、腹三部分。具刺吸式口器一个,无翅,有足三对,足的胫突与爪配合形成的抓握器,能附于宿主毛发与衣物纤维上,不易脱落。耻阴虱体形粗短似蟹,若虫形似成虫,但体小,生殖器官未发育成熟(图 23-4)。

虱为半变态发育,生活史分卵、若虫和成虫三个阶段。由卵发育为成虫约需 16 天,成虫寿命 1 个月。人头虱多寄生于人头发根部,人体虱多寄生于内衣缝,耻阴虱主要寄生于会阴部阴毛处。

雌、雄若虫和成虫均嗜吸人血,常边吸血、边排粪,虱粪内或被压碎的虱体内的病原体可经损伤的皮肤侵入人体,引起疾病。虱对温度及湿度敏感,当宿主因患病体温过高、出汗或死亡体温降低时,虱逃离人体,转换新宿主。人虱通过直接或间接接触传播,耻阴虱主要通过性接触传播。虱通过生物性传播方式传播流行性斑疹伤寒、战壕热和虱媒回归热等。

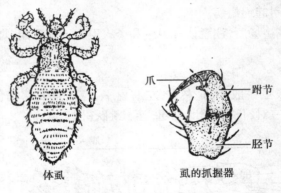

体虱　　　　　　　虱的抓握器

图 23-4　虱成虫及抓握器

防制应搞好个人和公共卫生,保持衣、被及身体清洁。对人头虱和耻阴虱可剃去毛发,用 0.01% ~0.02% 二氯苯醚菊脂或 0.01% 的氯菊酯醇剂涂擦,也可用 50% 的百部酊涂擦杀灭耻阴虱。

　知识链接

毒隐翅虫皮炎

　　毒隐翅虫皮炎是夏秋季节常见的皮肤病,每年的 6~9 月份是高发季节。毒隐翅虫属于昆虫纲鞘翅目,常栖于隐蔽潮湿的环境中,昼伏夜出,喜高空飞行,有较强的趋光性。其血淋巴液中含有一种剧烈的接触性毒素,称为毒隐翅虫毒,当虫体被压碎时该毒素能与皮肤接触引起毒隐翅虫皮炎,也称线状皮炎。皮损多于早上起床后发现,好发于面、颈、胸背及四肢暴露部位,表现为线状、斑片状或点状的水肿性红斑,继之可出现水疱、脓疱等。患处自觉灼热刺痛,可伴痒感。病程一般一周左右,皮损干燥,结痂,脱落而愈。

第三节　蛛 形 纲

一、蜱

蜱(tick)为蛛形纲节肢动物,包括硬蜱和软蜱两大类。我国主要的虫媒蜱种有全沟硬蜱、亚东璃眼蜱、草原革蜱、乳突钝缘蜱等。

虫体呈椭圆形,黄褐色,体长 2~10mm,饥饿时背腹扁平,吸饱血后胀大如豆,呈红褐色。虫体分腭体和躯体两部分,腭体前端有螯肢一对,无翅,有足四对,硬蜱背面有盾板而软蜱无盾板。

蜱的生活史包括卵、幼虫、若虫、成虫四个时期,孳生于森林、草原、畜圈等处。幼虫、若虫和成虫均能刺吸人畜血液。硬蜱寿命数月~1 年,软蜱为 5~6 年或更长。蜱在叮咬吸血时可导致局部充血、水肿,还可引起继发感染;若同时分泌毒素,可引起蜱瘫痪,甚至导致死亡。蜱通过生物性方式传播森林脑炎、新疆出血热、Q 热、蜱媒回归热、莱姆病等。蜱属于自然疫源性疾病的重要虫媒。

防制上应清除孳生地,搞好个人防护。进入有蜱区域可涂擦趋避剂,且避免将蜱带出疫区。

二、人疥螨

人疥螨(itch mite)寄生于人体皮肤表皮角质层内,是一种永久性寄生螨。

成虫呈类圆形,背面隆起,乳白或淡黄色。雌螨约0.3~0.5mm,雄螨略小。前端有短小腭体,包含螯肢和须肢各1对,腹面有足4对。其生活史经历卵、幼虫、前若虫、后若虫及成虫5期。疥螨多寄生于人体皮肤薄嫩处,如指间、手背、肘窝、腋窝、脐周、腹股沟、外生殖器、股内侧和女性乳房下等处,儿童可遍及全身。人体经直接或间接接触感染。

雌螨啮食角质组织和淋巴液,利用螯肢和足在皮下开凿形成隧道,在其中发育为成虫并产卵,导致机械刺激和超敏反应(图23-5)。皮损常为淡红色丘疹、水疱及隧道,针头大小,对称分布。其最突出的症状是剧痒,尤以夜间虫体活动时为甚,搔抓后可引起继发性感染,临床称为疥疮。

从病变处发现隧道、检出虫体即可确诊。注意个人卫生,及时治疗患者,消毒衣物和卧具是防制关键。治疗药物有硫磺软膏、苯甲酸苄酯乳剂等。

三、蠕形螨

蠕形螨俗称毛囊虫(follicle mite),属永久性寄生螨。致病虫种有毛囊蠕形螨和皮脂蠕形螨。成虫细长呈蠕虫状,乳白色,半透明,长0.1~0.4mm,由腭体、足体和末体组成(图23-6)。

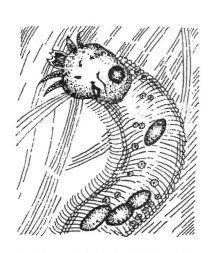

图23-5 疥螨在皮肤内的隧道中

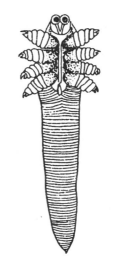

图23-6 毛囊蠕形螨

蠕形螨的生活史包括卵、幼虫、前若虫、若虫和成虫5期。经接触方式侵入人体毛囊或皮脂腺寄生,常寄生于鼻、额、颈、外耳道、背等皮肤处,以面部感染率最高。主要刺吸毛囊上皮细胞和皮脂腺分泌物。毛囊蠕形螨多群居于毛囊,而皮脂蠕形螨常单个寄生于皮脂腺和毛囊。

大多数人感染无明显症状,在毛囊炎、脂溢性皮炎、酒渣鼻、痤疮、眼睑缘炎和外耳道瘙痒等患者中,蠕形螨检出率高。临床上常用挤压涂片法或透明胶纸法采集标本,光镜下检出该虫即可确诊。治疗可口服甲硝唑、伊维菌素等,局部用药包括硫磺软膏、苯甲酸苄酯乳剂等。

四、恙螨与尘螨

1. 恙螨　恙螨(chigger mite)又称恙虫,仅幼虫营寄生生活。常见种类有地里纤恙螨和小盾纤恙螨。

幼虫呈椭圆形,橘红色或淡黄色,长 0.2~0.5mm。生活史包括卵、前若虫、幼虫、若蛹、若虫、成蛹及成虫 7 期。恙螨孳生于地势低洼、潮湿、杂草丛生、鼠类较多的地方,多数幼虫对宿主选择性不强,可寄生于哺乳类、鸟类、爬行类和两栖类。在人体主要寄生于体表皮肤薄嫩和湿润处,如后头发缘、颈部和肩部等处。

恙螨幼虫叮咬可导致恙螨皮炎,恙虫病和肾综合征出血热。后两种病原体在恙螨体内可经卵传递,属生物性传播。

灭鼠,清除杂草,填平低洼,保持干燥是防制恙螨的根本措施。

2. 尘螨　尘螨(dust mite)广泛存在于谷物、中药材、棉花、尘埃及居室内,营自生生活,以粉末性物质(如面粉、真菌、花粉、皮屑等)为食。与人类关系密切的包括屋尘螨、粉尘螨和埋内欧尘螨。

成虫长椭圆形,乳黄色,体长 0.17~0.5mm。发育过程包括卵、幼虫、第一若虫、第二若虫和成虫 5 期。尘螨畏热怕光,喜阴暗潮湿的环境。尘螨的代谢产物、死亡虫体的分解产物等均是强烈的过敏原,可引起人体超敏反应性疾病,如尘螨性哮喘、过敏性鼻炎、特应性鼻炎和慢性荨麻疹等。

注意清洁卫生,保持干燥和通风是防治尘螨的有效方法。治疗上以对症为主,也可使用尘螨浸液进行脱敏治疗。

(阳　莉)

❓复习思考题

1. 试述医学节肢动物对人体的危害。
2. 什么是完全变态和不完全变态? 举例说明。
3. 蚊、蝇、虱、蚤、蜱、螨分别能传播哪些疾病?

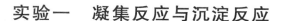

实验指导

实验一 凝集反应与沉淀反应

【实验目的】

1. 掌握凝集反应、沉淀反应的原理。

2. 熟悉凝集反应、沉淀反应的类型及方法。

3. 了解凝集反应、沉淀反应在临床检验中的应用。

【实验内容】

（一）直接凝集反应——玻片凝集试验

1. 原理　颗粒性抗原与相应抗体在有适量电解质存在的条件下特异性结合，出现肉眼可见的凝集现象。

2. 器材和试剂　①标本：待测病原菌18～24小时斜面培养物；②试剂：志贺菌属多价诊断血清；③酒精灯、载玻片、接种环等。

3. 方法和步骤　①取洁净载玻片，于一端加1:20稀释的志贺菌属多价诊断血清1滴，另一端加生理盐水1滴作对照；②用灭菌接种环挑取待测病原菌斜面培养物少许，先后与盐水及血清分别混匀；③室温下轻轻摇动载玻片，数分钟后将载玻片稍微倾斜对光观察结果。

4. 实验结果　生理盐水对照为均匀混浊的乳状液，试验侧出现肉眼可见的凝集块为阳性结果；如与对照相同则为阴性结果。

（二）间接凝集试验——类风湿因子检测

1. 原理　用聚苯乙烯胶乳颗粒作为载体吸附人类变性IgG，称为致敏胶乳颗粒或胶乳抗原，以检测血清中的类风湿因子。

2. 器材和试剂　①标本：待测血清；②类风湿因子检测试剂：胶乳抗原、阳性血清、阴性血清、生理盐水；③器材：黑色方格反应板、牙签、刻度吸管、毛细滴管、试管、水浴箱等。

3. 方法和步骤　①将待测血清、阳性血清、阴性血清分别1:20稀释，备用；②在黑色方格反应板上取三个格，用毛细滴管分别加入稀释的待测血清、阳性血清和阴性血清各1滴（约50μl），然后每格分别加胶乳抗原1滴（约50μl），用牙签充分混匀；③轻轻摇动玻片2～3分钟后观察结果。

4. 实验结果　阳性对照侧应出现明显凝集颗粒，液体澄清；阴性对照侧应呈均匀一致的胶乳状；试验侧如出现明显凝集颗粒为阳性，保持均匀胶乳状则为阴性。

5. 注意事项　①试剂应在4℃保存，使用时应接近室温并摇匀；②试验同时应设阴、阳性对照。

（三）双相免疫扩散试验

1. 原理　可溶性抗原和相应抗体在含有电解质的琼脂糖凝胶中可自由扩散，两者相遇后即发生特异性结合，在比例适合处形成肉眼可见的白色沉淀线。以甲胎蛋白（AFP）的检测为例。

2. 器材和试剂 ①标本:待测患者血清;②试剂:AFP 诊断血清、胎儿血清、正常血清、生理盐水、琼脂粉;③微量加样器、打孔器、载玻片、吸管、湿盒、水浴箱或温箱。

3. 方法和步骤 ①制板:将洁净载玻片置于水平实验台上,用吸管吸取 3~4ml 溶化的琼脂(10~15g/L)加在玻片上(应平整无气泡);②打孔:待琼脂凝固后,用直径 3mm 的打孔器打孔(梅花状),孔间距约 4~5mm,孔应圆整、光滑;③加样:用微量加样器吸取等量:AFP 诊断血清加至中间孔,待测血清及阴、阳性对照分别加至周围各孔;④温育:将加好样的琼脂凝胶板置湿盒中,37℃温育过夜。

4. 阴性对照孔与抗体孔之间应无沉淀线,阳性对照孔与抗体孔之间应出现沉淀线。若待测血清孔与抗体孔之间出现沉淀线,且与阳性对照孔的沉淀线相吻合则为阳性结果。

5. 注意事项 ①玻片要洁净,无水,制板要匀速;②加样时要避免溢出孔外,以保证结果的准确性;③当使用脂血症、溶血症或陈旧标本做试验时可在孔周围出现沉淀环,注意与沉淀线结果鉴别。

实验二 动物过敏实验

【实验目的】
1. 掌握 Ⅰ 型超敏反应发生机制。
2. 熟悉 Ⅰ 型超敏反应常见临床疾病类型及过敏性休克的危害。
3. 了解变应原的种类。
【实验内容】

豚鼠过敏试验

1. 原理 动物实验性过敏反应属于 Ⅰ 型超敏反应。给已致敏的豚鼠注射抗原,由于抗原与 IgE 的特异性结合,使肥大细胞和嗜碱性粒细胞释放多种活性介质,使豚鼠发生微循环障碍,血压迅速降低,出现休克。

2. 方法和步骤 ①取健康豚鼠两只,皮下注射 0.1ml 马血清(1:10 稀释);②2~3 周后,取上述豚鼠中任一只心脏内注射鸡蛋清 2ml 作为对照,另一只豚鼠心脏内注射马血清(不稀释)2ml;③注射后密切观察豚鼠反应。

3. 实验结果 ①注射鸡蛋清的豚鼠不出现任何反应;②注射马血清的豚鼠于数分钟内出现兴奋、烦躁不安、咳嗽、耸毛、打喷嚏、抓鼻子,继而发生气急及呼吸困难、痉挛性跳跃、大小便失禁、站立不稳等,倒地挣扎而死亡。

4. 注意事项 心脏内注射时,要将豚鼠固定好,以免划破或扎穿心脏;注射器内有回血时方可一次性注入抗原。

实验三 免疫标记技术

【实验目的】
1. 掌握酶联免疫吸附实验的基本原理。
2. 熟悉乙型肝炎病毒检测的 ELISA 法。

3. 了解免疫酶斑点技术的基本原理及方法。

【实验内容】

（一）酶联免疫吸附实验

1. **原理**　利用酶催化底物反应的生物放大作用,提高特异性抗原抗体反应检测敏感性的一种免疫标记技术。

2. **方法和步骤**　①将已包被 96 孔反应板的孔编号,分别加入阳性对照血清、阴性对照血清及待测血清各 1 滴;②在各孔内加入酶标抗体 1 滴,于 37℃温育 30 分钟;③各孔分别加入洗涤液(加满)洗板,反复 3 次,每次 3 分钟,然后在吸水纸上吸干(倒扣在吸水纸上);④各孔内加入底物液 A、B 各 1 滴,轻轻摇动混匀,室温避光反应 15 分钟;⑤各孔内加入终止液 1 滴,观察结果。

3. **实验结果**　①若待检孔显色浅于阴性对照定为阴性;②若待检孔显色深于或等于阳性对照孔则定为阳性;③若待检孔显色介于阴性对照孔和阳性对照孔之间则定为弱阳性。

4. **注意事项**　①加样应加在板孔的底部,避免产生气泡并迅速完成;②洗涤必须彻底,防止产生假阳性;③温育时间要严格控制。

（二）免疫酶斑点试验

1. **原理**　硝酸纤维素膜和醋酸纤维素膜具有很强的静电吸附力,在中性条件下即可有效地吸附蛋白质等生物大分子。将免疫物质吸附于纤维素膜后,就可利用纤维素膜作为固相进行抗原抗体反应。

2. **实验方法**　①取硝酸纤维素膜片,用笔做好标记方便加样;②将稀释的抗原液 5 ~ 10μl 加于相应格内,室温自然干燥;③将膜片放入封闭液中震荡封闭 15 分钟后用洗涤液震荡洗 3 次,每次 1 分钟,吸干;④将膜片放入稀释好的酶标抗体液中,震荡 15 分钟,吸干后再将膜片放入洗涤液中,震荡涤洗 1 分钟,重复 3 次,吸干;⑤将膜片放入底物液中,震荡 15 分钟左右观察。

3. **实验结果**　明显棕色斑点者为阳性。

4. **注意事项**　①底物要临用前新鲜配置;②包被 NC 膜的抗原浓度对试验结果影响较大,多以蛋白质含量 500 ~ 1000μg/ml 为宜,浓度过高可出现假阳性,过低则降低试验的敏感性;③酶结合物浓度对试验成功与否至关重要,最适浓度常与包被抗原浓度有关,应根据试验具体条件作方阵滴定来确定;④显色时间,一般认为 5 ~ 10 分钟较好。显色时间过长常导致本底着色加深,降低试验的特异性;⑤用抗原包被 NC 膜检测抗体时,待检样品加样不宜过多。加样过多可使相邻的样品混淆,一般 5 ~ 10μl 即可。

实验四　细菌形态结构的观察

【实验目的】

1. 掌握制作细菌涂片的方法及革兰染色法的基本步骤;学会显微镜油镜的使用和保护。

2. 熟悉细菌的基本形态和特殊结构的观察。

3. 了解不染色标本检查法(观察细菌动力)。

【实验内容】

（一）显微镜油镜的使用与保护

1. **原理**　光线从标本经空气进入镜头时,由于介质密度不同而发生折射,使光线不能全部进入物镜中,在使用低、高倍镜时,因镜头孔径较大,影响尚不显著。而油镜头孔径小,标本反射的光线散射使光线不能全部进入物镜,物像不清晰。当在玻片上滴加折光率与载玻片(n=1.52)相近的香柏油后(n=1.515)可避免光线的散射,从而获得清晰的物像。

2. 使用方法及注意事项 ①置显微镜于平稳的实验台上,不要将镜台倾斜,以免镜油流出污染镜台。镜检者姿势端正。②调节光源,把光圈完全开放,升高集光器,先将低倍镜转至中央,眼睛移至接目镜上,调节粗调节器使镜筒升降至合适的高度,转动反光镜,待视野明亮即可。以天然光为光源时,宜用反光镜的平面,采用人工光源时,宜用反光镜的凹面。③将标本片固定于载物台上,用粗调节器将镜筒提起约2cm,将油镜转至正下方。④先在玻片上滴一滴香柏油,从侧面注视,用粗调节器将镜筒小心地下降,使油镜头浸在香柏油中,镜头几乎与标本接触。再用眼从接目镜观察,一边观察一边旋转细调节器使镜筒上移,待看到模糊物像时再缓慢调节至物像清晰时为止,如油镜已离开油而仍未见物像,必须重复操作。观察标本时两眼同时睁开,以减少疲劳。最好以左眼看镜,右眼配合左眼绘图或记录。⑤使用完毕,用擦镜纸拭去镜头上的香柏油,再用擦镜纸蘸少许二甲苯擦拭,并随即用干的擦镜纸拭去残留的二甲苯。切忌用手或其他纸擦拭镜头,以免损坏镜头。显微镜用毕及清洁后,需将低倍镜移至中央或将各接物镜转成"八"字形,集光器和镜筒下移,轻轻放回贮镜箱。

(二)细菌的基本形态和特殊结构观察

观察细菌应注意其形态、大小、排列方式、染色特性和特殊结构。

1. 细菌基本形态 ①球菌:观察葡萄球菌、链球菌、肺炎双球菌、脑膜炎球菌等玻片标本;②杆菌:观察大肠埃希菌、伤寒沙门菌、结核分枝杆菌等玻片标本;③螺形菌:观察霍乱弧菌、弯曲菌等玻片标本。

2. 细菌特殊结构 ①鞭毛:观察变形杆菌、伤寒沙门菌等玻片标本。注意鞭毛和菌体的颜色及鞭毛的位置与数目(单鞭毛、双鞭毛、丛鞭毛、周鞭毛);②荚膜:观察肺炎链球菌等玻片标本。注意荚膜与菌体的颜色及荚膜的厚度;③芽胞:观察破伤风梭菌、枯草杆菌、炭疽芽胞杆菌等玻片标本。注意芽胞的形态、大小及位置。

(三)细菌动力的观察

1. 取一洁净玻片,以无菌接种环取菌各一环,分别置于载玻片两端。

2. 用镊子取盖玻片压于每滴菌液上,放置盖玻片,注意避免气泡产生。

3. 置标本于显微镜载物台上,下降聚光器,缩小光圈,先用低倍镜寻找,再用高倍镜观察。有鞭毛的细菌在液体中有活跃的大范围改变位置的运动,即为鞭毛运动;无鞭毛的细菌仅有位置不变的分子颤动,即为布朗运动。

(四)细菌涂片和革兰染色法

1. 原理 细菌的等电点低,在pH 2~5之间,在近于中性的环境中带负电荷,易与带正电荷的碱性染料结合,从而使菌体着色,便于观察。最常用的是革兰染色法,通过革兰染色,可将细菌分成两大类,对鉴定细菌、指导临床选择药物、研究细菌的致病性等具有重要的意义。

2. 方法与步骤 ①涂片:临床标本和细菌菌液可直接涂于载玻片上,若为固体培养基上的细菌,取生理盐水1滴置于玻片上,然后用接种环从固体培养基上取菌落或菌苔少许,在盐水中磨匀,涂布成约$1cm^2$大小的圆形薄膜。②干燥:细菌涂片最好在室温下自然干燥,必要时可将膜面向上,在火焰上方不烤手的高处微微烘烤,以助水分蒸发。③固定:常用火焰加热法固定,即将已干燥的细菌涂片膜面向上,以钟摆速度通过火焰温度最高处3次。注意切勿将菌体烤焦。④初染:滴加结晶紫染液于涂膜上,染色 0.5~1 分钟后,用水慢慢冲洗。⑤媒染:滴加碘液,约 1 分钟后,用水缓缓冲洗。⑥脱色:滴加 95% 酒精,轻轻摇动玻片,0.5~1 分钟后,立即用水将酒精缓缓冲洗。⑦复染:加碱性复红染液,约 1 分钟后,用水慢慢冲洗。⑧结果观察:待标本片自然干燥或用吸水纸吸干后,用油镜观察,革兰阳性菌染成紫色,革兰阴性菌染成红色。并注意观察标本中细菌的形态、大小和排列方式。

实验五　细菌的人工培养技术、细菌的生长繁殖与代谢

【实验目的】

1. 熟悉细菌接种的无菌操作技术;熟悉细菌在培养基上的生长情况;初步学会细菌接种的方法。

2. 了解培养基制备的基本原则和基本程序;了解常用培养基的种类。

【实验内容】

(一)培养基的制备原则和种类介绍(示教)

1. 培养基的制备原则　①适当的营养成分;②合适的酸碱度(pH);③配制后经灭菌处理使之无菌,方可应用。

2. 制备程序　配料→加热溶化→测定及调整 pH→滤过:①液体培养基、半固体培养基→分装→灭菌→冷却备用。②固体培养基→灭菌→分装→冷却备用。

3. 常用培养基的种类　按物理性状可分为:①液体培养基;②半固体培养基;③固体培养基。按用途不同可分为:①基础培养基;②营养培养基;③鉴别培养基;④选择培养基;⑤厌氧培养基。

(二)细菌接种法

1. 平板划线分离培养法　①右手以持笔式握接种环,在火焰上烧灼灭菌;②接种环冷却后,以无菌操作方法分别蘸取葡萄球菌、大肠埃希菌混合培养物 1 环;③左手持平板培养基平皿底部,右手将蘸到菌液的接种环在平板表面的边缘部分涂抹。烧灼接种环,冷却后自涂抹部分开始,连续在平板表面左右划线,第 1 区划线约占平板表面的 1/5~1/4;④再次烧灼接种环,待冷,将培养基转动80°左右进行第 2 区划线,第 2 区划线与第 1 区划线开始相交 2~3 条,以后可不相交。烧灼接种环后用相同方法进行第 3 区、第 4 区、第 5 区划线;⑤接种完毕后,接种环经火焰灭菌,平板底部做好标记(姓名、日期、标本名称等),放 37℃温箱培养 24 小时后观察结果;⑥划线接种时,力量要适中,接种环与培养基面的夹角约45°为宜,切勿划破平板表面;划线要密而不重复,充分利用平板表面;严格无菌操作。

2. 斜面培养基接种法　琼脂斜面培养基主要用于纯培养和保存菌种,某些特殊斜面培养基可用于观察生化反应等特殊用途。①取待接种斜面培养基试管,先标记(菌名、日期、接种人等)后,左手食指、中指、无名指分别夹持菌种试管与待接种的斜面培养基,拇指压住试管底部上方,接种管位于左侧,培养基管位于右侧,斜面均向上;②右手拇指和食指分别松动两管棉塞,用火焰灭菌法灭菌接种环;③以右手小指与手掌,小指与无名指分别拔取两管棉塞(先外后内),将两管口迅速通过火焰灭菌;④将灭菌过的接种环插入菌种试管内,从斜面上取菌苔少许,退出标本试管,迅速伸入待接种的培养管,在斜面上先由底部向上拉一条线,再从斜面底部向上轻轻曲折连续划线;⑤取出接种环,在火焰上方灭

菌管口,塞上棉塞(先塞菌种试管,后塞接种试管),灭菌接种环。置37℃温箱培养18～24小时观察结果。

3. 液体培养基接种法 ①同斜面培养基接种法1、2、3;②接种环灭菌冷却后,从标本试管挑取少量菌苔移到肉汤管,在接近液面上方的管壁上轻轻研磨,并蘸取少许肉汤调和,使细菌混合于肉汤中;③把接种环和试管口,放在酒精灯火焰上方烧灼灭菌,置37℃温箱培养24小时后观察结果。

4. 半固体培养基接种法 ①同斜面培养基接种法1、2、3;②右手持接种针,灭菌冷却后,以接种针挑取菌苔接种于半固体培养基时,垂直刺入培养基中心,深入培养基高度约3/4处,然后接种针沿原路退出。接种后放入37℃温箱培养18～24小时观察结果。

(三)细菌的生长现象及代谢产物观察

1. 细菌在培养基中的生长现象 ①液体培养基:呈均匀混浊生长(葡萄球菌),形成菌膜(枯草杆菌)和沉淀生长(链球菌)。②半固体培养基:观察细菌的动力。无鞭毛的细菌(痢疾志贺菌)沿穿刺线生长,穿刺线清晰,周围培养基透明;有鞭毛的细菌(大肠埃希菌)沿穿刺线向周围扩散生长,穿刺线模糊,周围培养基变混浊。③固体培养基:形成菌落和菌苔。注意菌落的大小、形态、透明度、凸起度、黏稠度、颜色、表面和边缘是否整齐及周围有无溶血环等。

2. 细菌代谢产物的观察

(1)细菌对糖分解的观察:将不同细菌接种于糖发酵管中,若细菌分解其中的糖类产酸,在指示剂(溴甲酚紫)作用下,糖发酵管由紫色变为黄色;若产气则出现气泡;若细菌不分解其中的糖类,则不变色。将大肠埃希菌和伤寒沙门菌分别接种于葡萄糖、乳糖发酵管中,置37℃温箱培养24小时后观察。大肠埃希菌分解葡萄糖和乳糖产酸产气,伤寒沙门菌分解葡萄糖产酸不产气,不分解乳糖;

(2)细菌对氨基酸分解的观察:①靛基质试验:有些细菌具有色氨酸酶,可分解蛋白质中的色氨酸,产生无色靛基质,当加入试剂对二甲基氨基苯甲醛时,形成红色的玫瑰靛基质。分别接种大肠埃希菌和伤寒沙门菌于蛋白胨水培养基(含色氨酸)内,置37℃温箱培养24小时后取出,沿管壁徐徐加入靛基质试剂数滴,静置片刻,在液面出现红色环者为靛基质试验阳性(大肠埃希菌),无红色环者为阴性(伤寒沙门菌)。②硫化氢试验:有些细菌能分解含硫的氨基酸产生硫化氢,遇醋酸铅或硫酸亚铁生成黑色的硫化铅或硫化亚铁。将乙型副伤寒沙门菌和大肠埃希菌分别接种于含有硫酸亚铁或醋酸铅的培养基中,乙型副伤寒沙门菌能分解培养基中含硫的氨基酸产生硫化氢,进而与硫酸亚铁或醋酸铅反应,生成黑色的硫化亚铁或硫化铅沉淀,为硫化氢试验阳性;大肠埃希菌则无黑色沉淀产生,为硫化氢试验阴性。

实验六 微生物的分布与消毒灭菌

【实验目的】

1. 熟悉各种环境中微生物的检查。

2. 熟悉常用的物理、化学消毒灭菌方法。

3. 了解微生物的分布,进一步建立无菌观念。

【实验内容】

（一）细菌分布的检查

1. 空气、人体上呼吸道微生物的检查 ①取普通琼脂平板 2 个,先标记。一个揭开盖放在实验室内,在空气中暴露 20 分钟后盖上平皿盖;另一个揭开盖放在无菌室或超净工作台上,暴露 20 分钟后盖上平皿盖,置 37℃温箱培养 18 ~ 24 小时后观察结果;②取血平板一个标记,用一支无菌棉拭子,在正常人体咽喉扁桃体部涂抹,无菌操作将棉拭子标本涂于血平板,置 37℃温箱培养 24 小时后观察。

2. 水中微生物的检查 取自来水及河水各 1ml,分别滴入标记好的两个空平皿中,将两管营养琼脂高压灭菌后冷却至 50℃左右,分别倾入两平皿中轻摇混匀,待凝。再取一比标记好的无菌培养皿做对照。放入 37℃温箱培养 18 ~ 24 小时观察结果。

3. 手指皮肤消毒前后微生物的检查 取无菌培养皿三个标记,先将一手指在标明"消毒前"的培养基表面轻轻地来回涂抹,然后将此手指用 2% 碘酒及 75% 酒精依次作皮肤消毒,待干后再在标明"消毒后"的培养基上轻轻涂抹。标有"对照"的培养基表面不作涂抹,供作对照用。将 3 个营养琼脂平板置 37℃温箱中培养 24 小时后观察结果。

（二）常用消毒灭菌器和滤菌器介绍

1. 高压蒸气灭菌器 是应用最广的灭菌器,凡能耐高温的普通培养基、敷料、手术器械、药品、玻璃器皿等均可用此法灭菌。先向外桶内加水,把需灭菌的物品放入桶内,盖好盖并将螺旋拧紧;打开排气阀开始加热,水沸腾后,排气阀开始排出气体;待桶内空气完全排出,持续排水蒸气时,关上排气阀。此时桶内压力逐渐升高。至压力表显示压力达到 103.4kPa(1.05kg/cm²)时,此时温度为 121.3℃,调节热源维持 15 ~ 30 分钟可达灭菌目的。灭菌完毕,关闭热源,待压力下降到零时,方可开盖取物。

2. 干热灭菌器(干烤箱) 干烤箱是用两层金属板制成的箱子,中间充以石棉,箱底有热源(电炉),并附有温度计和自动调节器。灭菌时,加热箱内空气,靠热空气灭菌。主要用于玻璃器皿、试管、吸管、三角烧瓶、油剂、粉剂等的灭菌。将需灭菌的物品经清洗和晾干之后整齐地摆放在箱内,不宜过挤,关闭两层箱门通电,待温度升到 160 ~ 170℃,维持 2 小时即可。温度不可过高,如超过 180℃,棉塞和包装纸会被烤焦甚至燃烧。灭菌完毕,关闭电源,待温度自然下降到 50℃ 以下再开门取物,以防玻璃器皿骤冷发生破裂。

3. 滤菌器 用物理阻留的方法将液体中细菌除去,以达无菌目的。常用的滤菌器有以下几种:①蔡氏滤器:为金属滤器。以石棉为滤板,每次用后换一石棉滤板。石棉滤板按孔径大小分为 K 号和 EK 号两种。前者可供滤清用,后者能阻止细菌通过;②玻璃滤器:全部用玻璃粉制成,使用比较方便,但滤孔易堵塞。孔径大小为 0.15 ~ 250μm 不等,一般分为 G_1 ~ G_6,G_5 和 G_6 号均可阻止细菌通过。滤菌器常用于不耐热的培养基、血清、溶液及药品的除菌或分离细菌外毒素及病毒。

（三）紫外线的杀菌试验

1. 原理 紫外线的波长为 200 ~ 300nm,其中 265 ~ 266nm 杀菌力最强,此波长与 DNA 吸收波峰一致,易被细菌 DNA 吸收,导致菌体死亡或变异。但紫外线穿透力弱,玻璃、纸张、尘埃等均能阻挡紫外线,故此法只适用于空气及物品表面的消毒。

2. 方法与步骤 取普通平板一个标记,密集画线接种大肠埃希菌。用无菌镊子把经灭菌的长方形黑纸片贴于平板表面中央部分。打开平皿盖,置紫外线灯下距约 20 ~ 30cm 处照射 30 分钟,用无菌镊子除去纸片并烧掉,盖好平板盖,置 37℃温箱培养 24 小时后观察结果。纸片遮盖部分细菌生长,未遮盖部分无细菌生长或仅有少量细菌生长。

实验七　药物敏感试验

【目的要求】

1. 掌握药物敏感试验常用方法及其临床意义。

2. 熟悉药物稀释的方法。

【实验原理】

抗生素是某些微生物在代谢过程中产生的一种能抑制或杀死某些生物细胞的抗微生物物质。根据抗菌范围的大小,将抗生素分为广谱和窄谱两大类。临床上常通过药敏试验选择有效的抗菌药来治疗某些传染病。测定细菌对药物敏感性的常用方法有连续稀释法和琼脂扩散法。连续稀释法可用于测定药物的最低抑菌浓度和最低杀菌浓度,而琼脂扩散法是临床常用的药物敏感性定性测定方法,原理是:将含有抗生素的滤纸片放在接种有被测试菌的平板上。抗生素向周围扩散抑制细菌生长,而形成抑菌环,根据抑菌环大小判断药物对细菌敏感程度的强弱。

【实验内容】

一、材料

金黄色葡萄球菌、大肠埃希菌、青霉素、氨苄青霉素、庆大霉素、生理盐水、注射器(1ml,5ml)、镊子、滤纸片、试管架、培养皿、接种环、标记笔、酒精灯、火柴、培养箱、尺子等。

二、方法与步骤

(一) 抗生素滤纸片的制备

1. 青霉素滤纸片(80u 万/支,最终浓度 1000u/ml)

(1)用 5ml 注射液抽取 4ml 注射用水,注入青霉素小瓶内,溶解(20 万 u/ml)。

(2)用 1ml 注射器抽取 0.5ml 药液,再吸入注射液用水至 1ml(10 万 u/ml)。

(3)将药液推至 0.1ml,再吸入注射液用水至 1ml(1 万 u/ml)。

(4)重复一次(3),即成为 1000u/ml 药液。

(5)将(4)液推入含滤纸片的小瓶中,即成。

2. 氨苄青霉素(0.5g/支,最终浓度 10mg/ml)

(1)用 5ml 注射液抽取 4ml 注射用水注入氨苄青霉素小瓶内溶解(0.5g/4ml)。

(2)用 1ml 注射器抽取药液 0.4ml,再吸入注射用水至 1ml(50mg/ml)。

(3)将药液推至 0.2ml,再吸入注射用水 1ml(10mg/ml)。

(4)将(3)液推入含滤纸片的小瓶,即成。

3. 庆大霉素(8 万 u/支,最终浓度 1000u/ml)

(1)用 1ml 注射器抽取药液 0.5ml 再吸入注射用水至 1ml(2 万 u/ml)。

(2)将药液推至 0.5ml 再吸入注射用水至 1ml(1 万 u/ml)。

(3)将药液推至 0.1ml,再吸入注射用水至 1ml(1000u/ml)。

(4)将(3)液推入含滤纸片的小瓶,即成。

4. 生理盐水　用1ml注射器抽取1ml生理盐水推入含滤纸片的小瓶中。

（二）平板划线接种细菌

1. 每人一个平板,在底部平分为四等份,标记班级、姓名、细菌、抗生素的名称。

2. 无菌操作接种菌。

（三）贴放滤纸片

用镊子夹取含药液的滤纸片贴放在培养基上,注意用前、用后均灭菌。

（四）培养

置37℃,24h。

（五）结果观察

带尺子观察并量好抑菌环的直径(实验表-1)。

实验表-1　常用药敏试验纸片判断标准

抗菌药物	抑菌环直径(mm)		
	耐药	中度敏感	敏感
青霉素	≤28	10～20	≥29
氨苄青霉素	≤11	12～13	≥14
链霉素	≤11	12～14	≥15
庆大霉素	≤12	13～14	≥15
红霉素	≤13	14～17	≥18
四环素	≤14	15～18	≥19
磺胺	≤10	11～15	≥16

药敏试验结果判断:(φ,mm)

注意:①滤纸片放置于琼脂面上适当的部位,注意滤纸片之间的距离要大致相等。在放置滤纸片时,应先确定好放置的位置,然后再将滤纸片准确地放置于所选定的部位,并用镊子轻压滤纸片,使之贴紧。若不慎已将滤纸片掉到未选定的琼脂面上,切勿再移动滤纸片,以免影响试验效果;②将放有滤纸片的琼脂平板,置37℃温箱培养18～24小时;③观察在滤纸片周围有没有抑菌环,并测量其直径大小,再根据所测数值来判定细菌的敏感度。注意对比两种细菌对同一种抗生素敏感性的差异,一种细菌对两种抗生素敏感性的差异。

实验八　药物的微生物学检查

【目的和原理】

临床上无论是注射药物还是口服药物,按照药典规定必须是无菌或一定的微生物限度。通过本次实验了解药物在单位体积内(每克或每毫升)所含有的活菌数。

【实验材料】

10ml注射器、10ml吸管、1ml吸管、100ml三角烧瓶、针头、试管架、大试管、橡皮吸头、洗耳球、无菌培养皿、标记笔、酒精灯、火柴、待检药物(莱阳梨止咳糖浆)、生理盐水。

【方法和步骤】

一、准备阶段

实验用玻璃器械应清洗干净、灭菌。

1. 5% 稀盐酸浸泡过夜。

2. 自来水冲洗后,洗洁净浸泡,水冲洗。

3. 浸洗液浸泡 6h。

4. 自来水冲洗晾干。

二、实验步骤

（一）物品和稀释液

1. 每实验组一个试管架。

2. 每两组取一个 100ml 三角烧瓶。

3. 每实验组两支大试管。

4. 20ml 无菌注射器取 9ml NS 分别注入两支大试管。

5. 用 20ml 注射器取 45ml NS 注入 100ml 三角烧瓶内。

（二）药物稀释

1. 用 10ml 吸管吸取 5ml 药物,加入 45ml 生理盐水的三角烧瓶内,混匀制成 1:10 的稀释液。

2. 用 1ml 吸管吸取 1:10 液的上清 1ml 加入装有 9ml 无菌生理盐水的试管内充分混匀制成 1:100 的稀释液。

3. 再用一支 1ml 吸管吸取 1:100 的上清液 1ml 加入装有 9ml 无菌生理盐水的试管内充分混匀制成 1:1000 的稀释液。

（三）培养基制备

1. 每人取一个无菌培养基,在底上标记:姓名　班级　药液稀释倍数。

2. 用 1ml 吸管吸取 1:1000 稀释液 1ml 加入无菌平板。

3. 用 1ml 吸管吸取 1:100 稀释液 1ml 加入无菌平板。

4. 用 1ml 吸管吸取 1:10 稀释液 1ml 加入无菌平板。

5. 无菌操作将冷却至 50℃ 左右的培养基倒入平板(每平板约 10ml),并与药液充分混匀,注意勿使培养基洒出。

（四）将混匀的培养基冷却凝固后,翻转,置入 37℃,24~48 小时,观察结果。

（五）结果观察

1. 菌落计数　用肉眼观察,以蜡笔或钢笔在平板底点数,不能遗漏!

2. 细菌总数×稀释倍数　即为每毫升(或克)的细菌总数。

若一个实验组有几个相等浓度的平板取平均值。

【注意事项】

1. 所有操作应按严格无菌操作。

2. 取样要有代表性。

3. 检测时应注意药物不应有抑菌成分或防腐剂。

4. 药物在检测时应呈均匀状态。

5. 稀释后药液 pH 应近似中性。

6. 操作时每步都应严格、认真、仔细。

实验九　病原性细菌的检查

【目的要求】

1. 掌握脓汁标本的采集和涂片检查;掌握病原性球菌、肠道杆菌、结核分枝杆菌的形态特点。

2. 熟悉结核病患者痰标本直接涂片检查法。

3. 了解血浆凝固酶试验的意义;了解肠道杆菌的生化反应及其在鉴定上的意义;了解肥达反应操作方法与结果分析。

【实验内容】

（一）病原性球菌的形态和培养物观察

1. 普通光学显微镜下观察葡萄球菌、链球菌、肺炎链球菌、脑膜炎奈瑟菌和淋病奈瑟菌革兰染色标本片。注意各菌的形态特征、排列及染色性。

2. 观察葡萄球菌、链球菌、肺炎链球菌、脑膜炎奈瑟菌等血琼脂平板 18～24 小时培养物,观察菌落特点、溶血及有无色素等。

（二）血浆凝固酶试验

1. 材料　①金黄色葡萄球菌、表皮葡萄球菌 18～24 小时斜面培养物;②兔血浆、生理盐水、玻片、标记笔、酒精灯、火柴等。

2. 方法与步骤　①每人一张洁净的载玻片,先标记;②取生理盐水两滴,分别置于载玻片的两端;③无菌操作,用接种环取金黄色葡萄球菌和表皮葡萄球菌斜面培养物少许,分别置于两端的生理盐水混匀,观察有无自凝现象;④如无自凝现象,在两端的混悬菌液内,分别加入兔血浆各一滴,混匀。在 1～2 分钟内,若出现凝集颗粒则为阳性;若无凝集现象出现为阴性。

（三）脓汁标本的细菌学检查

1. 材料　脓汁、血琼脂平板、玻片、接种环等。

2. 方法和步骤　①脓汁标本的采集:应在治疗前采集,溃疡面先消毒,再用无菌盐水棉签擦净表面的脓汁,然后用无菌棉拭子取深层脓液。如为深部脓肿,应用无菌注射器抽取脓液,注入无菌试管中,采集标本后应立即送检;②标本采集后直接涂片,革兰染色、镜检;③无菌操作,用接种环挑取脓汁接种于血平板上,置 37℃温箱培养 18～24 小时,光镜下观察菌落特征及溶血性,并进一步作革兰染色镜检、生化反应等鉴定步骤。

（四）肠道杆菌及霍乱弧菌形态观察

1. 普通光学显微镜下观察大肠埃希菌、伤寒沙门菌、志贺菌属、变形杆菌、霍乱弧菌等革兰染色标本片,注意各种细菌形态及染色特性。

2. 观察大肠埃希菌、伤寒沙门菌、志贺菌属等在 SS 琼脂平板上及在双糖铁培养基、半固体培养基、靛基质液体培养基中的培养物,观察其菌落特点及糖发酵、硫化氢和靛基质等生化反应。

（五）肥达反应

1. 材料　①待检血清、沙门菌诊断菌液（O、H、A、B）、生理盐水;②小试管或 28 孔塑料板、吸管等。

2. 方法和步骤　①取干燥清洁小试管 28 支,以四排七列置于试管架上,并标记;②用 5ml 吸管吸取生理盐水 3.8ml 放入大试管中,再用 1ml 吸管吸取待检血清 0.2ml,加入生理盐水中混匀,即成 1:20 的稀释血清。吸取此稀释血清 2ml,分别加入每排第一管,每管 0.5ml;③再向盛有 1:20 血清的大试管中加入生理盐水 2ml 混匀,即成 1:40 稀释血清。吸取此血清 2ml 分别加入每排第二管中,每管 0.5ml,如此继续操作至第六排各管中。此时每排 1～6 管中血清的稀释度分别为 1:20、1:40、1:80、1:160、1:320 和 1:640;④向每排第七管中加入生理盐水 0.5ml(不加血清)以作对照;⑤向每排各管分别加入含 10 亿/ml 的 H、O、A、B 菌液各 0.5ml。振荡混匀,置 55℃ 水浴箱中 2～4 小时或置 37℃ 温箱中 8 小时,观察结果;⑥结果观察:待检血清中如有抗伤寒或副伤寒的抗体,则与相应菌液(抗原)作用发生凝集反应。伤寒"O"抗原凝集为颗粒状凝集块,称"O"凝集;伤寒"H"抗原凝集时出现絮状凝集块,称"H"凝集,凝集的程度通常以不同"＋"表示之,不凝集则以"－"表示。

凝集效价(血清效价)的判定,以能出现"＋＋"凝集反应的血清最高稀释倍数作为该血清的效价或凝集价。

(六)痰标本涂片及抗酸染色查结核分枝杆菌

1. 材料　①肺结核患者已灭菌的痰标本;②抗酸染色染液;③显微镜、香柏油、擦镜纸、载玻片、酒精灯、试管夹、接种环、火柴、洗瓶。

2. 方法及步骤　①用接种环挑取痰液作成厚涂片,自然干燥后经火焰固定;②加石炭酸复红于玻片上,用试管夹夹住标本片,在火焰上慢慢加热至冒白雾(不可煮沸),持续染色 5 分钟。在加热过程中,应使染液始终保持不干(中间可加染液);③待玻片冷却后用水冲洗;④用 3% 盐酸酒精脱色,至无红色染液流下为止(约 30 秒钟)、水洗;⑤加美蓝染液复染约 1 分钟,水洗、干燥、镜检;⑥结果:结核分枝杆菌呈红色,标本其余部分及非抗酸细菌染成蓝色。

(七)破伤风梭菌形态及厌氧培养观察

1. 普通光学显微镜下观察破伤风梭菌,注意形态及染色特征。

2. 观察破伤风梭菌在庖肉培养基上的生长现象。

【附】抗酸染色液的配制方法

1. 石炭酸复红染液

碱性复红酒精饱和液(碱性复红 4 克加入 95% 酒精 100ml)	90ml
5% 石炭酸水溶液	10ml

将以上两液混合即成。

2. 3% 盐酸酒精溶液

浓盐酸	3ml
95% 酒精	97ml

将以上两液混合即成。

3. 碱性美蓝溶液

美蓝酒精饱和溶液(美蓝 2g 加入 95% 酒精 100ml)	30ml
10% 氢氧化钠溶液	0.1ml
蒸馏水	100ml

将以上各液混合摇匀即成。

实验十　线虫实验

【实验目的】

1. 熟悉各种线虫成虫及虫卵形态特征和鉴别要点。

2. 了解粪便直接涂片法、饱和盐水浮聚法、透明胶纸法检查虫卵。

【实验内容】

（一）成虫及虫卵观察（彩图4）

1. 蛔虫　①镜下观察虫卵的形态、大小、颜色、卵壳厚薄，蛋白质膜的颜色、厚薄及卵内细胞的特点。并注意受精卵与未受精卵的区别；②成虫大体标本：用肉眼观察虫体外形、大小、颜色、侧线和雌、雄虫的区别。

2. 钩虫　①镜下观察虫卵形态、大小、卵壳厚薄、卵内容物，特别注意卵壳薄、无色透明以及卵壳与卵细胞之间有明显空隙的特点。应注意与脱蛋白质膜的蛔虫受精卵鉴别；②钩虫成虫玻片标本：镜下观察两种钩虫口囊内钩齿或板齿形状、数目及雄虫尾部交合伞和交合刺的特征；③成虫大体标本：肉眼观察两种钩虫的体态、长度、雄虫尾部特征及雌、雄虫区别。

3. 蛲虫　①蛲虫卵：镜下观察其形态、大小、颜色、卵壳厚薄及卵内幼虫的形态；②成虫玻片标本：低倍镜观察，注意其头翼、食管球的结构，区别雌、雄蛲虫。

4. 丝虫　班氏微丝蚴和马来微丝蚴玻片标本：高倍镜下观察比较两种微丝蚴的大小、体态、头间隙、体核形态、排列及尾核有无等特征，并进行区别。

（二）技术操作

1. 粪便直接涂片法　①取清洁载玻片一张，于中央滴加生理盐水1~2小滴；②用竹签挑取少量粪便与生理盐水混匀，涂成2cm×3cm的椭圆形薄膜，涂片厚度以透过涂片可看清报纸字迹为宜；③将涂片置低倍镜下观察，必要时再换高倍镜观察，但需加盖玻片，以免污染镜头。检查时应将整张涂片看完，不能遗漏。

2. 饱和盐水浮聚法　本法利用某些虫卵比重较轻，能漂浮于饱和盐水表面的原理，而达到浓集虫卵的目的。本方法适用于线虫卵的检查。①用竹签自粪便不同处挑取黄豆大小粪块，置入漂浮管或青霉素小瓶内；②先加入少量饱和盐水将粪块捣碎搅散，再加饱和盐水至管口处；③将满时，改用滴管，加至略高出管口又不溢出为止；④取洁净载玻片1张盖在管口上，静置15分钟左右；⑤垂直向上平提载玻片，迅速翻转，加盖玻片后镜检。（实验图1）

3. 透明胶纸法　①取透明胶带剪成2cm宽，4~6cm长的小条，贴于载玻片上备用；②检查时将胶纸揭开，将胶面贴于受检者肛门周围皮肤，并用干棉签按压胶纸无粘胶的一面，使胶面与肛周皮肤充分接触；③揭下胶纸重新贴于玻片上，镜检时可在胶纸与玻片之间滴加二甲苯一滴，使胶纸平展，虫卵清晰，提高检查效果。本法适用于蛲虫卵或牛带绦虫卵的检查。

4. 钩蚴培养法　在适宜温度、湿度条件下，钩虫卵能很快发育成幼虫，用肉眼或放大镜可观察到，常用试管法培养钩蚴以助诊断。①取1cm×10cm的洁净试管1支，加入冷开水1ml；②将滤纸剪成与试管等宽但略短于试管的"T"字形纸条；③用竹签挑取黄豆大小的粪便，均匀涂于滤纸的上2/3处，将滤纸插入试管内，使其下端与试管内水面接触，勿使粪便混入水中；④将试管置25~30℃温箱内培养，注意每天补充试管内蒸发的水分。3天后取出纸条，用肉眼或放大镜观察水中有无蛇形运动的钩蚴。

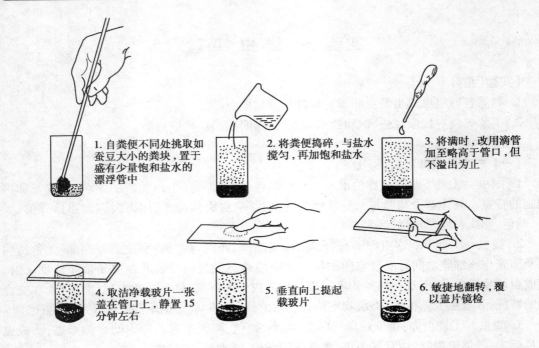

1. 自粪便不同处挑取如蚕豆大小的粪块，置于盛有少量饱和盐水的漂浮管中

2. 将粪便捣碎，与盐水搅匀，再加饱和盐水

3. 将满时，改用滴管加至略高于管口，但不溢出为止

4. 取洁净载玻片一张盖在管口上，静置15分钟左右

5. 垂直向上提起载玻片

6. 敏捷地翻转，覆以盖片镜检

实验图 1　饱和盐水浮聚法

实验十一　吸 虫 实 验

【实验目的】

1. 熟悉肝吸虫卵、姜片虫卵、肺吸虫卵、日本血吸虫卵的形态特征及其中间宿主或媒介植物。

2. 了解自然沉淀法、毛蚴孵化法查血吸虫卵。

【实验内容】

（一）吸虫虫卵及成虫形态观察

1. 肝吸虫　①镜下观察其形态、大小、颜色、卵壳厚薄、卵盖特征及卵内毛蚴等。注意虫卵是最小的蠕虫卵，外形似芝麻粒，易被粪渣掩盖，应仔细查找。②成虫玻片标本：用低倍镜观察虫体的口吸盘、腹吸盘、子宫、受精囊和睾丸的形状、位置等特点。③成虫大体标本：肉眼观察虫体的形态、大小、颜色、透明度及葵花籽样外形特点。④中间宿主：肉眼观察豆螺及淡水鱼、虾的形态特征。

2. 布氏姜片吸虫　①姜片虫卵玻片标本：镜下观察虫卵形态、大小、颜色、卵壳、卵盖、卵内细胞的特点。注意姜片虫卵是寄生人体最大的蠕虫卵。②成虫玻片标本：低倍镜下观察其口吸盘、腹吸盘的位置、形态特征、消化器官和生殖器官，注意睾丸的位置和特点。③成虫大体标本：肉眼观察虫体的形态、大小、厚度、颜色及形似生姜片的特征。④中间宿主及媒介植物：肉眼观察扁卷螺、菱角、荸荠、茭白的外形特点。

3. 肺吸虫　①肺吸虫卵玻片标本：镜下观察肺吸虫卵的形态、大小、颜色。注意卵盖、卵壳厚薄不均、两侧不对称和卵内细胞的特征。②成虫玻片标本：低倍镜下观察其口吸盘、腹吸盘的大小、位置、生殖器官并列等形态。③成虫大体标本：肉眼观察虫体外形、大小、颜色及如半粒黄豆状的外形特征。④中间宿主:肉眼观察川卷螺、石蟹、蝲蛄的形态特征。

4. 日本血吸虫 ①血吸虫卵玻片标本:镜下观察日本血吸虫卵的形态、大小、颜色、卵壳、卵内容物,注意卵壳周围有无黏附的坏死组织、卵壳的侧棘和卵内的毛蚴;②成虫雌雄合抱大体标本:肉眼观察虫体雌雄合抱状态,虫体外形、口吸盘、腹吸盘的特点,雄虫抱雌沟和雌、雄虫的区别。③尾蚴玻片标本:观察尾蚴形态、尾部分叉及尾叉长度小于尾干长度 1/2 的特点。④中间宿主:肉眼观察钉螺的形态、大小、颜色、表面结构特征。

(二)技术操作

1. 自然沉淀法 ①以竹签挑取粪便约30g,置于粪筛中,将粪筛中的粪便浸入量杯清水中,用竹签捣碎粪便,搅拌均匀,使虫卵通过粪筛滤入盛满清水的锥形量杯内,弃去粪筛内残存的粪渣,洗净粪筛并置消毒液中消毒处理;②静置 20~30 分钟,缓缓倒去上层液体,留下沉淀物再加清水至满杯,静置。如此反复数次,直至上清液澄清为止;③弃去上清液,吸取沉渣涂片镜检。此法适用于吸虫卵的检查(实验图 2)。

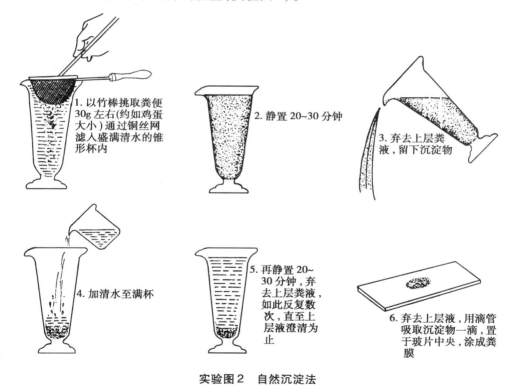

实验图 2 自然沉淀法

2. 毛蚴孵化法 用于检查日本血吸虫虫卵。本法与自然沉淀法常搭配使用,是检查血吸虫病的常规方法。①将自然沉淀法检查虫卵后的沉淀物,倒入洁净的三角烧瓶内,加清水至瓶颈处;②将三角烧瓶置于25~30℃室温或温箱中孵化;③2~6 小时后观察,如在瓶颈处水中见到乳白色针尖大小作直线运动小生物,即为血吸虫毛蚴。如阴性则继续培养,18~24小时后再观察一次,确保准确无误。

实验十二　绦虫实验

【实验目的】

1. 熟悉猪带绦虫卵和猪囊尾蚴的形态特征,了解猪囊尾蚴寄生部位与致病的关系。

2. 了解猪带绦虫、牛带绦虫成虫的形态特征,鉴别猪带绦虫和牛带绦虫的头节和孕节。

【实验内容】

1. 猪带绦虫　①猪带绦虫卵:镜下观察其形态、大小及颜色,胚膜的放射性条纹、卵内六钩蚴的形态特征。②猪囊尾蚴浸制标本和玻片标本:肉眼观察猪囊尾蚴浸制标本,注意其形状、大小、颜色等;低倍镜下观察囊尾蚴头节,注意其顶突、吸盘、小钩的形态特征。③孕节染色玻片标本:用肉眼或放大镜观察孕节形状、子宫侧支数。④成虫大体标本:肉眼观察虫体长度、节片数、节片厚薄、头节形状及链体幼节、成节、孕节的特征;⑤受染动物病理标本:观察被囊尾蚴寄生的猪肉标本,注意观察囊尾蚴的形状、大小、透明度以及囊内白色小结节状头节的特点。

2. 牛带绦虫　①囊尾蚴浸制标本和玻片标本:肉眼观察牛囊尾蚴浸制标本,注意其形状、大小、颜色等;低倍镜下观察牛囊尾蚴头节,注意其仅有吸盘而无顶突和小钩。②孕节染色玻片标本:用肉眼或放大镜观察牛带绦虫孕节,注意孕节肥大、子宫侧支数多的特点。③成虫大体标本:肉眼观察虫体长度、节片数、节片厚薄。④受染动物病理标本:观察被囊尾蚴寄生的牛肉标本。

实验十三　医学原虫实验

【实验目的】

1. 熟悉间日疟原虫红细胞内期形态特点;溶组织内阿米巴滋养体和包囊、阴道毛滴虫、弓形虫。

2. 初步学会厚、薄血片检查疟原虫的方法。

【实验内容】

（一）形态观察

1. 溶组织内阿米巴　①用油镜或高倍镜观察包囊形态、大小、核的结构及数目。未成熟包囊的拟染色体及糖原泡形状等。②溶组织内阿米巴大滋养体染色标本:高倍镜或油镜下观察大滋养体的大小,内、外质的区别,内质中有无吞噬的红细胞,伪足的特点,细胞核的形状、核仁及核染色质粒等结构。

2. 阴道毛滴虫　①阴道毛滴虫玻片标本:观察虫体形状、大小、鞭毛数目、核、轴柱和波动膜等结构;②阴道毛滴虫活体标本:镜下观察其活体呈水滴状的形态特征和旋转运动的特点。

3. 贾第虫　贾第虫滋养体及包囊玻片标本:油镜下观察滋养体的大小、形状、轴柱和鞭毛的数目、核的数目及特征等。观察包囊的形状、大小、核的数目及位置。

4. 疟原虫　①间日疟原虫薄血片标本:用油镜观察早期滋养体、晚期滋养体、未成熟裂殖体、成熟裂殖体及雌、雄配子体,注意疟原虫各期的形态;注意疟原虫细胞核、细胞质及疟色素的颜色、形态、分布以及被寄生红细胞的大小、着色、有无薛氏小点。②间日疟原虫厚血片标本:注意观察间日疟原虫在红细胞被破坏后的各期形态。③恶性疟原虫薄血片标本:观察环状体及配子体的形态特征,并注意两种原虫的区别。

5. 弓形虫　弓形虫滋养体玻片标本:镜下观察弓形虫的形状、大小、核的染色性及核的位置。

（二）技术操作

厚、薄血涂片制作法:①取洁净载玻片两张,一张作涂片用,另一张作推片用(玻片边缘要光滑整齐);②将被检者耳垂或指尖消毒后采血,第一滴血用消毒棉球擦去;③再取一大滴血置于载玻片的右端,用推片一角将血滴涂成直径约1cm的厚血膜;④用推片边缘中部在刺血点刮取血液一小滴,置于载玻片近厚血膜处,使血液与载玻片接触并展开,保持推片与载玻片呈45°夹角由右向左迅速而均匀地推出,制成舌形薄血膜;⑤待血片晾干后,厚血膜用蒸馏水溶血;⑥待厚、薄血膜均干燥后用甲醇固定,再用瑞氏或姬氏染液染色,清水冲洗,晾干镜检(实验图3)。

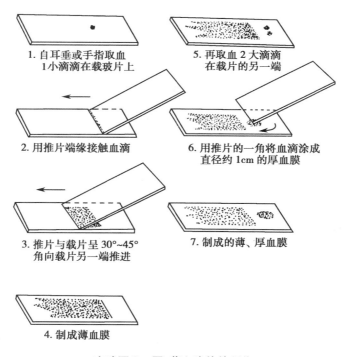

1. 自耳垂或手指取血 1小滴滴在载玻片上

2. 用推片端缘接触血滴

3. 推片与载片呈30°~45° 角向载片另一端推进

4. 制成薄血膜

5. 再取血2大滴滴 在载片的另一端

6. 用推片的一角将血滴涂成 直径约1cm的厚血膜

7. 制成的薄、厚血膜

实验图3　厚、薄血涂片的制作

实验十四　医学节肢动物实验

【实验目的】

1. 认识按蚊属、库蚊属、伊蚊属各期的形态特点,蝇的各期形态特点。

2. 了解虱、蚤、蜱、螨的基本形态。

3. 学会检查蠕形螨。

【实验内容】

（一）形态观察

1. 蚊　①中华按蚊、白纹伊蚊、淡色库蚊针插标本：肉眼初步观察，用放大镜比较三种蚊的外形、体色、翅上有无白斑等，并根据触角长短、触角与触须的比例鉴别雌、雄蚊；②雌、雄蚊头部玻片标本：低倍镜下注意观察其复眼、触角、触须和喙的结构；③蚊翅玻片或大体标本：观察蚊翅上鳞片、翅脉颜色及走向特征，观察中华按蚊翅前缘脉上白斑数目及位置；④蚊口器玻片标本：观察刺吸式口器的结构、特点；⑤蚊卵玻片标本：低倍镜下观察蚊卵的形态、大小、有无浮囊，并根据这些特点鉴定其蚊属；⑥蚊幼虫、蛹玻片标本：观察幼虫有无呼吸管，呼吸管的形状，掌状毛的有无及形状，蛹的外形及呼吸管的形状特征。

2. 蝇　①蝇头部玻片标本：低倍镜观察蝇复眼、单眼，根据复眼间距鉴别雌、雄蝇，观察触角、触角芒、喙的位置和特点；②蝇爪玻片标本：观察蝇爪、爪垫的形态和其上的细毛；③成蝇针插标本：注意观察舍蝇、麻蝇、大头金蝇、丝光绿蝇，比较其蝇体大小、色泽及胸背黑色纵条纹等主要特征；④蝇卵、幼虫、蛹标本：观察其各自形态特征和颜色。

3. 蚤　人蚤雌、雄成虫玻片标本：低倍镜下观察蚤眼刚毛的位置、中胸侧板的几丁质棒及受精囊的形态。

4. 虱　头虱或体虱玻片标本：观察虱的各部分形态结构以及抓握器的构成情况。

5. 硬蜱、软蜱　①硬蜱玻片标本：肉眼或放大镜观察其外形、盾板，鉴别雌雄，低倍镜观察腭体和躯体的形态特征；②软蜱玻片标本：观察方法同硬蜱。主要观察其形状、大小、颜色、腭体的位置、有无盾板等，注意与硬蜱的区别。

6. 人疥螨、恙螨　①人疥螨玻片标本：低倍镜观察其形态、大小、腭体的结构、躯体背面的波状横纹，注意观察足末端吸垫及长鬃毛；②恙螨幼虫玻片标本：低倍镜观察其形态、大小，腭体的结构，躯体的盾板形状，盾板上的刚毛形状、位置等。

（二）技术操作

蠕形螨检查：①用刮器或手挤压鼻翼、颊部等部位皮肤，刮取毛囊分泌物置于载玻片上，加1滴甘油，再加盖玻片轻压后镜检。或用1cm见方的透明胶纸粘贴于面部的额、鼻翼、颊部等处过夜，次晨揭下贴于载玻片上镜检；②观察蠕形螨形态、大小。

第一节　中医学对免疫的认识与贡献

　　祖国医学(中医学)源远流长,几千年来为人类健康和民族繁衍昌盛作出了重要贡献。我国古代民间医家在防治疾病的实践中,早已认识到机体免疫功能与疾病的发生、发展有着密切关系。中医古典著作中早就记载对机体免疫的认识。"天花"又名痘疮,是一种传染性较强的急性发疹性疾病。早在晋代时,著名药学家道家葛洪在《肘后备急方》中已有记载,他说:"比岁有病时行,仍发疮头面及身,须臾周匝,状如火疮,皆戴白浆,随决随生","剧者多死"。同时他对"天花"的起源进行了追溯。指出:此病起自东汉光武帝建武年间(23—26 年)。这是我国也是世界上最早关于"天花"病的记载。书中还说:"永徽四年,此疮从西流东,遍及海中"。这是世界最早关于"天花"流行的记载。对于"天花"书中尚载有具体治疗药物方法。16世纪明代《痘疹世医心得》中指出:"至于疹子则与痘疹相似,彼此传染,但发过不再作耳。"《家传痘疹心法》中说:"终身但作一疫,后者其气不复传染。"《内经》指出"其气从之,精神内守,病安从来"。他们都很早就观察到患过某种传染病后,便不再感染的事实。

　　用人工主动免疫方法预防传染病,是中医对免疫学的重大贡献。东晋时葛洪《肘后方》中提到:"杀所咬犬,取脑敷之,后不复发。"就是说被狂犬咬后,杀死该狂犬取其脑外敷伤口,以防狂犬病发生。我国的人痘苗接种预防天花是世界人工免疫法的先驱,也是世界上最早的免疫实践。据清代医学家朱纯嘏在《痘疹定论》中记载,宋真宗(998—1022 年)或仁宗(1023—1063 年)时期,四川峨眉山有一医者能种痘,被人誉为神医,后来被聘到开封府,为宰相王旦之子王素种痘获得成功。后来王素活了 67 岁,这个传说或有讹误,但也不能排除宋代有产生人痘接种萌芽的可能性,到了明代,随着对传染性疾病的认识加深和治疗痘疹经验的丰富,便正式发明了人痘接种术。到明朝,此种方法得到了重大改进,将生苗(天花患者的痘痂)逐渐改成熟苗(人工种痘后出痘的痘痂),减轻了痘苗的毒性。清朝康熙年间,沙俄派人来中国学习人痘接种,后又传入土耳其、英国以至整个亚洲、欧洲,这对英国乡村医生琴纳(Jenner)牛痘苗的发明和法国微生物学家巴斯德(Pasteur)减毒疫苗的发明也提供了线索。

　　西医学将胎盘球蛋白用作人工被动免疫制剂,而我国李时珍的《本草纲目》早已有用紫河车(胎盘粉及脐带粉)来预防麻疹的记载。在古代医书中可以看到大量类似近代医学中的人工免疫法、疫苗保藏法、患病后可获得抵抗力以及接触油漆或食物引起超敏反应等现象的记载。

第二节　中医理论与免疫

　　中医认为,人体的气血、经络、阴阳、脏腑各部之间相互联系、相互制约,为统一的整体。将人体的正常生理活动归结为"阴平阳秘,精神乃治",即阴气平顺,正气固守,两者相互调节,才能维持相对平衡。中医把人体的功能活动及抗御各种有害因素的作用归之于"正气",将破坏人体健康的各种有害因素归之于"邪气"。正气包括脏腑之气、经络之气及营卫之气等,也包括人体免疫系统的功能;邪气有内邪、外邪之分,病原微生物及外来抗原物质属外邪,自身抗原则属内邪。中医所说"正气存内,邪不可干",也就是免疫功能正常可防止体内外各种致病物质的侵袭,维护人体健康。正气虚则免疫功能低下,中医扶正的主要机制在于调节阴阳、气血、脏腑的生理功能,进而增强机体免疫力,使机体处于健康状态,中医治病必治本,是调理整体而治病,其实就是增强机体免疫功能,通过自身免疫机制治疗疾病。

　　中医认为"肾者精神之舍,性命之根"。张景岳更进一步强调,"五脏之伤,必穷及肾","肾为先天之本,肾藏精主生殖"。肾的结构与免疫系统虽无直接关系,但中医所说的"肾"极有可能是指下丘脑 – 垂体 – 肾上腺皮质系统的功能。"肾"是全身各脏的根本,肾藏的精气推动全身各组织器官的生理活动,维持人体的生长发育及生命。脑垂体是调节免疫反应的重要环节,垂体分泌的生长激素促进免疫反应,分泌的促肾上腺皮质激素(ACTH)可促使皮质类固醇分泌,抑制免疫反应,因而"肾"有调节免疫的作用。中医认为"久病者多肾虚",肾虚者免疫功能多紊乱。扶正固本方药的免疫调节作用是能够调节下丘脑-垂体-肾上腺皮质系统,改善机体的核酸代谢和改善骨髓的造血功能,促进血细胞增生等,以达到调节机体免疫功能的作用。

中医认为脾为后天之本,主运化、统血,主肌肉四肢。脾有运化食物精华和水液以滋养全身的功能,脾还能统摄血液,为人身气血生化之源。正气的强弱也有赖于脾的滋养。脾运化正常,使机体有足够的气血和营养以维持正常生理活动,增强抗病能力。西医学研究认为,中医所指的脾应包括脾脏、造血器官和淋巴器官等,都属于免疫器官。所以脾在机体免疫中发挥重要作用。健脾补气可以调整机体免疫功能。张仲景讲"四季脾旺不受邪",也是强调了脾对邪气的抵抗力。实验也证明,脾虚型患者不仅有胃肠道功能的改变,在免疫功能方面也有异常,如脾虚型的溃疡病、腹泻病、萎缩性胃炎、慢性细菌性痢疾等患者的免疫功能均较低下,应用一些健脾理气方药可以改善其免疫功能,使疾病好转而愈。

正气与肺有关,"肺主气后卫,卫气者所以温分肉,充皮肤,肥腠理,司开阖者也",由于肺气推动,使气血津液散布全身,维持各组织器官的正常功能。卫气的作用也是依靠肺气宣发,卫气强,机体防御功能也强。如果肺气虚,则宣发卫气的能力下降,外邪极易乘虚而入引起疾病。卫气具有湿润肌肤、滋养腠理、启闭汗孔、保护体表的作用。中医所指肺气、卫气即为人体的各种生理性屏障,具有抵御外来致病因素入侵的功能,与固有性免疫有关。补肺能增强免疫功能和抵抗超敏反应发生。

肾、脾、肺与机体免疫功能有密切关系。肾是根本,脾是化源,肺是敷布与辅助作用。若慢性病长久失治,由轻而重,也多按肺、脾、肾的规律发展。实验证明,三脏之虚,都能影响免疫功能,影响程度基本也是肾＞脾＞肺。近年来大量研究资料证明,虚证患者的免疫功能均在一定程度上受到损害。中医认为虚证的发生、发展与先天肾气不足、后天营卫失调有关,即肺、脾、肾三脏功能的亏损所致。以上可说明中医学的脏象学说与免疫学有密切联系。

第三节　针灸与免疫

针灸对机体免疫功能的影响具有双向调节作用。作为整体疗法,针灸对人体既可扶正又可祛邪,提高机体免疫力。针刺足三里,可见到外周血的中性粒细胞增多,单核-巨噬细胞的吞噬功能活跃,杀菌力增强。针灸足三里、大椎和肺俞等穴,在产生一定疗效的同时还能提高淋巴细胞的转化率、E-花环形成率等。针灸足三里、大椎、曲池、关元、气海等穴位,可增加B细胞的数量,提高血清中免疫球蛋白的含量。针灸还能抑制过高的免疫反应,对某些过敏性疾病,针灸可降低IgE的含量,减轻过敏症状。在治疗免疫性疾病,如哮喘、麻疹、过敏性鼻炎等,也有一定疗效。针灸对细菌性痢疾、肺结核、疟疾等感染性疾病,不但能控制症状,而且还能帮助清除病原体。大量实验证明,针灸可通过神经-体液途径,调整机体内环境平衡,增强抗病能力。

第四节　中草药与免疫

中草药对免疫具有双向调节作用。有些中草药既能增强机体免疫功能,有时也具有免疫抑制作用,如活血化瘀、清热解毒、扶正固本、益气养阴及软坚散结等方药。更有单味中药含有不同的成分,具有双向调节作用。在临床使用中应遵循辨证论治原则,通过"虚则补之,实则泻之,低则升之,高则抑之",达到免疫调节之功效。只有补益得法,祛邪对症,才能达到免疫调节作用。

常用与免疫有关的中草药如下:

1. 增强免疫的中草药

(1)补气药:灵芝、人参、黄芪、党参、白术、大枣、山药等。

(2)补血药:阿胶、熟地黄、当归、鸡血藤、白芍等。

(3)补阳药:淫羊藿、肉苁蓉、锁阳、补骨脂、鹿角胶、紫河车、肉桂等。

（4）补阴药：麦冬、石斛、玄参、沙参、银耳、枸杞子、桑寄生、首乌等。

（5）其他：茯苓、猪苓、白花蛇舌草、黄芩、黄连、鱼腥草、红花、丹参等。

2. 抑制免疫的中草药

（1）清热解毒药：白花蛇舌草、穿心莲、大青叶、金银花、蒲公英、板蓝根、紫花地丁、鱼腥草、龙胆草、青蒿、黄芩、黄连、黄柏、大黄等。

（2）活血化瘀：丹参、赤芍、牡丹皮、桃仁、红花、益母草、三棱、莪术等。

（3）祛风除湿药：蝉衣、僵蚕、苍耳子、柴胡、细辛、荆芥、防风、泽泻等。

（4）其他：斑蝥、蟾酥、雷公藤、砒石、喜树碱、山海棠等。

3. 促进免疫的方剂　六味地黄丸、附子理中丸、补中益气丸、四君子汤、四物汤、生脉散等。

4. 抑制免疫的方剂　桂枝汤、荆防败毒散、黄连解毒汤、活络效灵丹、益肾汤、过敏煎等。

（刘文辉）

《免疫学与病原生物学》教学大纲
（供中医学、针灸推拿、中医骨伤、护理等专业使用）

一、课程性质和任务

《免疫学与病原生物学》是医药学各专业学生的一门必修医学基础课程。

本课程包括上、中、下三篇：上篇《医学免疫学》是研究人体免疫系统识别和排除非己抗原，维持自身平衡稳定，探讨某些疾病与免疫的关系及应用免疫学基本理论和基本技能进行疾病诊断和防治的学科。中篇《医学微生物学》是研究引起感染性疾病的病原微生物的生物学性状、致病性与免疫性、微生物学检查方法与防治原则的学科。下篇《人体寄生虫学》是研究与人类疾病相关的人体寄生虫的形态、生活史及致病性，寄生虫病的流行因素、诊断方法、防治原则的学科。本课程与临床各科联系密切，其主要任务是使学生掌握本学科基本理论知识和实践应用技能，熟悉这些理论和技能在疾病诊断和防治中的应用，了解本学科研究新动向及本学科与中医药结合的特色。

二、课程教学目标

本大纲适用于中医学、中药学、中医骨伤、针推、护理、美容及康复专业高职及专科层次使用。按照大力为基层农村、城镇社区培养德才兼备的高级技术实用型人才的目标，本课程的教学目标是：通过课堂理论与实验教学，使学生能够较熟练地运用本学科基本理论及基本技能分析传染病发生过程中的具体问题；利用各种有效方法控制或降低病原微生物及人体寄生虫的感染，并增强人体对他们免疫力。同时也为学习后期各科临床课程提供必要的相关知识。

【知识教学目标】

掌握机体免疫系统、免疫应答、免疫学防治；常见重要病原微生物的生物学特性及致病性；重要人体寄生虫的形态、生活史、致病性等知识。

熟悉病理性免疫；免疫诊断方法；常见病原微生物感染的微生物学检查方法及特异性预防措施；人体寄生虫病的防治原则。

了解免疫学及微生物学发展简史及新进展；微生物感染的一般防治措施；寄生虫病的流行情况等。

【能力培养目标】

能运用所学免疫学和病原生物学知识，分析和解决在多种传染病的诊断及防治中的实际问题；能对多种传染病进行一定防治；能在光学显微镜下观察及鉴别各种致病菌、寄生虫、虫卵等。

【素质教育目标】

1. 立志为中医学事业奋斗，热爱所学专业。

2. 具有救死扶伤、勇于奉献、关心患者、视患者为亲人的良好职业道德。

3. 具有严于律己、刻苦钻研、勤学好问、善于思考、努力自学的良好品质。

三、教学内容与要求

上篇　医学免疫学

第一章　免疫学概论

【知识教学目标】

1. 掌握免疫及医学免疫学的概念。

2. 熟悉免疫功能及表现。

3. 了解免疫学发展简史。

【能力培养目标】

能正确认识机体免疫功能的二重性及免疫类型。

【教学内容】

第一节　免疫的概念及功能

1. 重点阐明免疫及免疫学的概念。

2. 讲清免疫的功能。

第二节　免疫学发展简史

简要介绍免疫学发展简史

第二章　抗　　原

【知识教学目标】

1. 掌握抗原、免疫原性、免疫反应性的概念;抗原的特异性;异种抗原及同种异型抗原的种类及意义。

2. 熟悉抗原表位与半抗原概念;影响抗原免疫原性的因素;共同抗原与交叉反应概念及意义;胸腺依赖性抗原(TD-Ag)及非胸腺依赖性抗原(TI-Ag)。

3. 了解超抗原、佐剂的概念及作用。

【能力培养目标】

具有能辨别抗原种类,并有能利用抗原为人类服务的一定能力。

【教学内容】

第一节　抗原的概念与分类

1. 重点讲清抗原及免疫原性的概念。

2. 讲清免疫反应性的概念。

3. 讲清抗原的分类。

第二节　抗原的特性与交叉反应

1. 重点讲述抗原特异性的概念及决定因素。

2. 讲清抗原表位的概念、种类及作用;共同抗原及交叉反应的概念及意义。

3. 讲清抗原理化性状对免疫原性强弱的影响。

4. 简介宿主因素对免疫原性强弱的影响。

第三节　医学上重要的抗原

1. 简介医学上重要的抗原物质。

2. 简述超抗原、佐剂的概念及作用。

第三章　免疫球蛋白与抗体

【知识教学目标】

1. 掌握免疫球蛋白及抗体的概念和功能、五种Ig的结构特点及作用。

2. 熟悉免疫球蛋白及抗体的区别、免疫球蛋白的基本结构、结构分区及功能分区;单克隆抗体的概念。

3. 了解免疫球蛋白的水解片段;单克隆抗体的应用。

【能力培养目标】

认识免疫球蛋白和抗体名称,并能在今后临床工作中进行应用。

【教学内容】

第一节　免疫球蛋白的结构与功能

1. 重点阐述免疫球蛋白及抗体概念。

2. 讲清Ig的基本结构及功能分区。

3. 简要介绍免疫球蛋白的水解片段。

4. 讲清免疫球蛋白的功能。

第二节　各类免疫球蛋白的特点与功能

讲清五种Ig特点与功能。

第三节　人工制备抗体的类型

简介单克隆抗体的概念及作用。

第四章　免疫系统

【知识教学目标】

1. 掌握补体概念、组成成分、补体系统的生物学作用；细胞因子的概念及种类；HLA 分子的分布及功能；T 淋巴细胞表面标记及作用；B 淋巴细胞表面标记及作用；自然杀伤细胞（NK 细胞）的特点；抗原提呈细胞的概念，单核－巨噬细胞及中性粒细胞表面标志及在免疫应答中的作用特点。

2. 熟悉人体中枢免疫器官及外周免疫器官的种类名称及作用；熟悉 T 细胞的亚型、T 细胞活化的双识别；NK 细胞的表面标记，LAK 细胞作用特点；抗原提呈细胞的种类名称；补体的性质、补体激活的三条途径的异同点；细胞因子的生物学作用；MHC 的概念及与 HLA 复合体的关系、HLA 复合体的基因组成及编码抗原名称；白细胞分化抗原的概念与 CD、重要 CD 分子的种类及作用。

3. 了解补体激活的调控；细胞因子的共同特点；HLA 遗传特点；黏附分子与 CD 分子的关系；了解 T 细胞的来源、分布及循环；B 淋巴细胞来源、分布、循环及亚群；单核-巨噬细胞分布，其他抗原提呈细胞的作用特点。

【能力培养目标】

认识机体免疫器官的名称、位置及作用；认识各种免疫分子名称，并能在今后临床工作中进行应用；认识免疫细胞的种类及作用。

【教学内容】

第一节　免疫器官

讲清人体中枢免疫器官种类及功能。讲清人体外周免疫器官种类及功能。

第二节　免疫细胞

第三节　补体系统

1. 重点阐明补体的概念、组成及补体系统的生物学作用。

2. 讲清补体激活的三条途径、共同末端途径及效应、补体的性质。

3. 简要介绍补体激活过程的调节。

第四节　免疫分子

1. 重点阐明细胞因子种类和生物学作用。

2. 讲清 HLA 分布及功能。

3. 简要介绍 HLA 遗传特点。

4. 讲清白细胞分化抗原概念及与 CD 分子的关系。

第五章　固有性免疫应答

【知识教学目标】

1. 掌握固有性免疫应答的概念及特点。

2. 熟悉参与非特异性免疫应答的器官、组织及细胞的作用。

【能力培养目标】

应用固有免疫应答知识解释免疫现象。

【教学内容】

1. 重点阐述固有性（非特异性）免疫应答的概念与特点。

2. 讲清参与固有性免疫应答的生理屏障、吞噬细胞、体液中抗微生物物质的名称及作用。

3. 讲清固有性免疫应答与适应免疫应答的关系。

第六章　适应性免疫应答

【知识教学目标】

1. 掌握适应性免疫应答的概念及特点、T 细胞活化的第 1 信号（双识别）、T 细胞活化的双信号；B 细胞介导的免疫应答（体液免疫应答）过程中各种细胞因子的作用、B 细胞活化的双信号；抗体产生的一般规律及临床意义；T 细胞介导的免疫应答（细胞免疫应答）过程中各种细胞因子的作用；免疫耐受概念。

2. 熟悉特异性免疫应答的基本过程；体液免疫应答及细胞免疫应答的生物学作用；免疫耐受的意义；

免疫调节的概念。

3. 了解适应性免疫应答的特点；诱导产生免疫耐受的条件；免疫系统的自身调节及神经内分泌系统间相互调节。

【能力培养目标】

应用免疫应答及免疫耐受的机制解释多种免疫现象。

【教学内容】

第一节　概述

1. 重点阐述适应性免疫应答概念和特点。

2. 适应性免疫应答的基本过程。

第二节　T 细胞介导的细胞免疫应答

1. 抗原提呈与识别阶段

2. 活化、增殖、分化阶段

3. 效应阶段

4. 细胞免疫应答的生物学效应

第三节　B 细胞介导的体液免疫应答

1. B 细胞对 TD 抗原的应答

2. B 细胞对 TI 抗原的应答

3. 抗体产生的一般规律

4. 体液免疫应答的生物学作用

第四节　免疫耐受与免疫调节

1. 免疫耐受

2. 免疫调节

第七章　病理性免疫应答

【知识教学目标】

1. 掌握 Ⅰ 型超敏反应发病机制、各种生物活性介质名称及作用、过敏性休克的发生机制、变应原种类及防治原则。

2. 熟悉 Ⅱ、Ⅲ、Ⅳ 型超敏反应发生机制及常见疾病；自身免疫性疾病的概念和自身抗原的种类；免疫缺陷病的概念。

3. 了解各型超敏反应的特点；自身免疫病的发病机制；免疫缺陷病临床特点与疾病种类。

【能力培养目标】

能够辨认病理性免疫应答类型，并对其有一定的防治能力。

【教学内容】

第一节　超敏反应

1. 重点阐明过敏性休克发生机制及变应原种类、肥大细胞释放的各种活性介质名称及作用、Ⅰ 型超敏型反应发病机制及防治原则。

2. 讲清 Ⅱ、Ⅲ、Ⅳ 型超敏反应发生机制和常见疾病。

3. 简述各型超敏反应的特点。

第二节　其他病理性免疫应答

1. 讲清自身免疫病的概念、自身抗原产生机制及种类；免疫缺陷病的概念；肿瘤免疫和移植免疫的概念。

2. 简介免疫缺陷病的临床特点、疾病种类。

第八章　免疫学应用

【知识教学目标】

1. 掌握抗原抗体反应检测的原理。掌握人工主动免疫和人工被动免疫的概念及特点。

2. 熟悉凝集反应、沉淀反应及免疫标记技术的原理及主要方法。熟悉用于人工主动免疫及人工被动免疫的各种生物制品名称及用途；免疫治疗的概念及方法。

3. 了解抗原抗体反应检测结果的表示方法;免疫细胞检测方法。了解新型疫苗的种类;计划免疫的概念及程序;各种用于免疫治疗的生物制品种类。

【能力培养目标】

有应用抗原抗体反应进行传染病检测的一定能力。能应用各种生物学制剂防治疾病。

【教学内容】

第一节　免疫学诊断

1. 重点阐述抗原抗体反应检测的原理。

2. 讲清凝集反应、沉淀反应及免疫标记技术的原理及主要方法。

3. 简述抗原抗体反应检测结果的表示方法(定性、定量、定位)。简述免疫细胞检测的方法及意义。

第二节　免疫学预防

1. 重点阐述人工主动免疫和人工被动免疫的概念及特点。

2. 讲清用于人工主动免疫和人工被动免疫的生物制品名称及用途。

3. 简介新型疫苗的种类;计划免疫的概念及程序。

第三节　免疫学治疗

1. 讲清免疫治疗的概念及方法。

2. 简介免疫治疗使用的生物制品种类及作用。

中篇　医学微生物学

第九章　微生物概述

【知识教学目标】

1. 掌握微生物的概念及种类。

2. 熟悉医学微生物学、病原微生物的概念。

3. 了解微生物与人类的相互关系。

【能力培养目标】

能辨认微生物的不同类型。

【教学内容】

1. 重点阐明微生物的概念、特点及种类。

2. 简介微生物与人类的关系。

3. 讲清医学微生物学、病原微生物的概念。

第十章　细菌的形态与结构

【知识教学目标】

1. 掌握细菌细胞壁的化学组成及革兰阳性菌和革兰阴性菌细胞壁化学结构的异同点;细菌特殊结构的种类、功能及医学意义;革兰染色法结果分析。

2. 熟悉细菌的大小、基本形态及排列方式;细菌基本结构的种类及功能;革兰染色的染色过程。

3. 了解细菌的概念;抗酸染色法及革兰染色原理;细菌 L 型及意义;光学显微镜及电子显微镜的放大效果及作用。

【能力培养目标】

会用用显微镜观察细菌形态、结构及染色特点。能进行革兰染色操作。

【教学内容】

第一节　细菌的大小与形态

讲清细菌的大小、基本形态及排列方式。

第二节　细菌的结构

1. 重点阐述细菌细胞壁的化学组成及革兰阳性菌和革兰阴性菌细胞壁化学结构的异同点、磷壁酸的种类及功能、脂多糖的组成及作用;细菌特殊结构的种类、功能及医学意义。

2. 讲清细菌基本结构的种类及功能。

3. 简述细菌 L 型及意义;光学显微镜及电子显微镜结构及用途。

第三节　细菌形态检查法

1. 重点阐述革兰染色结果分析。

2. 讲清革兰染色的染色过程。

3. 简要介绍革兰染色意义、抗酸染色法。

第十一章　细菌的生长繁殖与代谢

【知识教学目标】

1. 掌握细菌生长繁殖的条件；菌落的概念及细菌在人工培养基中的生长现象。

2. 熟悉细菌繁殖的方式及速度；细菌分解代谢产物及生化反应，合成代谢产物及医学意义；培养基的概念及不同物理性状培养基的用途。

3. 了解细菌的营养类型、生长曲线、细菌培养基的种类及人工培养细菌的意义、细菌分类的原则及命名法。

【能力培养目标】

能进行细菌人工培养及利用细菌代谢产物鉴别细菌的一定能力。

【教学内容】

第一节　细菌的生长繁殖

1. 重点阐述有利细菌生长繁殖的条件。

2. 讲清细菌繁殖的方式及速度。

3. 简介细菌营养类型及生长曲线。

第二节　细菌的人工培养

1. 重点阐述菌落的概念及细菌在人工培养基中的生长现象。

2. 讲清培养基的概念及不同物理性状培养基的用途。

3. 简介细菌培养基的分类，人工培养细菌的意义。

第三节　细菌的新陈代谢产物

讲清细菌分解代谢产物与细菌生化反应及其意义（糖发酵试验、吲哚试验、硫化氢试验）、细菌的合成代谢产物名称及医学意义。

第四节　细菌的分类及命名

简要介绍细菌的分类原则及细菌命名法。

第十二章　细菌的分布与消毒灭菌

【知识教学目标】

1. 掌握灭菌、消毒、防腐、无菌及无菌操作的概念；煮沸法、间歇灭菌法、高压蒸汽灭菌法的作用时间、温度、效果；掌握正常微生物群、微生态平衡、条件致病微生物及菌群失调症等概念。

2. 熟悉巴氏消毒法及流动蒸汽法的作用时间、温度、效果；日光与紫外线的消毒原理；熟悉微生态失调时发生的疾病。

3. 了解紫外线、光波法、电离辐射、超声波及微波的作用；滤菌器种类及作用；消毒剂杀菌作用机制及影响消毒效果的因素；常用消毒剂种类名称、浓度及用途；了解正常菌群对人体的有益作用。

【能力培养目标】

能够正确使用各种无菌操作方法。认识微生态对人体的重要性；有能防治微生态失调引起疾病的一定能力。

【教学内容】

第一节　细菌的分布

1. 重点阐述正常微生物群及微生态平衡的概念。

2. 简述正常微生物群对人体的生理作用。

3. 讲清条件致病微生物、机会感染及菌群失调症（二重感染）的概念。

4. 简介机会感染及菌群失调症（二重感染）发生的原因。

第二节　消毒与灭菌

1. 重点阐述灭菌、消毒、防腐、无菌及无菌操作的概念；煮沸法、间歇灭菌法、高压蒸汽灭菌法的温度、作用时间及效果。

2. 讲清巴氏消毒法及流动蒸汽法的温度、作用时间及效果;日光与紫外线消毒的原理。

3. 简要介绍电离辐射、超声波、微波等的作用;滤菌器种类及作用;消毒剂杀菌作用机制;列表简介常用消毒剂的种类名称、浓度及用途;影响消毒效果的因素。

第十三章 细菌的遗传与变异

【知识教学目标】

1. 熟悉 毒力变异的意义,卡介苗的来源及作用;耐药性变异的含义及意义;细菌染色体的结构及作用;细菌质粒的概念、特征及重要种类;噬菌体的概念、形态结构及与宿主的关系;细菌基因点突变及染色体畸变对细菌性状的影响,细菌基因转移与重组的方式。

2. 了解 遗传性变异及非遗传性变异的概念;细菌在特定条件下形态、结构及菌落变异;转位因子的概念及作用;噬菌体的应用;细菌变异的实际应用。

【能力培养目标】

应用细菌有利变异为人类服务,防止细菌有害变异对人体伤害。

【教学内容】

第一节 细菌变异的现象

1. 讲清细菌毒力变异的意义、卡介苗来源及作用;耐药性变异的含义及意义。

2. 简介遗传性变异及非遗传性变异的概念;细菌在特定条件下形态结构及菌落变异。

第二节 细菌遗传变异的物质基础

1. 讲清细菌染色体结构及作用;细菌质粒的概念、特征及重要种类。

2. 简述转位因子的概念及作用。

第三节 噬菌体

讲清噬菌体的定义、生物学形状和意义。

第四节 细菌遗传性变异的机制

讲清基因点突变及染色体畸变对细菌性状的影响;细菌基因转移与重组的方式。

第五节 细菌变异的实际应用

简述细菌变异在疾病诊断及治疗、致癌物质的测定和基因工程方面的意义。

第十四章 细菌的致病性与抗菌免疫

【知识教学目标】

1. 掌握构成细菌毒力的几种因素:侵袭力的概念及组成、外毒素与内毒素的概念及特性及常见外毒素的类型;掌握外源性及内源性传染源;全身传染的几种常见临床类型;医院内感染的概念。

2. 熟悉致病性、感染、半数致死量(LD_{50})及半数感染量(ID_{50})的概念;机体固有性免疫的抗菌免疫特点、对胞外菌及胞内菌的适应性免疫特点;感染的类型;医院内感染的原因及特点。

3. 了解内毒素对人体的毒害作用;病原菌侵入机体的数量及途径与致病性的关系;机体对外毒素的免疫特点;带菌状态及意义。

【能力培养目标】

能判断细菌的致病物质,识别全身传染类型。有防止医院内感染发生的一定能力。知道在细菌感染时,用何种微生物学方法进行检查。

【教学内容】

第一节 细菌的致病性

1. 重点阐述构成毒力的几种因素:侵袭力的概念及组成、外毒素与内毒素的概念及特性、常见外毒素的类型及作用。

2. 讲清致病性、感染、半数致死量(LD_{50})及半数感染量(ID_{50})的概念。

3. 简要介绍内毒素对人体的毒害作用;病原菌侵入机体的数量及途径与致病性的关系;简要介绍细菌感染的微生物学检查方法。标本采集过程及注意事项。

第二节 抗菌免疫

1. 讲清固有性免疫的抗菌免疫特点;机体对胞外菌及胞内菌的适应性免疫特点。

2. 简要介绍机体对外毒素的免疫特点。

第三节　感染的来源与类型

1. 重点讲明感染的概念、传染的来源、全身传染的几种常见临床类型（菌血症、败血症、毒血症、内毒素血症、脓毒血症）。

2. 讲清感染的类型。

3. 简介带菌状态及意义。

第四节　医院内感染

重点讲清医院内感染的原因和控制措施。

第五节　细菌感染的微生物学检查

1. 讲明细菌感染微生物学检查的标本采集原则。

2. 重点讲清微生物学检查的方法。

第十五章　病原性细菌

【知识教学目标】

1. 掌握　①各种球菌致病物质、所致疾病及免疫性。掌握 SPA 的概念及意义；②掌握埃希菌属的生化特点、致病性大肠埃希菌的种类名称及所致疾病；志贺菌属各群名称、致病物质、所致疾病；沙门菌属致病菌种名称及生化特点；③掌握霍乱弧菌的形态、结构、染色及培养、分类及抵抗力特点、致病物质及致病机制；④掌握破伤风梭菌的生物学性状、致病物质及致病机制、防治原则；⑤掌握结核分枝杆菌形态结构、染色及培养特点、抵抗力、变异性特点。

2. 熟悉　①各种球菌形态、结构、染色、分类及感染途径；脑膜炎奈瑟菌及淋病奈瑟菌感染的防治原则；②熟悉肠道杆菌的共性；致病性大肠埃希菌的致病物质；志贺菌属生化及抵抗力特点；伤寒的血清学检查方法（肥达反应）；③熟悉霍乱弧菌感染途径、所致疾病及防治原则；副溶血弧菌的致病物质、感染途径及所致疾病；④熟悉破伤风梭菌的感染途径及条件、主要临床表现；产气荚膜梭菌的致病物质、感染途径及所致疾病；肉毒梭菌致病物质及致病机制；无芽胞厌氧菌的致病物质、致病条件及感染特征；⑤熟悉结核分枝杆菌致病物质及致病机制、感染途径及防治原则；⑥熟悉白喉棒状杆菌、幽门螺杆菌、空肠弯曲菌结构特点、致病物质及致病机制、感染途径及所致疾病。

3. 了解　①各种球菌培养及抵抗力特点、球菌感染的微生物学检查方法、感染的防治原则；②了解克雷伯菌属及变形杆菌属的致病性；肠道杆菌感染的防治原则；③了解霍乱的微生物学检查方法及防治原则；副溶血弧菌的抵抗力及防治原则；④了解厌氧菌的概况；产气荚膜梭菌及肉毒梭菌形态结构、染色、抵抗力及防治原则；无芽胞厌氧菌的种类；⑤了解原发性及原发后结核病的特点；结核分枝杆菌免疫性与超敏反应、微生物学检查方法；麻风分枝杆菌的生物学性状、致病性及防治原则；⑥了解白喉防治原则；各种细菌（鼠疫耶尔森菌、小肠结肠炎耶尔森菌、炭疽杆菌、流感嗜血杆菌、百日咳鲍特杆菌、铜绿假单胞菌、嗜肺军团菌）的致病性。

【能力培养目标】

用显微镜观察病原性球菌；肠道杆菌鉴别的常用生化反应种类及能进行简单的操作；能用显微镜观察及鉴别霍乱弧菌；有能防治厌氧菌感染的一定能力。

能在显微镜下观察结核分枝杆菌，并有一定预防结核病能力。

【教学内容】

第一节　球菌

1. 重点阐述葡萄球菌致病物质、所致疾病、SPA 的概念及意义。重点阐述链球菌的分类、致病物质、所致疾病及免疫性；肺炎链球菌的致病物质及所致疾病。重点阐述脑膜炎奈瑟菌及淋病奈瑟菌的致病物质、感染途径、所致疾病及防治原则。

2. 讲清葡萄球菌形态结构、染色、分类、感染途径。讲清链球菌与肺炎链球菌的形态结构、染色及感染途径。讲清脑膜炎奈瑟菌及淋病奈瑟菌的形态结构、染色特性。

3. 简述葡萄球菌培养及抵抗力特点、微生物学检查方法及防治原则；链球菌和肺炎链球菌的培养、抵抗力特点、微生物学检查方法及防治原则；脑膜炎奈瑟菌及淋病奈瑟菌的分类、培养及抵抗力特点、微生物学检查方法。

第二节　肠道杆菌

一、埃希菌属

1. 重点阐述埃希菌属生化特点、致病性大肠埃希菌的名称及所致疾病。

2. 讲清肠道杆菌的共性;致病性大肠埃希菌的致病物质。

3. 简要介绍防治原则。

二、志贺菌属

1. 重点阐述志贺菌属分群及名称、致病物质及所致疾病。

2. 讲清志贺菌属生化及抵抗力特点。

3. 简要介绍防治原则。

三、沙门菌属

1. 重点阐述沙门菌属中致病菌种名称、生化特点及所致疾病。

2. 讲清伤寒的血清学检查方法(肥达反应)。

3. 简要介绍防治原则。

四、其他菌属

第三节　弧菌属

一、霍乱弧菌

1. 重点阐述霍乱弧菌形态结构染色及培养、分类及抵抗力特点、致病物质的致病机制。

2. 讲清霍乱弧菌感染途径、所致疾病及防治原则。

3. 简要介绍霍乱弧菌感染的微生物学检查方法。

二、副溶血性弧菌

1. 讲清副溶血弧菌的致病物质、感染途径及所致疾病。

2. 简要介绍副溶血弧菌的抵抗力与预防感染的原则。

第四节　厌氧性细菌

一、厌氧芽胞梭菌属

1. 重点阐述破伤风梭菌的生物学性状、致病物质的致病机制及防治原则。

2. 讲清破伤风梭菌的感染途径及条件、所致疾病及免疫性;产气荚膜梭菌的致病物质、感染途径及所致疾病;肉毒梭菌致病物质的致病机制、感染途径及所致疾病。

3. 简要介绍产气荚膜梭菌及肉毒梭菌形态、结构、染色、抵抗力及防治的原则。

二、无芽胞厌氧菌

1. 讲清无芽胞厌氧菌的致病物质、致病条件及感染特征。

2. 简要介绍厌氧菌概况;列表介绍无芽胞厌氧菌的种类。

第五节　分枝杆菌属

一、结核分枝杆菌

1. 重点阐述结核分枝杆菌形态结构染色及培养特点、抵抗力及变异性特点。

2. 讲清结核分枝杆菌致病物质的致病机制、感染途径及防治原则。

3. 简要介绍分枝杆菌属的特点;原发性及原发后结核病的特点;结核分枝杆菌免疫性与超敏反应、微生物学检查方法。

二、麻风分枝杆菌

简要介绍麻风分枝杆菌的生物学性状、致病性、微生物学检查及防治原则。

第六节　其他致病菌

1. 讲清白喉棒状杆菌结构特点、感染途径、致病物质的致病机制及所致疾病。

2. 讲清动物源性细菌的结构特点、动物传染源名称及感染途径、致病物质的致病机制及所致疾病。

3. 介绍鲍特菌属、螺杆菌属、弯曲菌属、嗜血杆菌属、假单胞菌属、军团菌属的生物学性状、致病性。

第十六章　其他原核型微生物

【知识教学目标】

1. 掌握支原体的概念、菌落特点;衣原体的概念、特征、致病性;衣原体种类及所致疾病;螺旋体的概念及特征、钩端螺旋体及梅毒螺旋体所致的疾病。

2. 熟悉致病支原体种类及所致疾病；衣原体的生物学性状；立克次体概念、特征、致病性立克次体种类及所致疾病；钩端螺旋体、梅毒螺旋体的生物学性状；硫磺颗粒的意义及放线菌与人体的关系。

3. 了解支原体、立克次体、放线菌的生物学性状及衣原体、螺旋体感染的防治原则。

【能力培养目标】

能辨别支原体、衣原体、立克次体、螺旋体、放线菌。有预防支原体、衣原体、立克次体、螺旋体、放线菌感染的一定能力。

【教学内容】

第一节　支原体

1. 重点阐述支原体的概念、菌落特点。

2. 讲清致病支原体的种类及所致疾病。

3. 简要介绍支原体的生物学性状。

第二节　衣原体

1. 重点阐述衣原体的概念、特征、致病衣原体的种类及所致疾病。

2. 讲清衣原体的生物学性状。

3. 简要介绍衣原体感染的防治原则。

第三节　立克次体

1. 讲清立克次体的概念、特征、致病立克次体种类及所致疾病。

2. 简要介绍立克次体的生物学性状。

第四节　螺旋体

1. 重点阐述螺旋体概念及特征、钩端螺旋体及梅毒螺旋体所致疾病。

2. 讲清钩端螺旋体、梅毒螺旋体的生物学性状及致病性。

3. 简要介绍防治原则。

第五节　放线菌

1. 讲清硫磺颗粒及意义、放线菌与人体的关系。

2. 简要介绍放线菌生物学性状。

第十七章　真　菌

【知识教学目标】

1. 掌握真菌的概念、特征；致病性真菌的种类及所致疾病。

2. 熟悉真菌的结构、培养、抵抗力特点及防治原则。

3. 了解真菌与超敏反应、中毒及肿瘤的关系；真菌与中药材的关系；真菌感染的微生物学检查。

【能力培养目标】

能判断真菌所致疾病。并能在镜下观察真菌孢子及菌丝。

【教学内容】

第一节　概述

1. 重点讲清真菌的概念及特征。

2. 讲清单细胞真菌及多细胞真菌的结构、培养及抵抗力特点。

第二节　主要致病性真菌

重点讲清常见的浅部真菌和深部真菌的致病性。

第十八章　病毒学概论

【知识教学目标】

1. 掌握病毒的概念、结构、理化因素对病毒的影响、病毒的致病性、潜伏感染和迟发感染。

2. 熟悉病毒的形态、病毒的增殖、病毒的遗传与变异；干扰素的概念、种类、作用机制及作用特点；病毒的致病方式及途径、病毒感染的类型、病毒性疾病的防治原则。

3. 了解机体抗病毒免疫的特点、病毒感染的微生物学检查方法及病毒的分类方法。

【能力培养目标】

能根据病毒的基本特征预防病毒感染,并有能促进人体抗病毒免疫力增强的一定能力。

【教学内容】

第一节　病毒的基本性状

1. 重点阐述病毒的概念、结构及理化因素对病毒的影响。

2. 讲清病毒的形态及增殖方式、病毒的遗传与变异。

3. 简介病毒的异常增殖。

第二节　病毒感染与免疫

1. 重点阐述病毒的致病性、潜伏感染和迟发感染。

2. 讲清病毒致病的方式、病毒的感染途径、病毒感染的类型；干扰素的概念、种类、作用机制及作用特点。

3. 简介机体抗病毒免疫的特点。

第三节　病毒感染的检查方法及防治原则

1. 讲清病毒性疾病的防治原则。

2. 简要介绍病毒感染的检查方法及病毒的分类方法。

第十九章　常见侵犯人类的病毒

第一节　呼吸道病毒

【知识教学目标】

1. 掌握流感病毒核酸结构特点、抗原变异与流感流行的关系；H_5N_1 禽流感病毒感染特征；甲型 H_1N_1 流感病毒感染特征；SARS 冠状病毒生物学性状及致病性。

2. 熟悉流感病毒形态、抗原构造与防治原则；SARS 冠状病毒感染的诊断与防治原则；麻疹病毒的致病特点、所致疾病及继发感染；腮腺炎病毒所致疾病及继发感染。

3. 了解流感病毒的致病性；冠状病毒形态结构及所致疾病；麻疹病毒的生物学性状及防治原则；风疹病毒、副流感病毒、腺病毒、呼吸道合胞病毒、鼻病毒、呼肠病毒的致病特点与防治原则。

【能力培养目标】

认识呼吸道病毒的致病性，并有防治呼吸道病毒感染的一定能力。

【教学内容】

一、流行性感冒病毒

1. 重点阐述流感病毒核酸结构特点、抗原变异与流感流行的关系。

2. 讲清流感病毒形态、抗原构造与防治原则。H_1N_1 型流感病毒的致病特征。

3. 简要介绍流感病毒的致病性。

二、麻疹病毒

1. 讲清麻疹病毒致病特点、所致疾病及继发感染。

2. 简要介绍麻疹病毒的生物学性状及防治原则。

三、冠状病毒和 SARS 冠状病毒

1. 重点阐述 SARS 冠状病毒生物学性状与致病性。

2. 讲清 SARS 冠状病毒感染的诊断及防治原则。

3. 简介冠状病毒形态结构及所致疾病。

四、腮腺炎病毒

讲清腮腺炎病毒所致的疾病及继发感染。

五、风疹病毒

简介风疹病毒致病特点及防治原则。

六、其他呼吸道病毒

简介副流感病毒、腺病毒、呼吸道合胞病毒、鼻病毒、呼肠病毒的致病特点及防治原则。

第二节　肠道病毒

【知识教学目标】

熟悉脊髓灰质炎病毒、柯萨奇病毒、埃可病毒、轮状病毒的生物学性状及致病性。

了解急性胃肠炎病毒的种类及致病性。

【能力培养目标】

认识各种肠道病毒感染及危害。

【教学内容】

1. 讲清肠道病毒生物学性状、脊髓灰质炎病毒的致病特点及对小儿的危害。柯萨奇病毒及埃可病毒的致病性。轮状病毒的特点及致病性。

2. 简要介绍急性胃肠炎病毒的种类及致病性。

第三节　肝炎病毒

【知识教学目标】

1. 掌握乙肝病毒的形态、抗原构造、抵抗力、感染途径、致病机制及对人体的危害。掌握乙肝病毒"两对半"抗原抗体检测与乙型肝炎诊断的关系。

2. 熟悉肝炎病毒的种类、基因结构、乙型肝炎的预防方法；甲肝病毒的感染途径及致病性。

3. 了解丙型肝炎病毒、丁型肝炎病毒、戊型肝炎病毒生物学性状及致病性；HBV DNA 检测的意义。

【能力培养目标】

认识各种肝炎病毒感染对人体的危害，并有能预防各种肝炎的一定能力。

【教学内容】

1. 讲清甲肝病毒的感染途径及致病性。

2. 简要介绍甲肝病毒的生物学性状与防治原则。

3. 重点阐述乙肝病毒的形态结构、抗原构造及抵抗力特点、乙肝病毒的致病性及致病机制、乙肝病毒"两对半"抗原抗体检测与诊断的关系。

4. 讲清基因结构及乙型肝炎的预防。

5. 简介 HBV DNA 检测意义。

6. 简介丙型肝炎病毒、丁型肝炎病毒、戊型肝炎病毒的生物学性状及致病性。

第四节　逆转录病毒（HIV）

【知识教学目标】

1. 掌握人类免疫缺陷病毒的生物学性状、感染的方式、致病机制及免疫性。

2. 熟悉人类免疫缺陷病毒所致疾病特点与其感染的微生物学检查方法。

3. 了解人类免疫缺陷病毒感染的预防方法；人类嗜 T 细胞病毒的生物学性状及致病性。

【能力培养目标】

认识人类免疫缺陷病毒对人体的危害，并有能预防人类免疫缺陷病毒感染的一定能力。

【教学内容】

一、人类免疫缺陷病毒

1. 重点阐述人类免疫缺陷病毒的生物学性状、感染方式及致病机制。

2. 讲清人类免疫缺陷病毒所致疾病特点与其微生物学检查方法。

3. 简要介绍人类免疫缺陷病毒感染的防治方法。

二、人类嗜 T 细胞病毒

简要介绍人类嗜 T 细胞病毒生物学性状与致病性。

第五节　其他病毒

【知识教学目标】

1. 掌握狂犬病毒的致病性及预防原则；掌握乙型脑炎病毒的生物学性状、致病性及预防原则。

2. 重点阐述单纯疱疹病毒、水痘－带状疱疹病毒的感染方式及致病特点。

3. 熟悉狂犬病毒的生物学性状；汉坦出血热病毒和新疆出血热病毒的生物学性状及致病性；熟悉登革病毒的致病性；熟悉人乳头瘤病毒的致病性。

4. 了解狂犬病感染的微生物学检查方法；出血热病毒感染的防治原则；了解乙型脑炎病毒感染的微生物学检查；登革病毒的生物学性状。

【能力培养目标】

认识狂犬病毒及人乳头瘤病毒的致病性；并有能预防其感染的一定能力；认识虫媒病毒，并有能预防乙脑病毒感染的一定能力;认识汉坦病毒的致病性。

【教学内容】

一、流行性乙型脑炎病毒

1. 重点阐述乙型脑炎病毒的生物学性状、致病性及乙型脑炎的预防原则。

2. 简介乙型脑炎的微生物学检查。

二、汉坦病毒

讲清汉坦出血热病毒和新疆出血热病毒生物学性状、致病性和防治原则。

三、狂犬病病毒

1. 重点阐述狂犬病病毒的致病性及预防原则。

四、单纯疱疹病毒

1. 重点阐述单纯疱疹病毒的感染方式及致病特点。

2. 讲清单纯疱疹病毒的感染的预防原则。

3. 简要介绍单纯疱疹病毒的生物学性状。

五、水痘 – 带状疱疹病毒

1. 重点阐述水痘 – 带状疱疹病毒所致疾病及感染的特点。

2. 讲清水痘 – 带状疱疹病毒感染防治原则。

六、EB 病毒

1. 重点阐述 EB 病毒所致疾病及特点。

2. 简要介绍 EB 病毒预防原则。

七、巨细胞病毒

1. 重点阐述巨细胞病毒所致疾病及特点。

2. 讲清巨细胞病毒感染的防治原则。

3. 简介包涵体特点。

八、登革病毒与森林脑炎病毒

1. 讲清登革病毒的致病性。

2. 简介登革病毒的生物学性状及预防原则。

九、新疆出血热病毒

十、人乳头瘤病毒

讲清人乳头瘤病毒的生物学性状、致病性及感染的预防原则。

下篇　人体寄生虫学

第二十章　寄生虫学总论

【知识教学目标】

1. 掌握寄生现象、寄生虫、宿主、寄生虫的生活史、寄生虫的感染阶段等概念。

2. 熟悉寄生虫对宿主的致病作用;宿主对寄生虫的免疫作用;影响寄生虫病流行的三大环节(传染源、传染途径、易感人群)。人体寄生虫学的概念及学习目的。

3. 了解人体寄生虫分类及寄生虫病防治原则。

【能力培养目标】

认识人体寄生虫的致病性及机体对寄生虫免疫的特点。

【教学内容】

第一节　概述

重点阐述寄生现象、寄生虫、宿主、寄生虫生活史、感染阶段等概念。

第二节　寄生虫与宿主的相互关系

讲清寄生虫对宿主的致病作用;宿主对寄生虫的免疫作用。

第三节　寄生虫病流行的环节与特点

讲清寄生虫病流行的基本环节(传染源、传染途径、易感人群)及影响因素和特点。

第四节　寄生虫病流行状况与防治措施

讲清寄生虫病的防治原则。

第二十一章　医学蠕虫

【知识教学目标】

1. 掌握十二指肠钩口线虫及美洲板口线虫的形态、生活史及致病性;日本血吸虫的形态、生活史、致病性及防治原则;班氏吴策线虫及马来布鲁线虫形态、生活史及致病性;链状带绦虫生活史、致病性,诊断及防治原则。

2. 熟悉医学蠕虫的概念、特点及分类;似蚓蛔线虫、毛首鞭形线虫、旋毛形线虫、华支睾吸虫、卫氏并殖吸虫的形态、生活史、致病性;血吸虫病的流行情况及诊断;肥胖带吻绦虫的生活史、致病性、诊断及防治原则。

3. 了解蠕形住肠线虫、布氏姜片吸虫致病性。

【能力培养目标】

认识各种重要医学蠕虫,并能在显微镜镜下观察其虫卵。

【教学内容】

第一节　线虫纲

1. 重点阐述十二指肠钩口及美洲板口线虫的形态、生活史及致病性;班氏吴策线虫及马来布鲁线虫形态、生活史及致病性。

2. 讲清线虫感染的病原学检查方法;介绍似蚓蛔线虫、蠕形住肠线虫、毛首鞭形线虫、旋毛形线虫的生活史及致病性。

第二节　吸虫纲

1. 重点阐述日本血吸虫的形态、生活史、致病性及防治原则。

2. 讲清血吸虫病的流行情况及诊断;华支睾吸虫、卫氏并殖吸虫的形态、生活史及致病性。

3. 简要介绍布氏姜片吸虫的致病性。

第三节　绦虫纲

1. 重点阐述链状带绦虫的生活史、致病性、诊断及防治原则。

2. 讲清肥胖带吻绦虫的生活史、致病性、诊断及防治原则。

第二十二章　医学原虫

【知识教学目标】

1. 掌握溶组织内阿米巴原虫的形态结构、生活史、致病性;疟原虫的形态结构、生活史、致病性、诊断及防治原则。

2. 熟悉溶组织内阿米巴原虫的诊断及防治原则;弓形虫的形态结构、生活史、致病性;阴道毛滴虫的形态结构、生活史、致病性。

3. 了解医学原虫的概念、特点及分类;弓形虫、阴道毛滴虫感染的诊断及防治原则;蓝氏贾第鞭毛虫、杜氏利什曼原虫。

【能力培养目标】

认识各种医学原虫及致病性,并具有能预防其感染的一定能力。

【教学内容】

第一节　医学原虫概述

讲清医学原虫的分类。

第二节　根足虫纲

1. 重点讲清溶组织内阿米巴原虫的形态结构、生活史、致病性、诊断及防治原则。

2. 讲清溶组织内阿米巴原虫的诊断及防治原则。

第三节　鞭毛虫纲

1. 讲清阴道毛滴虫的形态结构、生活史、致病性、诊断及防治原则。

2. 简要介绍阴道毛滴虫感染的诊断及防治原则;蓝氏贾第鞭毛虫、杜氏利什曼原虫的生活史及致病性。

第四节　孢子虫纲

1. 重点阐述疟原虫的形态结构、生活史、致病性、诊断及防治原则。
2. 讲清刚地弓形虫的形态结构、生活史、致病性。
3. 弓形虫感染的诊断及防治原则。

第二十三章　医学节肢动物

【知识教学目标】
1. 掌握医学节肢动物的生态与发育特征、常见医学节肢动物的致病性。
2. 熟悉医学节肢动物的概念、主要特征与分类;蚊、蝇、蚤、虱、蜱、螨的生活史及防治原则。
3. 了解常见医学节肢动物的形态结构。

【能力培养目标】
认识各种医学节肢动物,并有能预防各种医学节肢动物感染的一定能力。

【教学内容】
第一节　概述
1. 重点阐述医学节肢动物的生态与发育特征、常见医学节肢动物的致病性。
2. 讲清医学节肢动物的概念、主要特征与分类。

第二节　昆虫纲
讲清蚊、蝇、蚤、虱、蜱、螨的生活史、致病性及防治原则。

第三节　蛛形纲
简要介绍蚊、蝇、蚤、虱、蜱、螨的形态结构。

附录一　中医与免疫

【知识教学目标】
了解中医学对免疫的贡献、中医理论、中医治则,针灸、中药与免疫的关系。

【能力培养目标】
能应用所学免疫学理论理解中医药各专业所遇的相关问题。

【教学内容】
第一节　中医学对免疫的认识与贡献
简介中医学对免疫的贡献。
第二节　中医理论与免疫
简介中医理论、中医治则与免疫的关系。
第三节　针灸与免疫
简介针灸对机体免疫功能的影响。
第四节　中草药与免疫
简述增强或抑制免疫的中草药及方剂。

四、教学时数分配及安排

本门课程为医学基础学科,供以下六个专业使用:①中医学、中药学、护理学:均为72学时,其中理论课58学时,实验课为12学时,机动2学时。②中医针推与骨伤、中医美容、康复学:均为54学时,其中理论课46学时,实验课为6学时,机动2学时。各校也可跟据具体情况适当调节教学时数。每章学时安排和分配如下:

教学内容	中医学			中药学			护理学		
	总时数	理论时数	实验时数	总时数	理论时数	实验时数	总时数	理论时数	实验时数
第一章　免疫学概述	1	1		1	1		1	1	
第二章　抗原	2	2		2	2		2	2	
第三章　免疫球蛋白与抗体	3	3		3	3		3	3	

续表

教学内容	中医学			中药学			护理学		
	总时数	理论时数	实验时数	总时数	理论时数	实验时数	总时数	理论时数	实验时数
第四章　免疫系统	4	4		4	4		4	4	
第五章　固有性免疫应答	1	1		1	1		1	1	
第六章　适应性免疫应答	3	3		3	3		3	3	
第七章　病理性免疫应答	6	4	2	6	4	2	6	4	2
第八章　免疫学应用	3	2	1	3	2	1	3	2	1
第九章　绪论	1	1		1	1		1	1	
第十章　细菌的形态与结构	5	3	2	5	3	2	5	3	2
第十一章　细菌的生长繁殖与代谢	3	2	1	3	2	1	3	2	1
第十二章　细菌的分布与消毒灭菌	4	2	2	4	2	2	4	2	2
第十三章　细菌的遗传与变异	2	2		2	2		2	2	
第十四章　细菌的感染与免疫	2	2		2	2		2	2	
第十五章　常见病原菌	10	8	2	10	8	2	10	8	2
第十六章　其他原核细胞型微生物	2	2		2	2		2	2	
第十七章　真菌	2	2		2	2		2	2	
第十八章　病毒学概论	2	2		2	2		2	2	
第十九章　常见侵犯人类的病毒	6	6		6	6		6	6	
第二十章　寄生虫学总论	2	2		2	2		2	2	
第二十一章　医学蠕虫	4	2	2	4	2	2	4	2	2
第二十二章　医学原虫	2	2		2	2		2	2	
第二十三章　医学节肢动物	2	1		2	1		2	1	
机动	2	1		2	1		2	1	
总计	72	58＋2	12	72	58＋2	12	72	58＋2	12

教学内容	中医针推及骨伤			中医美容			康复学		
	总时数	理论时数	实验时数	总时数	理论时数	实验时数	总时数	理论时数	实验时数
第一章 免疫学概述	1	1		1	1		1	1	
第二章 抗原	2	2		2	2		2	2	
第三章 免疫球蛋白与抗体	2	2		2	2		2	2	
第四章 免疫系统	4	4		4	4		4	4	
第五章 固有性免疫应答	1	1		1	1		1	1	
第六章 适应性免疫应答	2	2		2	2		2	2	
第七章 病理性免疫应答	3	2	1	3	2	1	3	2	1
第八章 免疫学应用	1	1		1	1		1	1	
第九章 绪论	1	1		1	1		1	1	
第十章 细菌的形态与结构	4	2	2	4	2	2	4	2	2
第十一章 细菌的生长繁殖与代谢	3	2	1	3	2	1	3	2	1
第十二章 细菌的分布与消毒灭菌	3	2	1	3	2	1	3	2	1
第十三章 细菌的遗传与变异	1	1		1	1		1	1	
第十四章 细菌的感染与免疫	2	2		2	2		2	2	
第十五章 常见病原菌	6	6		6	6		6	6	
第十六章 其他原核细胞型微生物	1	1		1	1		1	1	
第十七章 真菌	1	1		1	1		1	1	
第十八章 病毒学概论	2	2		2	2		2	2	
第十九章 常见侵犯人类的病毒	6	6		6	6		6	6	
第二十章 寄生虫学总论	1	1		1	1		1	1	
第二十一章 医学蠕虫	3	2	1	3	2	1	3	2	1
第二十二章 医学原虫	1	1		1	1		1	1	
第二十三章 医学节肢动物	1	1		1	1		1	1	
机动	2	2		2	2		2	2	
总计	54	46 + 2	6	54	46 + 2	6	54	46 + 2	6

1. 李雍龙,管晓虹. 人体寄生虫学. 第 7 版. 北京:人民卫生出版社,2010.

2. 李凡,徐志凯. 医学微生物学. 第 8 版. 北京:人民卫生出版社,2013.

3. 曹雪涛,医学免疫学. 第 6 版. 北京:人民卫生出版社,2013.

4. 诸欣平,苏川. 人体寄生虫学. 第 8 版. 北京:人民卫生出版社,2013.

5. 刘文辉,李光武. 病原生物与免疫学基础. 北京:科学技术文献出版社,2013.

6. 曹励民. 寄生虫学检验. 北京:人民卫生出版社,2010.

7. 沈关心. 微生物学与免疫学. 第 7 版. 北京:人民卫生出版社,2011.

8. 吕瑞芳. 病原生物学. 北京:科学出版社,2012.

9. 李朝品,卢致民,郑善子. 人体寄生虫学. 北京:人民军医出版社,2009.

10. 肖纯凌,赵富玺. 病原生物学和免疫学. 北京:人民卫生出版社,2010.

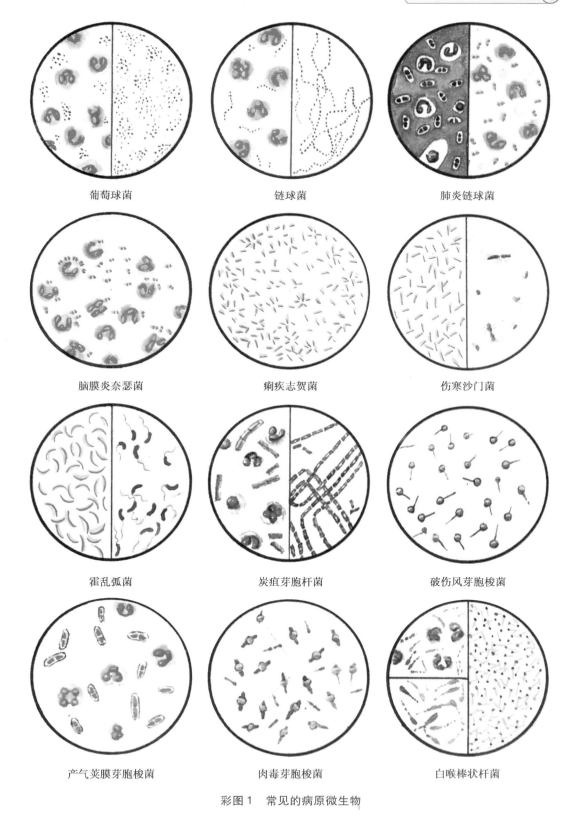

葡萄球菌　　　　　　　　链球菌　　　　　　　　肺炎链球菌

脑膜炎奈瑟菌　　　　　　痢疾志贺菌　　　　　　伤寒沙门菌

霍乱弧菌　　　　　　　　炭疽芽胞杆菌　　　　　破伤风芽胞梭菌

产气荚膜芽胞梭菌　　　　肉毒芽胞梭菌　　　　　白喉棒状杆菌

彩图 1　常见的病原微生物

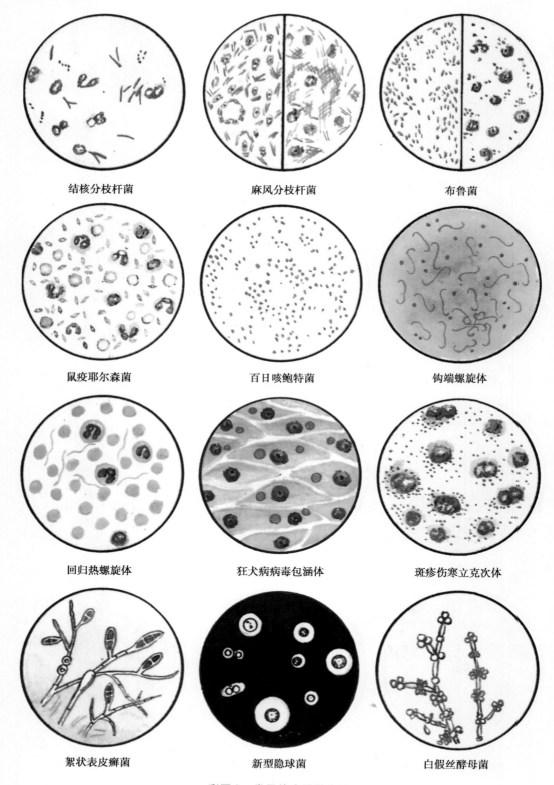

结核分枝杆菌　　麻风分枝杆菌　　布鲁菌

鼠疫耶尔森菌　　百日咳鲍特菌　　钩端螺旋体

回归热螺旋体　　狂犬病病毒包涵体　　斑疹伤寒立克次体

絮状表皮癣菌　　新型隐球菌　　白假丝酵母菌

彩图2　常见的病原微生物

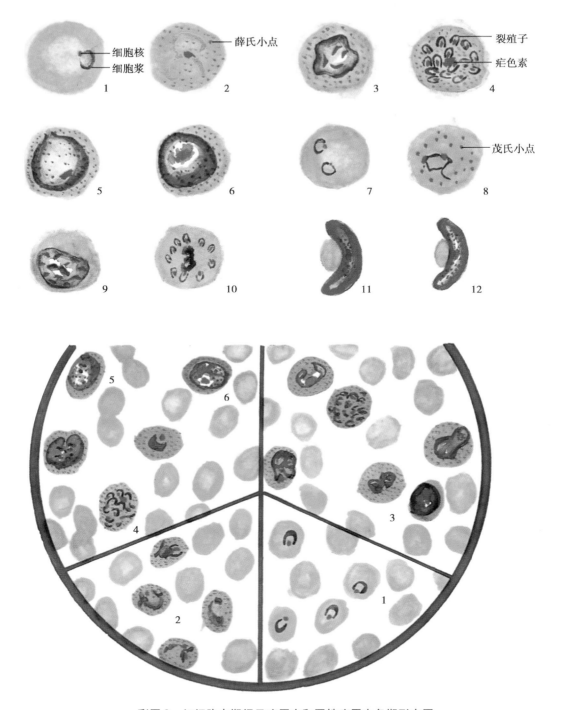

彩图 3　红细胞内期间日疟原虫和恶性疟原虫各期形态图

1～6. 间日疟原虫；7～12. 恶性疟原虫；1、7. 早期滋养体；2、8. 晚期滋养体；3、9. 未成熟裂殖体；
4、10. 成熟裂殖体；5、11. 雌配子体；6、12. 雄配子体

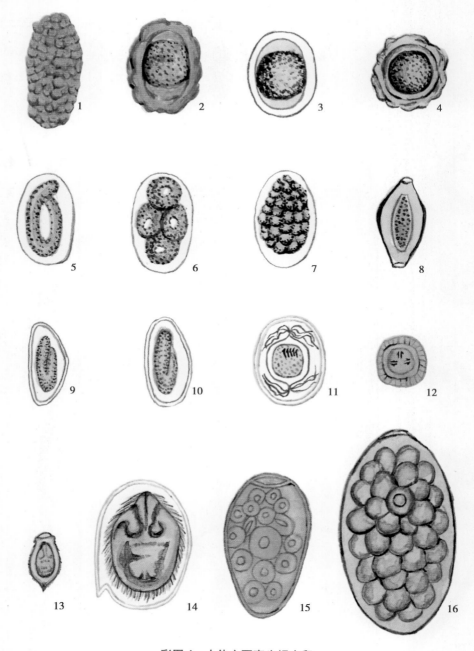

彩图4　人体主要寄生蠕虫卵

1. 未受精蛔虫卵;2、4. 受精蛔虫卵;3. 脱蛋白质膜蛔虫卵;5. 钩虫卵(含蚴期);6、7. 钩虫卵;
8. 鞭虫卵;9. 蛲虫卵(早期含蚴卵);10. 蛲虫卵(成熟含蚴卵);11. 短膜壳绦虫卵;12. 带绦虫
卵;13. 肝吸虫卵;14. 日本血吸虫卵;15. 肺吸虫卵;16. 姜片虫卵